Karin Diez

AF238748

Ein prozessorientiertes Modell zur Verrechnung von Facility Management Kosten am Beispiel der Funktionsstelle Operationsbereich im Krankenhaus

Karlsruher Reihe
Bauwirtschaft, Immobilien und Facility Management
Band 3

Universität Karlsruhe (TH), Institut für Technologie und
Management im Baubetrieb

Hrsg. Prof. Dr.-Ing. Dipl.-Wi.-Ing. Kunibert Lennerts

Eine Übersicht über alle bisher in dieser Schriftenreihe erschienenen Bände
finden Sie am Ende des Buchs.

Ein prozessorientiertes Modell zur Verrechnung von Facility Management Kosten am Beispiel der Funktionsstelle Operationsbereich im Krankenhaus

von
Karin Diez

universitätsverlag karlsruhe

Dissertation, genehmigt von der Fakultät für
Bauingenieur-, Geo- und Umweltwissenschaften
der Universität Fridericiana zu Karlsruhe (TH)
Tag der mündlichen Prüfung: 15. Mai 2009
Referenten: Prof. Dr.-Ing. Dipl.-Wi.-Ing. Kunibert Lennerts,
Prof. Dr. Volker Amelung

Impressum

Universitätsverlag Karlsruhe
c/o Universitätsbibliothek
Straße am Forum 2
D-76131 Karlsruhe
www.uvka.de

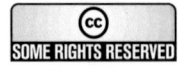 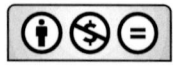

Dieses Werk ist unter folgender Creative Commons-Lizenz
lizenziert: http://creativecommons.org/licenses/by-nc-nd/3.0/de/

Universitätsverlag Karlsruhe 2009
Print on Demand

ISSN: 1867-5867
ISBN: 978-3-86644-386-0

Ein prozessorientiertes Modell zur Verrechnung von Facility Management Kosten am Beispiel der Funktionsstelle Operationsbereich im Krankenhaus

Zur Erlangung des akademischen Grades eines

DOKTOR-INGENIEURS

DOKTORS DER NATURWISSENSCHAFTEN

von der Fakultät für

Bauingenieur-, Geo- und Umweltwissenschaften
der Universität Fridericiana zu Karlsruhe (TH)

genehmigte

DISSERTATION

von

Dipl.-Ing.   Karin Diez

aus Pforzheim

Tag der mündlichen Prüfung: 15. Mai 2009

Hauptreferent: Prof. Dr.-Ing. Dipl. Wi.-Ing. Kunibert Lennerts

Korreferent: Prof. Dr. Volker Amelung

Karlsruhe 2009

Vorwort des Herausgebers

Die vorliegende Arbeit von Frau Karin Diez führt die wissenschaftliche Auseinandersetzung mit dem Thema Facility Management für den Sonderlimmobilienbereich Krankenhäuser an unserem Institut fort. Eingebettet in das seit acht Jahren laufende Forschungsprojektes OPIK – Optimierung und Analyse von Prozessen in Krankenhäusern – bildet die Arbeit einen grundlegenden Baustein zur Verknüpfung von Facility Management und Kerngeschäft des Unternehmens Krankenhaus.

Frau Diez ist es gelungen, durch ihr Modell das Gesamtsystem Krankenhaus erstmalig ganzheitlich zu beschreiben. Dabei widerspricht sie der derzeitigen pauschalen Betrachtungsweise von Facility Management Kosten und gelangt zu einem transparenten, prozessorientierten Ansatz. Durch ihre Arbeit hat sie die Grundlage für eine ebenenübergreifende, prozessorientierte Strategieplanung von Ressourcen geschaffen. Vor dem Hintergrund des Fallpauschalensystems liefert das Modell die wissenschaftliche Basis für zahlreiche Optimierungsansätze in der Praxis hinsichtlich des gesamten Lebenszyklus von Krankenhäusern, von der Planung bis hin zum Betrieb.

Frau Diez hat uns – nicht zuletzt vielleicht vor dem Hintergrund ihrer Ausbildung zur Architektin – einen wissenschaftlichen Beitrag von hohem interdisziplinärem Wert gegeben. Ich empfehle die Lektüre ihrer Arbeit nicht nur Lesern aus dem Bereich des Facility Management, der im Krankenhaus von Krankenhausplanern über Betriebsingenieure bis hin zum Pflegepersonal spannt, sondern auch Interessierten aus dem Bereich Medizin, Controlling, Finanzen und der Untermehmensführung.

Die umfangreichen nationalen und internationalen Veröffentlichungen von Frau Diez zeigen die hohe Relevanz ihrer Forschungsarbeit und das große Interesse an ihren Ergebnissen, auch von Seiten der Praxis. Ich danke Frau Diez für ihre ausgezeichnete Arbeit und wünsche ihr viel Erfolg auf ihrem weiteren beruflichen Weg.

Kunibert Lennerts

Vorwort der Verfasserin

Die vorliegende Arbeit entstand während meiner Tätigkeit als wissenschaftliche Mitarbeiterin am Institut für Technologie und Management im Baubetrieb, Facility Management an der Universität Karlsruhe im Rahmen des Forschungsprojekts OPIK – Optimierung und Analyse von Prozessen in Krankenhäusern.

Ich bedanke mich daher zuerst bei den Krankenhauspartnern, die mir ihre Daten zur Verfügung gestellt und mich mit ihrer Fachkompetenz und Praxiserfahrung in zahlreichen Interviews und Diskussionen unterstüzt haben.

Besonderer Dank gilt meinem Doktorvater, Prof. Kunibert Lennerts, der mir einerseits den notwendigen Freiraum zur Entwicklung meiner Arbeit gegeben und mich andererseits in vielen konstruktiven Diskussionen begleitet, gefordert und gefördert hat.

Weiterhin bedanke ich mich bei meinem Korreferenten Prof. Amelung für die freundliche Begleitung und Unterstützung meiner Arbeit.

Ich bedanke mich ebenso auch bei den Professoren meiner Prüfungskommission, Prof. Hahn, Prof. Gehbauer und Prof. Heller für ihr Mitwirken am Promotionsverfahren. Prof. Heller möchte ich darüber hinaus für seine Ratschläge und Hilfe hinsichtlich statistischer Probleme und Zusammenhänge danken.

Herzlicher Dank gilt auch meinen Kollegen für die kritischen Diskussionen in der Entstehungszeit meiner Arbeit, für ihre Unterstützung und für das ausgezeichnete Arbeitsklima am Institut. Christiane Gerlach danke ich für das sorgfältige Durchsehen meines Manuskripts.

Ganz besonders bedanke ich mich bei meiner Familie für ihre Geduld und Unterstützung. Ich widme meine Arbeit Steffen, Jonas und Marlene.

Karin Diez

Zusammenfassung

Die adäquate medizinische Versorgung der Bevölkerung bildet auf organisatorischer und finanzieller Ebene eine Kernaufgabe und gleichzeitig eine große Herausforderung für die Gesellschaft. Krankenhäuser spielen dabei eine zentrale Rolle: Das Kerngeschäft eines Krankenhauses liegt in der Behandlung und Pflege von Patienten. Die Bereitstellung der dafür notwendigen Infrastruktur wird durch das Facility Management (FM) erbracht. Die Leistungen für die stationäre Behandlung der Patienten werden in Deutschland im Rahmen eines Fallpauschalensystems vergütet. Dabei liegt der Anteil der FM Kosten an den Gesamtfallkosten im Krankenhaus durchschnittlich bei zirka 20% [InEK, 2003/05]. Eine transparente Darstellung dieser Kosten im Krankenhaus ist jedoch derzeit nicht möglich. Darüber hinaus fehlt das Wissen um die Interdependenzen der primären Prozesse mit den Leistungen und Kosten des FM.

Ziel dieser Arbeit ist es, die Abhängigkeit zwischen den Prozessen des Facility Management und den Primärprozessen im Krankenhaus in einem Modell transparent darzustellen. Die Kenntnis über die Leistungszusammenhänge der beiden Ebenen bildet die Grundlage für eine verursachergerechte Verrechnung der FM Kosten im Krankenhaus. Das Modell wird anhand der Analyse der Daten von vier Krankenhäusern beispielhaft für die Funktionsstelle OP-Bereich ausgearbeitet. Es zeigt sich, dass etwa 85% der gesamten FM Kosten dieser Funktionsstelle durch fünf FM Hauptprozesse verursacht werden.

Die Anwendung des Modells ermöglicht den Vergleich der realistischen, prozessorientiert berechneten FM Kosten je Patient im OP-Bereich mit den pauschal ermittelten Erlös-vorgaben durch das Fallpauschalensystem. Am Beispiel verschiedener Operationen werden für die einzelnen Häuser unterschiedliche FM Kostenrisiken und Gewinne bzw. Verluste für den FM Bereich diskutiert. Dabei wird deutlich, dass der derzeit angewendete Kosten-verrechnungsansatz durch die zusammengefasste Betrachtung der FM Kosten die realen Verhältnisse im OP-Bereich nicht abbilden kann.

Die Kenntnis über die Leistungszusammenhänge im Krankenhaus liefert die Grundlage für eine ganzheitliche Strategieplanung. Unter Anwendung des Modells werden für unter-schiedliche demografisch und strategisch bedingte Nutzungsszenarien FM Kosten- und Leistungsmengen für die OP-Bereiche der vier Krankenhäuser simuliert. Dies zeigt beispielhaft, wie Veränderungen im Kerngeschäft der Krankenhäuser auf dafür notwendige Flächen und Services übertragen werden. Eine strategische Primärleistungsplanung kann damit unmittelbar gemeinsam mit einer Facility Management Strategie entwickelt werden. Konsequenzen aus einem veränderten Primärleistungsportfolio hinsichtlich der Not-wendigkeit der Optimierung einzelner FM Leistungen, einem effizienteren Einsatz von Ressourcen, aber auch hinsichtlich der Notwendigkeit und Planung von Funktionsflächen und Gebäuden können abgeleitet werden. Die krankenhausspezifischen Anforderungen der zukünftigen Gesellschaft lassen sich so in Raumprogramme und die Notwendigkeit funktionsflächenspezifischer FM Dienstleistungen übersetzen. Das Modell dieser Arbeit bildet die Grundlage für eine ganzheitliche Betrachtung des Systems Krankenhaus. Dabei schafft Transparenz die Basis für einen bewussten, effizienten Einsatz von Ressourcen.

Summary

Appropriate public medical care is one of society's principal duties - on an organisational and financial level. At the same time, it is a major challenge. Hospitals play a central role in health care: the core function of a hospital is the treatment and care of patients. The necessary infrastructure is provided through facility management (FM).

In-patient treatment in Germany is paid for through a diagnosis-related grouping system. The average share of facility management costs per case is approximately 20% [InEK, 2003/05]. In the existing system these costs are not transparent. In addition, there is a lack of knowledge about the interdependencies of the primary processes and facility management services and costs.

The aim of this research is to make transparent the relationship between facility management processes and the primary processes in the hospital. Thus a process-oriented cost model has been developed. The understanding of the two levels' dependencies allows a suitable realistic allocation of FM costs. Based on the analysis of the data of four hospitals the model has been elaborated to include the functional unit operation. In this unit, five FM products generate approximately 85% of the total FM costs.

The application of the model to the four hospitals in the statistical sample enables the comparison of realistic, process-oriented allocated FM costs per patient to the proceeds allocated by the German diagnosis-related grouping system using lump sums. For a number of different operational procedures, individual FM costs, risks, earnings and losses in the operation unit are discussed. The analysis shows that the existing cost allocation approach for FM services is not able to provide a realistic picture of the situation in the operation unit.

Sound knowledge of the relationship of primary and FM performance levels in the hospital is the basis for holistic strategy planning. For the operational units of the four hospitals, probable scenarios based on demographic change and strategic considerations have been developed. With the model's help, the effects on facility management products and costs are simulated for different scenarios. Using these examples, the effects on the need for services and functional space of changes in a hospital's primary process portfolio become visible. Using the model, strategic planning of the primary process portfolio can be linked to a facility management strategy. Thus hospitals are able to judge the necessity for optimisation of specific FM processes and to perform capacity planning for functional space units in relation to future individual needs.

In the future, society's requirements for care in hospitals can be translated into space figures and the need for function-dependent FM services. The model developed in this thesis is the basis for a holistic transparent view of hospitals. Furthermore, transparency of performance and cost is the key to a conscious and efficient use of resources.

Inhaltsverzeichnis

Abbildungsverzeichnis

Tabellenverzeichnis

Abkürzungsverzeichnis

CEN   Europäisches Komitee für Standardisierung

DGSV   Deutsche Gesellschaft für Sterilgutversorgung e.V.

FM   Facility Management

G-DRG   German Diagnosis Related Group

GEFMA   Deutscher Verband für Facility Management e.V.

h   Stunde

ICD   International Classification of Diseases

ICPM   International Classification of Procedures in Medicine

IH   Instandhaltung

IBLV   Innerbetriebliche Leistungsverrechung

InEK   Institut für das Entgeltsystem im Krankenhaus

KPI   Key Performance Indicator

MDC   Major Diagnostic Category

min   Minute

MW   Mittelwert

OP   Operation

OPIK   Optimierung und Analyse von Prozessen in Krankenhäusern

OPS   Amtlicher Operationen- und Prozedurenschlüssel

plmi   Primärprozessleistungsmengeninduziert

plmn   Primärprozessleistungsmengenneutral

s   Standardabweichung als Wurzel der korrigierte Stichprobenvarianz

SLA   Service Level Agreements

STE   Sterilguteinheit

ZSVA   Zentrale Sterilgutversorgungsabteilung

1 Einführung

1.1 Ausgangssituation und Problemstellung

Die adäquate medizinische Versorgung der Bevölkerung bildet auf organisatorischer und finanzieller Ebene eine Kernaufgabe und gleichzeitig eine große Herausforderung für die Gesellschaft. Diese Herausforderung wächst mit den Fortschritten in der Medizin, die neuartige Behandlungsmöglichkeiten mit sich bringen, ebenso wie mit der demografischen Entwicklung der Bevölkerung, durch die eine schrumpfende Anzahl junger Erwerbstätiger einer wachsenden Anzahl älterer, potentiell vermehrt krankheitsanfälliger Personen gegenübersteht.

Ein zentraler Teil der Gesundheitsversorgung wird durch Krankenhäuser erbracht. Im Jahr 2006 betrugen die Ausgaben für die stationäre Krankenhausbehandlung in Deutschland beispielsweise zirka 58 Milliarden Euro [Destatis, 2007_1]. Die Gesundheitspolitik in Deutschland hat in den vergangenen Jahren intensiv nach neuen Modellen zur Abrechnung von Krankenhausleistungen gesucht. Die Vergütung der Krankenhausbehandlung sollte sich nach den Vorstellungen des Gesetzgebers in erster Linie an der medizinisch gebotenen Leistung orientieren. Daher wurde der tagesgleiche Pflegesatz soweit wie möglich durch Fallpauschalen, Sonderentgelte und differenzierte Pflegesätze bereits mit Wirkung zum Jahre 1996 im Rahmen der Bundespflegesatzverordnung abgelöst ([Reibnitz, 1999] S. 30f). Im Jahr 2003 wurde dann ein Fallpauschalensystem verbindlich für alle Krankenhäuser in Deutschland eingeführt. Die wirtschaftlichen Rahmenbedingungen für Krankenhäuser haben sich mit dieser Einführung der Abrechnung stationärer und teilstationärer Leistungen im Krankenhaus gemäß eines diagnoseabhängigen Fallpauschalen Katalogs durch den Gesetzgeber [BPflV, 2000] grundlegend verändert. Der daraufhin forcierte Wettbewerbsdruck und die einhergehende Leistungsorientierung für die Krankenhäuser wurde bereits in 2002 von Eichhorn und Greiling vorausgesagt ([Arnold, 2003] S. 31f). Diese Einschätzung teilt auch fünf Jahre später noch von Eiff, der eine weitere Intensivierung des Wettbewerbs als Konsequenz des Fallpauschalensystems erwartet ([Nickl, 2007] S. 47). Die verstärkte Leistungsorientierung kann auch an der Verringerung der Verweildauern je Patient, die deutschlandweit von durchschnittlich 14 Tagen im Jahre 1991 auf 8,5 Tage im Jahre 2006 bei gleichzeitig steigenden Fallzahlen gefallen ist, abgelesen werden ([Destatis, 2007] S. 15). Krankenhäuser sind heute mehr und mehr als Wirtschaftsbetriebe zu verstehen. Dabei umfasst das Kerngeschäft eines Krankenhauses die Behandlung und Pflege der Patienten. Die Bereitstellung der dafür notwendigen Infrastruktur wird durch das Facility Management (FM) erbracht. Kerngeschäft und Facility Management sind nach Definition der GEFMA

[GEFMA 100-1, 2004] eng miteinander verknüpft. Ein effizientes Facility Management leistet einen Beitrag zur Steigerung der Arbeitsproduktivität und zur Unterstützung der Kernprozesse des Unternehmens. Sind beispielsweise die Behandlungsabläufe einer Operation und die Bereitstellung der funktionsbereiten räumlichen Strukturen von Notaufnahme, OP-Bereich und Intensivstation optimal aufeinander abgestimmt, kann die Versorgung des Patienten effizient und wirtschaftlich erfolgen. Kommt es jedoch immer wieder zu Engpässen und Verzögerungen kann ein transparentes Facility Management die Grundlage für strategische Unternehmensentscheidungen, zum Beispiel einen Umbau oder eine Leistungsverlagerung, liefern. Die Betrachtung der FM Leistungen und Kosten, die im Krankenhaus als Kosten der medizinischen und nicht medizinischen Infrastruktur bezeichnet werden, steht im Mittelpunkt dieser Arbeit. Die sonstigen Kosten, insbesondere die Personalkosten des medizinischen Personals, sind nicht Gegenstand dieser Arbeit.

Mit Einführung des Fallpauschalensystems legte das Institut für das Entgeltsystem (InEK) einen Kalkulationsstandard [DKG, 2002] für die Kostenkalkulation im Krankenhaus fest. Die Erfüllung des Standards ist jedoch wegen der fehlenden Dokumentation notwendiger Kosten und Leistungsdaten in vielen Krankenhäusern problematisch. Fleßa ([Fleßa, 2008] S. 141) bemerkt dazu, dass die Kostenrechnungssysteme der Krankenhäuser häufig schon bei der Erfüllung der Mindestanforderungen überfordert seien. Insbesondere der Bereich des FM wird dabei notgedrungen vernachlässigt. Der untergeordnete Stellenwert der FM Kosten im Krankenhaus zeigt sich jedoch auch am Kalkulationsstandard selbst, der die Leistungen des FM im Gegensatz zu den Primärleistungen nur pauschal verrechnet.

Der Anteil der FM Kosten an den stationären Gesamtfallkosten im Krankenhaus liegt durchschnittlich bei zirka 20% [InEK, 2003/05]. Abel ([Abel, 2008] S. 15) beziffert den Kostenanteil der FM Kosten an den Gesamtkosten sogar mit ca. 30%. Werden diese Werte auf die Ausgaben für die stationäre Krankenhausbehandlung in 2006 von 58 Milliarden Euro [Destatis, 2007_1] bezogen, ergibt sich eine Summe von zirka 12 bis 17 Milliarden Euro FM Kosten pro Jahr im Krankenhaus. Die Analyse der Zusammensetzung dieser Kosten im Zusammenhang mit den Kernleistungen im Krankenhaus ist derzeit nicht möglich. Optimierungspotentiale aus einer primärprozessorientierten Betrachtung des FM bleiben weitgehend im Verborgenen. Gleichzeitig müssen diese Kosten als Teil der Krankenhausbehandlung durch die Krankenkassen der versicherten Patienten getragen werden. Die Gesundheitsversorgung zählt zu den Kernaufgaben der Gesellschaft. Es liegt daher im Interesse aller, das Bewusstsein für den Wert der Ressource Infrastruktur im Krankenhaus zu wecken und Grundlagen für eine ganzheitliche Betrachtung der Kosten und Leistungen von Kerngeschäft und FM im Krankenhaus zu schaffen.

1.2 Ziele der Arbeit

Ziel der Arbeit ist es, die Abhängigkeit zwischen den Prozessen des Facility Management und den Primärprozessen im Krankenhaus in einem Modell transparent darzustellen. Die Kenntnis über die Leistungszusammenhänge der beiden Ebenen bildet die Grundlage für eine verursachergerechte Verrechnung der FM Kosten im Krankenhaus. Das Modell dieser Arbeit soll Krankenhäusern die Möglichkeit geben, durch eine ganzheitliche Betrachtung aller Prozesse die Effizienz der Krankenversorgung zu steigern.

Dabei liefert die Anwendung des Modells die Möglichkeit zum Vergleich der realistischen, prozessorientiert berechneten FM Kosten je Patient mit den pauschal ermittelten Erlösvorgaben durch das Fallpauschalensystem. In der Folge können funktionsstellenspezifische Kostenrisiken abgeschätzt werden.

Die Kenntnis über die Leistungszusammenhänge im Krankenhaus bildet weiterhin die Basis für eine ganzheitliche Strategieplanung. Mit Hilfe des Modells können Krankenhäuser zukünftige FM Kosten- und Leistungsszenarien in Abhängigkeit zu erwartender Primärleistungsverschiebungen simulieren. So können Veränderungen im Kerngeschäft der Krankenhäuser auf dafür notwendige Flächen und Services übertragen werden. Eine strategische Primärleistungsplanung kann damit unmittelbar gemeinsam mit einer Facility Management Strategie entwickelt werden. Konsequenzen aus einem veränderten Primärleistungsportfolio hinsichtlich der Notwendigkeit der Optimierung einzelner FM Leistungen, einem effizienteren Einsatz von Ressourcen, aber auch hinsichtlich der Notwendigkeit und Planung von Funktionsflächen und Gebäuden können abgeleitet werden. Die krankenhausspezifischen Anforderungen der zukünftigen Gesellschaft lassen sich so in Raumprogramme und die Notwendigkeit funktionsflächenspezifischer FM Dienstleistungen übersetzen.

Darüber hinaus kann das Modell eingesetzt werden, um die verursachergerechte Kalkulation der Miet- bzw. Infrastrukturkosten im Krankenhaus allein über ein Primärprozessportfolio losgelöst von der Betrachtung einzelner Dienstleistungen zu erstellen. Dies kann z.B. im Rahmen des ambulanten Operierens bis hin zu Finanzierungsansätzen für Public Private Partnership Projekte genutzt werden.

Das Modell dieser Arbeit bildet die Grundlage für eine ganzheitliche Betrachtung des Systems Krankenhaus. Dabei schafft Transparenz die Basis für einen bewussten, effizienten Einsatz von Ressourcen.

1.3 Methodik

Die Arbeit beginnt mit einer Einführung in die derzeitige gesetzlich vorgeschriebene Kostenverrechung für stationäre Leistungen innerhalb des Fallpauschalensystems im Krankenhaus in Deutschland. Aufbauend darauf wird ein ganzheitliches hierarchisch gegliedertes Prozessmodell für das Krankenhaus als Grundlage für die Verknüpfung der FM Prozesse und Kosten an den Primärprozess entwickelt. Kern des Modells ist die Analyse der Beziehungen zwischen FM Prozessen und Kennwerten aus dem primären Leistungsbereich. Das Modell wird beispielhaft für die Funktionsstelle Operationsbereich ausgearbeitet. Grundlage dafür ist die Analyse der Daten einer empirischen Untersuchung der OP-Bereiche von vier Krankenhäusern in Deutschland für das Referenzjahr 2005 bzw. 2006. In die Analyse fließen gebäudetypologische, technische, wirtschaftliche, ablauforganisatorische und medizinische Daten der Krankenhäuser ein. Alle untersuchten OP-Bereiche sind dabei zentral organisiert. Das kleinste Krankenhaus der Stichprobe verfügte im Referenzjahr über 310 Betten, Krankenhaus 2 über 555 Betten, Krankenhaus 3 über 1.023 Betten und Krankenhaus 4 als größtes Haus der Stichprobe über 1.128 Betten. Die Analyse bezieht sich insgesamt auf eine Nutzfläche der Operationsbereiche von zirka 7.400 m², den Facility Management Kosten von etwa 6 Millionen Euro und einer Gesamtanzahl von über 40.000 Operationen.

Die FM Kosten des OP-Bereichs werden auf Hauptprozessebene entsprechend eines produktorientierten Ansatzes kostenstellenbezogen nach 30 FM Produkten gegliedert erfasst (vergleiche dazu [Abel, 2008]). Dabei wird die Relevanz der einzelnen FM Produkte für den OP-Bereich analysiert. Im Weiteren wird der Bezug der kostendominanten Produkte zum Primärprozess diskutiert und nach fixen und variablen Kosten unterschieden. Für die variablen Produktkosten werden Kostentreiber aus dem Primärprozess bestimmt.

Die Kosten der Sterilgutversorgung nehmen mit einem Anteil von 40% eine besondere Stellung unter den variablen FM Produkten im OP-Bereich ein. Daher wird der Bezug zum Primärprozess ausführlich diskutiert und durch eine empirische Erhebung hinsichtlich des Sterilgutaufwandes je Operation für die etwa 90 häufigsten Eingriffe der Stichprobe ergänzt.

Die Daten der Krankenhäuser werden sowohl individuell für jedes Krankenhaus als auch als Gesamtmenge betrachtet und ausgewertet. Aus der Analyse der Daten werden kranken-hausindividuell Kennzahlen für die Abschätzung von FM Kosten in Abhängigkeit des Primärprozessportfolios entwickelt. Basierend auf den Kennzahlen der Stichprobe wird ein mathematisches Modell vorgestellt, das krankenhausindividuell auf einzelne Operationen angewendet wird. Dabei handelt es sich um Ergebnisse einer explorativen Studie. Die resultierenden FM Kosten je Operation werden einerseits zwischen den einzelnen

Krankenhäusern der Stichprobe und andererseits mit den gesetzlichen Vorgaben verglichen und diskutiert.

Abschließend werden Kostenszenarien für verschiedene Operationsszenarien simuliert und die Auswirkungen auf die Entwicklung der relevanten FM Produktkosten diskutiert. Die grundsätzlichen Aussagen zu den FM Kosten- und Leistungszusammenhängen im Operationsbereich im Krankenhaus sind allgemeingültig übertragbar. Um repräsentative Aussagen zu den Kostenkennwerten aufstellen zu können, muss die explorative Studie jedoch durch eine für Deutschland repräsentative Anzahl an Krankenhäusern erweitert werden. Das Modell der Arbeit ermöglicht die Abschätzung der FM Kosten für den Funktionsbereich Operation in Abhängigkeit des Operationsportfolios eines Krankenhauses. Darüber hinaus bildet das Modell die Grundlage für die zukunftsorientierte primärprozess-abhängige Planung von Funktionsflächen. Die Ergebnisse der Studie am Beispiel des OP-Bereichs lassen erwarten, dass die kostendominanten FM Produkte auch in weiteren Funktionsstellen im Krankenhaus ermittelt und an die Primärprozesse verknüpft werden können. In einem Gesamtmodell lässt sich dann das FM Produktportfolio funktionsstellen-spezifisch in Abhängigkeit der Primärleistung bestimmen. Unter Berücksichtigung fixer und variabler FM Kostenanteile können Optimierungsalgorithmen durchgeführt werden, so dass erwartete Primärleistung und Bereitstellung der notwendigen Funktionsflächen optimal aufeinander abgestimmt werden können. Das vorgestellte Modell unterstützt damit die strategische Planung von Krankenhäusern.

1.4 Überblick über den Aufbau der Arbeit

Die Arbeit gliedert sich in sieben Teile wie in Abbildung 1 dargestellt. Nach der Einleitung im ersten Kapitel folgt Kapitel 2, das allgemeine Grundlagen und Definitionen zum Verständnis der Arbeit beinhaltet. In Kapitel 3 wird auf theoretischer Ebene ein Gesamt-Modell zur Verknüpfung des Facility Managements an die Primärprozesse im Krankenhaus entwickelt. Das Modell wird im folgenden Kapitel 4 für den Facility Management Geschäftsprozess Bereitstellung Funktionsstelle OP-Bereich ausgearbeitet. Dazu wird der primäre Geschäfts-prozess Operation und die dafür notwendigen FM Prozesse dargestellt. Kern dieses Kapitels bildet die abschließende Verknüpfung der Prozessebenen, bei der mögliche Kostentreiber für die FM Produkte diskutiert werden. In Kapitel 5 wird die empirische Datenerhebung zu den Kosten- und Leistungsdaten des Funktionsbereichs Operation einer Stichprobe von vier Krankenhäusern dargestellt und analysiert. Aus der Analyse werden Kennzahlen für das Modell abgeleitet. In Kapitel 6 werden die FM Kosten in Anwendung des Modells für ausgewählte Operationen simuliert und verglichen. Im Weiteren werden auf Basis strategi-scher Überlegungen Verschiebungen des Operationsspektrums für die OP-Bereiche der

Stichprobe dargestellt und die Auswirkungen auf die FM Kosten simuliert. Beispielhaft wird eine FM Gewinnoptimierung diskutiert. Abschließend werden in Kapitel 7 die Ergebnisse der Arbeit zusammengefasst und ein Ausblick für weitere Entwicklungen gegeben.

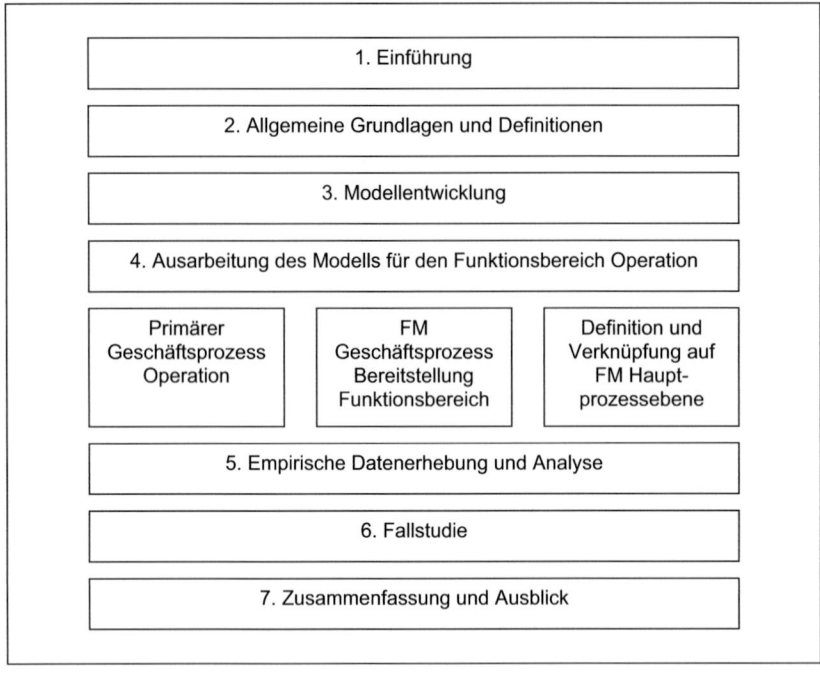

Abbildung 1:   Aufbau der Arbeit

Quelle: eigene Darstellung

1.5 Stand der Forschung

Derzeit gibt es keine Modelle, die eine ganzheitliche transparente Verknüpfung von Facility Management Leistungen zu den Primärleistungen im Krankenhaus ermöglichen. Im Rahmen der Kosten- und Prozessoptimierung existieren Arbeiten für den Krankenhausbereich, denen jedoch allgemein gemeinsam ist, dass der Primärprozess eindeutig im Vordergrund steht. Auf die FM Leistungen wird von den Autoren nicht oder nur als nebensächliche Kostengröße eingegangen ([Greiling, 2004_1,2,3], [Vetter, 2005] S. 117-130). Auch von Eiff [Eiff, 2006] beschäftigt sich mit einem Prozesskostenansatz in Verbindung mit Patientenpfaden für die Erfassung der Leistungen im Krankenhaus aus dem Blickwinkel der Risikobetrachtung.

Fokus seiner Arbeit ist jedoch ebenfalls der Primärprozess. Eichhorn [Eichhorn, 1999] verfolgt in seiner Arbeit einen prozessorientierten Ansatz, in dem er neben den Primärleistungen auch die FM Leistungen betrachtet. Er erarbeitet Grundlagen für die innerbetriebliche prozessbezogene Leistungsverrechung und diskutiert das Krankenhaus als Profitcenter. Die Untersuchung von Abhängigkeiten zwischen FM Prozessen und Primärprozess wird jedoch auch in dieser Arbeit nicht ganzheitlich untersucht.

Die Leistungen des Operationsbereichs als wichtigem Teilbereich im Krankenhaus erfahren in der Forschung besondere Aufmerksamkeit. Dabei stehen die Prozesse im Operationsbereich im Rahmen von Logistik-Planung und Ablauf-Management im Fokus. Die Arbeit von Busse ([Busse, 2005], [Busse, 2004]) konzentriert sich beispielsweise auf die Wertigkeit und Kosten der OP-Minute und gibt eine Einschätzung zu den Teilprozessen im OP-Bereich. Dabei stehen die Leistungen der Ärzte und Pflege im Vordergrund, so dass die sekundären Prozesse nur zusammengefasst am Rande behandelt werden. Kristof [Kristof, 2004] untersucht die primären Prozesse im OP-Bereich auf Ebene einer optimierten Ablaufplanung. Auch in dieser Arbeit werden Sekundärkosten nur pauschal betrachtet.

Die FM Prozesse im Krankenhaus sind bisher in der Forschung unter Einzelaspekten untersucht worden (vergleiche [Abel, 2008] S. 7]). Dies kann sicherlich darauf zurückgeführt werden, dass sich FM im Krankenhaus aus sehr komplexen, teilweise voneinander unabhängigen Produkten zusammensetzt, die im Verantwortungsbereich unterschiedlicher Berufsgruppen liegen. Die Definition von Gebäudemanagement nach DIN 32736 [DIN 32736, 2000] mit der Unterteilung in die Bereiche Technisches, Infrastrukturelles und Kaufmännisches Gebäudemanagement kann dabei für die Unterteilung von Facility Management während der Nutzungs- und Betriebsphase auch im Krankenhaus vorgenommen werden (vergleiche dazu [GEFMA 100-2, 2004]). Eine produktorientierte Untersuchung der Verteilung der FM Kosten im Krankenhaus von Abel ([Abel, 2008] S. 69f) zeigt, dass die FM Produkte Speisenversorgung, Reinigung und Wäscheversorgung aus dem Bereich des Infrastrukturellen Gebäudemanagements, sowie die Produkte Instandhaltung und Wärmeversorgung aus dem Bereich des technischen Gebäudemanagements einschließlich dem Produkt Flächenbereitstellung einen Kostenanteil von etwa 80% an den gesamten FM Kosten haben. Die Dominanz der Speisenversorgung spiegelt sich in der Forschung wider. Winkelmann [VDI, 2006] beschäftigt sich in seiner Arbeit mit der Speisenversorgung im Krankenhaus. Hinsichtlich der Kosten und ihrer innerbetrieblichen Leistungsverrechnung beschäftigen sich auch Siemering und Backens mit der Speisenversorgung ([Eichhorn, 1999] S. 80-94). Für die Untersuchung der Funktionsstelle OP-Bereich in dieser Arbeit kann dieses FM Produkt jedoch als irrelevant eingeschätzt werden.

Von Eiff ([Eiff, 2007], [Eiff, 2007_1]) beschäftigt sich mit einzelnen Prozessen im Krankenhaus und konzentriert sich dabei auf die sterile Wäscheversorgung. Mittels eines prozessorientierten Ansatzes wird die Wäscheversorgung im Krankenhaus allgemein in einer Arbeit im Rahmen des Forschungsprojektes OPIK untersucht [Diez, 2007].

Aus dem Bereich der Technik existieren Arbeiten beispielsweise zur Optimierung von Raumlufttechnik insbesondere für Operationsbereiche, oder zur Wasserver- und -entsorgung, bei denen die Anforderungen im Krankenhaus hinsichtlich hygienischer Aspekte besondere Lösungen fordern ([VDI, 2006], [VDI, 2005]). Forschungsarbeiten zu Einzelthemen des FM wie Sicherheitswesen, Instandhaltung, Technische Gebäudeausrüstung, Medizintechnik, Reinigung und Versorgungstechnik im Krankenhaus betreffen einzelne technische Regelungen und Richtlinien, die die Grundlage für die Funktionalität der Funktionsflächen im Krankenhaus bilden, und gehen einher mit den Anforderungen des technischen Fortschritts ([Hartung, 2004], [Hartung, 2003], [Lutz, 2000], [Anna, 1986], [Anna, 1984]).

Lennerts [Lennerts, 2005] entwickelt im Rahmen von Kosten- und Leistungsbenchmarking einen prozessorientierten Ansatz für Facility Management Leistungen im Krankenhaus. Abel [Abel, 2008] entwickelt in seiner Arbeit auf Basis der Prozessorientierung ein Verrechnungsmodell für die Facility Management Leistungen und Kosten und baut darauf ein krankenhausspezifisches Produktmodell auf. Die einzelnen Leistungen werden dabei jedoch nicht funktionsstellenspezifisch betrachtet. Ein Bezug zur Primärleistung fehlt.

In der GEFMA Richtlinie 812: „Gliederungsstruktur für FM Kosten im Gesundheitswesen" [GEFMA 812, 2007] wird ein 3-stufiger, flächenbezogener Ansatz zur Verrechnung von FM Kosten vorgestellt. In der ersten Stufe wird darin von einer einheitlichen Kostenumlage je m² Hauptnutzfläche ausgegangen. Dieser Ansatz wird in Stufe 2 durch die Verrechnung einzelner FM Produkte entsprechend der Nutzflächenarten nach DIN 277 [DIN 277-2, 2005] ergänzt bzw. abgelöst. In Stufe 3 erfolgt eine gewichtete Zuordnung der FM Kosten nach Produktgruppen zu „Raum-Clustern" hin. In den Raum-Clustern sind in Anlehnung an DIN 13080 [DIN 13080, 2003] typische Funktionsbereiche im Krankenhaus zusammengefasst. Auf einer Bewertungsskala von 0,25 (niedrig) bis 1,5 (hoch) wird elf verschiedenen Raum-Clustern und zehn zusätzlichen Raumgruppen für 9 definierte FM Produktbereiche ein individuell gewichteter Wert, der den relativen FM Kostenaufwand bezeichnet, zugeordnet. Die Höhe der Bewertung leitet sich näherungsweise aus der Nutzungsart der Flächen des jeweiligen Clusters ab. Dabei erhält eine Fläche aus dem Raum-Cluster 1 „Bettenstation" beispielsweise für das FM Produkt Stromversorgung den Wert 1 (mittel), während Flächen aus dem Raum-Cluster 3 „Operationsräume" der Maximalwert 1,5 zugeordnet ist. Obwohl dieser Ansatz einen Fortschritt zur einheitlichen Verrechnung der FM Kosten allein über die Fläche bedeutet, werden die Kosten den einzelnen Raum-Clustern ohne Berücksichtigung der tatsächlichen Nutzungsintensität allein auf Basis ihrer Existenz zugeordnet. Würde beispielsweise ein ambulanter OP-Bereich im 3-Schichtbetrieb neben einem stationären OP-

Bereich vergleichbarer Fläche im 1-Schichtbetrieb genutzt, würden beiden jeweils dieselben FM Kosten zugeordnet. Eine auslastungsbedingte Variabilität der FM Kosten kann bei diesem Vorgehen nicht dargestellt werden.

Ein ganzheitlicher Ansatz, der die relevanten Facility Management Prozesse im direkten Bezug zum Kerngeschäft der Funktionsbereiche im Krankenhaus betrachtet, existiert derzeit nicht. Ziel dieser Arbeit ist es daher, auf Basis der bisherigen prozessorientierten Forschung aufbauend ein ganzheitliches Betrachtungsmodell für die Facility Management Prozesse zu schaffen und die Abhängigkeiten zum Primärprozess transparent darzustellen.

2 Allgemeine Grundlagen und Definitionen

Diese Kapitel umfasst die Grundlagen und Definitionen, die für das Verständnis dieser Arbeit notwendig sind.

2.1 Definition Krankenhaus

Krankenhäuser werden im Gesetz zur wirtschaftlichen Sicherung der Krankenhäuser als „Einrichtungen, in denen durch ärztliche und pflegerische Hilfeleistung Krankheiten, Leiden oder Körperschäden festgestellt, geheilt oder gelindert werden sollen oder Geburtshilfe geleistet wird und in denen die zu versorgenden Personen untergebracht und verpflegt werden können" ([KHG, 1999] § 2) definiert. Fleßa leitet daraus folgende Definition für Krankenhäuser ab: „Krankenhäuser sind (deshalb) Dienstleistungsbetriebe, die in Einheit von Ort, Zeit und Handlung Krankheiten erkennen, vorbeugen und heilen, wobei der Patient mindestens eine Nacht im Krankenhaus verbringt. Sie haben grundsätzlich eine diagnostische und therapeutische Funktion sowie eine Hotelfunktion." ([Fleßa, 2007] S. 26). Das Krankenhaus kann also als Einrichtung definiert werden, dessen Kerngeschäft in der Heilung und Pflege von Patienten besteht, für die eine über ambulante Leistungen hinausgehende unterstützende Versorgung vorgehalten werden muss.

2.2 Der Leistungsbegriff im Krankenhaus

„Ein auf die krankenhausspezifischen Besonderheiten abgestellter, jedoch nicht gesetzlich festgelegter Leistungsbegriff wird umschrieben als Ergebnis der krankenhausbetrieblichen Betätigung, das primär in der Verbesserung des Gesundheitszustandes des Patienten besteht." ([Keun, 2006] S. 65). Diese Definition von Leistung soll im Folgenden in Anlehnung an die Definitionen aus dem Krankenhausentgeltgesetz näher erläutert werden.

„Krankenhausleistungen gliedern sich in allgemeine Krankenhausleistungen und Wahlleistungen. Allgemeine Krankenhausleistungen sind die Krankenhausleistungen, die unter Berücksichtigung der Leistungsfähigkeit des Krankenhauses im Einzelfall nach Art und Schwere der Krankheit für die medizinisch zweckmäßige und ausreichende Versorgung des Patienten notwendig sind." ([KHEntgG, 2005] § 2 Abs. 2). „Wahlleistungen sind andere vom Krankenhaus erbrachte stationäre Leistungen." ([KHEntgG, 2005] § 17).

Das gesamte primäre Leistungsspektrum im Krankenhaus gliedert sich in die folgenden Teilleistungsbereiche ([DKG, 2007] S. 15):

- voll- und teilstationäre Leistungen
- vor- und nachstationäre Leistungen
- stationäre Behandlungsleistungen für Studienpatienten
- Wahlleistungen
- Leistungen für Begleitpersonen mit medizinisch begründeter und nicht begründeter Aufnahme
- Leistungen für Fälle in besonderen Einrichtungen gem. § 17b Abs. 1, S. 15 KHG
- die Gabe von Faktorpräparaten für Bluterpatienten
- Leistungen für Ausbildungsstätten
- Leistungen, die in Einrichtungen für Psychiatrie, Psychosomatik oder Psychotherapeutische Medizin erbracht werden
- ambulante Leistungen (auch ambulantes Operieren nach § 115b SGB V)
- Leistungen im Rahmen der Integrierten Versorgung nach § 140a ff. SGB V
- zusätzliche Leistungen im Rahmen strukturierter Behandlungsprogramme gem. § 137f SGB V
- Aufgaben von Zentren und Schwerpunkten nach § 2 Abs. 2 S. 2 Nr. 4 KHEntgG
- Leistungen für Rehabilitationseinrichtungen gem. § 111 SGB V
- Leistungen für ausländische Patienten

Die Leistungen des Krankenhauses im mengenmäßigen Sinn definiert Keun als „medizinische und pflegerische Leistungen (Ärztliche Leistung, Grundpflege, Behandlungspflege), Leistungen der medizinischen Institutionen (Leistungen der Diagnostik und Therapie), Einzelleistungen der Ver- und Entsorgung (Arzneimittel, Speisen und Getränke, Wäsche, …) sowie Leistungen der Verwaltung (Rechnungswesen und Finanzverwaltung, Material- und Anlagenverwaltung, Personalverwaltung)" ([Keun, 2006] S. 65).

Den Hauptteil der Krankenhausleistungen machen die voll- und teilstationären Leistungen aus. Einer Befragung des Deutschen Krankenhausinstitutes zufolge hatten für das Jahr 2005 „die stationären Krankenhausleistungen den maßgeblichen Anteil von 96,9% an den Gesamterlösen der Krankenhäuser" ([DKI, 2006] S. 66).

2.2.1 Abgrenzung primäre und sekundäre Leistungen

„Kerngeschäft oder primäre Dienstleistung im Krankenhaus sind alle Aktivitäten, die der Erhaltung oder Wiederherstellung der Gesundheit des Menschen aktiv dienen. […] Im

Krankenhaus werden diese Aktivitäten durch den behandelnden Arzt angeordnet. Alle Aktivitäten, die die Erbringung dieser Leistungen unterstützen, sind sekundäre Dienstleistungen." ([OPIK, 2006] Abs. 2.1). Nach dieser Abgrenzung der primären Leistungen im Krankenhaus definieren Abel und Lennerts den Begriff Facility Management im Krankenhaus als alle Leistungen, die „für die Bereitstellung der für die diagnostischen und therapeutischen Leistungen benötigten Arbeitsumgebung" ([OPIK, 2006] Abs. 4.1.1) notwendig sind. Dieser Definition liegt ein dreidimensionales, räumliches Verständnis des Begriffs Krankenhaus zugrunde. Da in dieser Arbeit die Verknüpfung von primären und sekundären Leistungsprozessen unter Anwendung einer funktionsflächenspezifischen Strukturierung erfolgt, wird diese Definition von Abel und Lennerts übernommen. In Abgrenzung der Primärleistungen werden im Folgenden die sekundären Leistungen als Facility Management Leistungen bezeichnet.

2.2.2 Definition Facility Management Leistungen - allgemein

Der Deutsche Verband für Facility Management e.V. (GEFMA) definiert wie folgt: „Facility Management (FM) ist eine Managementdisziplin, die durch ergebnisorientierte Handhabung von Facilities und Services im Rahmen geplanter, gesteuerter und beherrschter Facility Prozesse eine Befriedigung der Grundbedürfnisse von Menschen am Arbeitsplatz, Unterstützung der Unternehmens-Kernprozesse und Erhöhung der Kapitalrentabilität bewirkt. Hierzu dient die permanente Analyse und Optimierung der kostenrelevanten Vorgänge rund um bauliche und technische Anlagen, Einrichtungen und im Unternehmen erbrachte (Dienst-) Leistungen, die nicht zum Kerngeschäft gehören." [GEFMA 100-1, 2004]. Grundlage dieser Festlegung ist die Abgrenzung des Kerngeschäfts eines Unternehmens bei einer prozessorientierten Gesamtbetrachtung der Leistungen.

Das Europäische Komitee für Standardisierung (CEN) hat zur Definition der Leistungsebenen eines Unternehmens bzw. einer Organisation ein Facility Management-Modell entwickelt, das in Abbildung 2 dargestellt ist. Ausgangsbasis dieses Modells ist ebenfalls die prozessorientierte Abgrenzung von Hauptaktivitäten und Unterstützungsleistungen, die von jeder Organisation selbst vorgenommen wird. Die Organisation ist dabei gleichermaßen Auftraggeber, Kunde und Nutzer von Unterstützungsleistungen bzw. Facility Services. Durch sie wird der Bedarf an Facility Services festgelegt und spezifiziert.

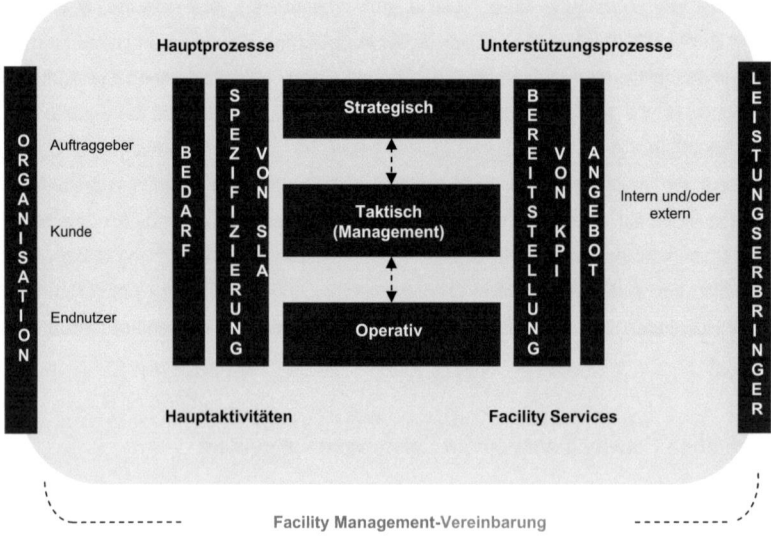

Abbildung 2:   Facility Management-Modell nach CEN

Quelle: DIN EN 15221-1 ([DIN EN 15221-1, 2007] S. 8)

Erläuterung: SLA: Service Level Agreement

KPI: Key Performance Indicator

Die Aussage: „Der Facility Management Bedarf wird durch die Primärprozesse bestimmt."
([DIN EN 15221-1, 2007] S. 9) verdeutlicht die Notwendigkeit der Abgrenzung zwischen
Hauptaktivitäten und Facility Services und legt die Beziehung zwischen den beiden Prozessebenen fest. Neben der horizontalen Verbindung von Bedarf und Angebot bzw. Bereitstel-
lung von Unterstützungsprozessen stellt das Modell die vertikale Verknüpfung von Haupt-
und Unterstützungsprozessen auf strategischer, taktischer und operativer Ebene dar. Zur
Spezifizierung von Facility Management Leistungen wird die Verwendung von Service Level
Agreements (SLA) empfohlen. Als Management Werkzeug für eine FM Qualitätskontrolle
können entsprechend Key Performance Indikatoren definiert und überprüft werden.
Die prozessorientierten Definitionen der GEFMA und des CEN der Leistungen des Facility
Managements basieren auf der Definition von Prozessen und Produkten nach DIN EN ISO
9000 [DIN EN ISO 9000, 2005] und bilden die Grundlage für die spezielle Definition von
Facility Management im Krankenhaus dieser Arbeit, die im Folgenden dargestellt ist.

2.2.3 FM Leistungen im Lebenszyklus – Abgrenzung Nutzung und Betrieb

Nach DIN EN ISO 9000 [DIN EN ISO 9000, 2005] ist ein Prozess als „Satz von in Wechsel-beziehung oder Wechselwirkung stehenden Tätigkeiten, der Eingaben in Ergebnisse umwandelt" ([DIN EN ISO 9000, 2005] S. 23), definiert. Das „Ergebnis eines Prozesses" wird als „Produkt" bezeichnet ([DIN EN ISO 9000, 2005] S. 24). Die Facility Management Prozesse im Krankenhaus können entsprechend nach Abel [Abel, 2008] in Form von 29 Facility Management Produkten ergebnisorientiert zusammengefasst dargestellt werden. Tabelle 1 gibt dazu eine Übersicht (vergleiche dazu Kapitel 2.3.7).

Tabelle 1: Facility Management Produkte im Krankenhaus ([Abel, 2008] S. 42f)

Nr.	Bezeichnung	Nr.	Bezeichnung
1	Abfallentsorgung	16	Post
2	Außenanlagen	17	Reinigung
3	Betreiben	18	Rundfunk und Fernsehen
4	Bettenversorgung	19	Schädlingsbekämpfung
5	Büromaterial	20	Sicherheitsdienste
6	DV-Dienste	21	Speisenversorgung
7	Fuhrpark	22	Sterilgutversorgung
8	Technische Serviceleistungen	23	Stromversorgung
9	Hygieneberatung	24	Telefondienste
10	IH Gebäude	25	Transportdienste
11	IH Medizintechnik	26	Umzugsdienste
12	IH Technische Anlagen	27	Wärmeversorgung
13	Kälteversorgung	28	Wäscheversorgung
14	Kaltmiete	29	Wasserversorgung
15	Kopier- und Druckereidienste		

Das Produkt Kaltmiete ist nach Abel ([Abel 2008] S. 47) als Summe aus Abschreibung, Ver-waltungskosten, Grundsteuer, Sach- und Haftpflichtversicherung, sowie Mietausfallswagnis definiert. Im Rahmen dieser Arbeit besteht dazu die Notwendigkeit der Abgrenzung.

Facility Management umfasst gemäß der GEFMA Richtlinie 100-2 [GEFMA 100-2, 2004] alle Lebenszyklusphasen von Gebäuden, angefangen mit der Konzeption und Planung über die Errichtung und Vermarktung bzw. die Beschaffung, die Betriebs- und Nutzungsphase, die Umbau- und Sanierungsphase bis hin zur Leerstands- und Verwertungsphase.

Bei den Lebenszyklusphasen der Gebäude eines Krankenhauses spielt die Phase der Nutzung und des Betriebes eine besondere Rolle. Diese Besonderheit spiegelt sich in der Finanzierung von Krankenhäusern wider. Grundsatz des Gesetzes zur wirtschaftlichen Sicherung der Krankenhäuser ist die „wirtschaftliche Sicherung der Krankenhäuser, um eine bedarfsgerechte Versorgung der Bevölkerung mit leistungsfähigen, eigenverantwortlich wirtschaftenden Krankenhäusern zu gewährleisten und zu sozial tragbaren Pflegesätzen beizutragen" ([KHG, 1999] § 1). Der Staat übergibt Krankenhäusern entsprechend eines

Krankenhausplans einen Versorgungsauftrag ([BPflV, 2000] § 4). Die Finanzierung der entsprechend geförderten Einrichtungen erfolgt derzeit auf dualer Ebene. Die Phase des Betriebs und der Nutzung wird durch die Patienten und deren Krankenkassen als „pflegesatzfähige Kosten" finanziert. Nicht pflegesatzfähig sind die Kosten der Errichtung und Erstausstattung von Krankenhäusern (ausgenommen sind Verbrauchsgüter) sowie die Ergänzung von Anlagegütern. Darüber hinaus sind die Kosten der Wiederbeschaffung von Anlagegütern mit einer Nutzungsdauer von mehr als drei Jahren nicht pflegesatzfähig. Instandhaltungskosten hingegen sind pflegesatzfähig ([AbgrV, 2006] § 3 und 4). Die DIN 31051 [DIN 31051, 2003] definiert Instandhaltung als „Kombination aller technischen und administrativen Maßnahmen sowie Maßnahmen des Managements während des Lebenszyklus einer Betrachtungseinheit zur Erhaltung des funktionsfähigen Zustandes oder der Rückführung in diese, so dass sie die geforderte Funktion erfüllen kann" (vergleiche dazu Kapitel 4.3.1 ff).

Übertragen auf das Modell der Lebenszyklusphasen unterstehen bis auf Phase 6, Betrieb und Nutzung, die sonstigen Phasen eines Krankenhauses der Investitionsförderung durch das jeweilige Bundesland, oder aber sie müssen durch private Mittel erbracht werden. Abbildung 3 zeigt die Lebenszyklusphasen und ihre Finanzierungsform.

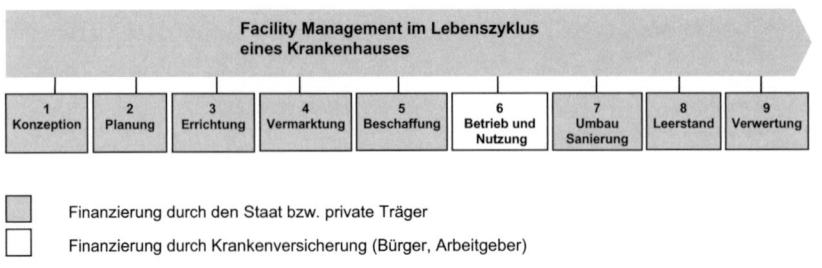

Finanzierung durch den Staat bzw. private Träger
Finanzierung durch Krankenversicherung (Bürger, Arbeitgeber)

Abbildung 3: Lebenszyklusphasen und Finanzierung

Quelle: eigene Darstellung in Anlehnung an GEFMA 100-2 [GEFMA 100-2, 2004]

Diese Arbeit befasst sich in Anlehnung an das derzeitige duale Finanzierungssystem der Krankenhäuser in Deutschland ausschließlich mit den Facility Management Prozessen, die während der Lebenszyklusphase des Betriebes und der Nutzung der Krankenhausgebäude benötigt werden und definiert diese als nutzungsbedingte Facility Management Prozesse im Krankenhaus. Entsprechend wird das FM Produkt Kaltmiete in Tabelle 1 von der Betrachtung abgegrenzt.

2.3 Das Fallpauschalensystem im Krankenhaus

„Diagnosebezogene Fallgruppen (DRGs) sind ein Patientenklassifikationssystem, das in einer klinisch relevanten und nachvollziehbaren Weise Art und Anzahl der behandelten Krankenhausfälle in Bezug zum Ressourcenverbrauch des Krankenhauses setzt." ([InEK, 2005] S. 1).

Im Jahr 2002 wurde mit der Verordnung zum Fallpauschalensystem für Krankenhäuser [KFPV, 2002] die einheitliche Vergütung der stationären Leistungen für Patienten in Form von Fallpauschalen, die die Krankenkassen an die Krankenhäuser zu zahlen haben, mit verbindlicher Wirkung ab dem Jahr 2004 eingeführt. Das deutsche Fallpauschalensystem wurde dabei nach australischem Vorbild entwickelt. Die Begriffe „Diagnoseabhängige Fallpauschale" und „(German) Diagnosis Related Group" ((G-)DRG) werden daher als Ableitung von „Australian Diagnosis Related Group" (AR-DRG) in der Literatur oft gleichbedeutend verwendet.

2.3.1 Einführung und Entwicklung des G-DRG Fallpauschalensystems

Die Einführung des G-DRG Fallpauschalensystems startete zum 1. Januar 2003 zunächst auf freiwilliger Basis, indem interessierten Krankenhäusern die Möglichkeit eingeräumt wurde, ihre Krankenhausleistungen unter den Regelungen des G-DRG-Systems abzurechnen („Optionsmodell"). Von dieser Regelung machten zu jener Zeit 1.284 Krankenhäuser Gebrauch. In der ersten Version beinhaltete der G-DRG-Katalog nach australischem Vorbild 664 DRGs.

Die Weiterentwicklung und Pflege des DRG-Systems wurde durch den Gesetzgeber den Selbstverwaltungspartnern nach § 17 des Krankenhausfinanzierungsgesetzes übertragen [KHG, 1999]. Dies sind die Spitzenverbände der Krankenkassen, der Verband der privaten Krankenversicherung und die Deutsche Krankenhausgesellschaft. Die Selbstverwaltungspartner werden bei dieser Aufgabe durch das Institut für das Entgeltsystem im Krankenhaus (InEK), das von ihnen zu diesem Zwecke im Jahr 2001 gegründet worden war, unterstützt. Das InEK entwickelte in enger Abstimmung mit den Selbstverwaltungspartnern ein Regelwerk für die Weiterentwicklung und Pflege des G-DRG-Systems, das die methodischen Schritte für die Weiterentwicklung der G-DRG Klassifikation und der Bewertungsrelationen sowie die dafür benötigten Daten beschreibt. Die Weiterentwicklung beruht grundsätzlich auf Grundlage der Daten der Kalkulationskrankenhäuser vergangener Jahre – das G-DRG-System 2007 beispielsweise beruht auf den Daten von 263 an der Kalkulation beteiligten Krankenhäuser des Jahres 2005 mit einer auswertbaren Fallmenge von zirka 2,9 Mio. Fällen ([InEK, 2006] S. 12). Darüber hinaus wird die Weiterentwicklung durch „Vorschlagsverfahren zur Einbindung medizinischen, wissenschaftlichen und weiteren Sachverstandes" jährlich ergänzt ([InEK, 2006] S. 2).

Im Jahr 2004 wurde die Anwendung der DRG Abrechnungsbestimmungen bei fortgeltender Budgetneutralität für Krankenhäuser und Krankenkassen verbindlich. Der Fallpauschalen-katalog enthielt für den Abrechnungszeitraum 2004 bereits 824 verschiedene DRGs. Die Jahre 2005 und 2006 wurden als Übergangszeitraum konzipiert, um den Beteiligten die Gestaltung eines planvollen und strukturierten Übergangs zu ermöglichen. In dieser Konvergenzphase sollten die Krankenhausbudgets schrittweise auf einen einheitlichen Basisfallwert auf Landesebene angepasst werden ([InEK, 2003] S. 2, S. 55). Die Konver-genzphase wurde bis 2009 ausgeweitet und zur Abfederung der Konvergenzschritte wurde eine Obergrenze für die Angleichung der Erlösbudgets (Kappungsgrenze) eingeführt. Der Fallpauschalenkatalog 2007 enthielt 1.082 Fallpauschalen und die Möglichkeit der Abrech-nung von 59 bewerteten und 46 krankenhausindividuell zu vereinbarenden Zusatzentgelten zu einer Fallpauschale ([InEK, 2006] S. 2, S. 11f).

Die steigende Detaillierung des Fallpauschalenkatalogs ist auf den Umstand zurückzuführen, dass das G-DRG System als Preissystem genutzt wird. Vetter schreibt dazu: „Der deutsche Weg, ein DRG-System als Preissystem einzusetzen, unterscheidet sich von anderen Ländern grundsätzlich, da diese ihre DRG-Systeme als Budgetermittlungs- und Verteilungssystem nutzen und nicht als Preissystem. Wird ein DRG-System als Preissystem eingesetzt, sind hohe Anforderungen an Methodik und Sicherheit der Preisermittlung zu stellen." ([Vetter, 2005] S. 48).

2.3.2 Definition Kostenbegriff im Krankenhaus

Der in der Betriebswirtschaft herrschende Kostenbegriff entspricht dem „auf Schmalenbach zurückgehenden wertmäßigen Kostenbegriff. Danach sind Kosten der bewertete Verbrauch von Gütern und Dienstleistungen für die Herstellung und den Absatz von betrieblichen Leistungen und die Aufrechterhaltung der dafür erforderlichen Kapazitäten. Güter- und Dienstleistungsverbrauch sowie Leistungsbezogenheit sind also die beiden charakteris-tischen Merkmale dieses Kostenbegriffs." ([Wöhe, 2002] S. 1083). Der gesetzliche, krankenhausspezifische Kostenbegriff ist davon zu unterscheiden ([Keun, 2006] S. 66f). Der Kostenbegriff im Fallpauschalensystem umfasst die Kosten für die DRG relevanten Leistungen. Das bedeutet, dass kalkulatorische Kosten in Form von Anderskosten und Zusatzkosten nicht enthalten sind. Er wird von Keun als „pagatorischer Kostenbegriff" definiert. Wöhe unterscheidet den pagatorischen Kostenbegriff dahingehend, dass nicht vom Verbrauch von Gütern und Dienstleistungen, sondern von Ausgaben ausgegangen werde. Er sieht dieses Kostenverständnis jedoch kritisch: „Da Ausgaben in einer früheren oder späteren Periode erfolgen können als der Verbrauch der Produktionsfaktoren, für die diese Ausgaben anfallen, und da ein derartiger Verbrauch nicht immer mit Ausgaben verbunden ist (z.B. bei kalkulatorischen Kostenarten wie Unternehmerlohn und Eigenkapitalzins), hat sich dieser Kostenbegriff als nicht zweckmäßig erwiesen." ([Wöhe, 2002] S. 1083).

Da durch den Gesetzgeber durch das System der dualen Finanzierung eine Trennung von Investitionskosten und Betriebskosten jedoch explizit verankert ist, beschränkt sich das DRG System mit seinem Kostenbegriff auf die Kosten der DRG-relevanten Leistungen. Entsprechend konzentriert sich diese Arbeit ebenfalls auf die DRG-relevanten Leistungen.

2.3.3 DRG relevante Leistungen

„Nach § 17b KHG werden mit den pauschalierten Entgelten des DRG-Systems die allgemeinen vollstationären und teilstationären Krankenhausleistungen für einen Behandlungsfall abgegolten. Ausgenommen hiervon sind Leistungen, die in psychiatrischen Einrichtungen nach § 1 Abs. 2 der Psychiatrie-Personalverordnung (PsychPV) erbracht werden, und die Leistungen der Einrichtungen für Psychosomatik und Psychotherapeutische Medizin." ([DKG, 2007] S. 14). Zusätzlich werden vor- und nachstationäre Leistungen abgedeckt, soweit sie nicht gesondert berechenbar sind. Die Kosten für ambulante Bereiche im Krankenhaus sind nicht DRG-relevant ([Keun, 2006] S. 68).

2.3.4 Zuordnung der Behandlung eines Patienten zur DRG

Die Zuordnung des Patienten in die DRG erfolgt aus der Kombination verschiedener Merkmale seiner Behandlung. Diese sind die Hauptentlassungsdiagnose, bei chirurgischen DRGs die primäre Operationsmethode (Prozeduren), Risikofaktoren bestimmt durch Neben-Diagnosen, Komplikationen und gegebenenfalls das Alter und Geschlecht des Patienten, sowie der Entlassungszustand (geheilt oder nicht geheilt). Im Zuge der Vorbereitung des Fallpauschalensystems wurden zur Dokumentation von Diagnosen und Nebendiagnosen eine Ableitung der internationalen statistischen Klassifikation der Krankheiten und Gesundheitsprobleme (ICD, International Classification of Diseases) eingeführt. Diese umfasste für das Jahr 2004 12.983 verschlüsselbare Diagnosen. Die Dokumentation von operativen, diagnostischen und therapeutischen Prozeduren erfolgt durch den OPS-301 als Ableitung aus dem International Code of Procedures in Medicine (ICPM). Dieser umfasste für das Jahr 2004 22.310 endständig verschlüsselbare Prozeduren [DIMDI, 2003]. Die Einführung des Fallpauschalensystems bzw. des OPS-301 hat demnach die Grundlage für eine internationale Vergleichbarkeit der Krankenhausleistungen in Deutschland geschaffen.

Um die Differenzierung von Leistungen zu verbessern, wurden für das Jahr 2005 die deutschen Kodierrichtlinien überarbeitet. Diese Vorschriften sollen die Kodierqualität in deutschen Krankenhäusern verbessern und dazu beitragen, dass gleiche Leistungen gleich abgebildet werden, und damit zu einer leistungsgerechten Vergütung führen ([Vetter, 2005] S. 48f). Die vollständig kodierte Behandlung des Patienten wird als Fall gemäß dem jährlich aktualisierten Fallpauschalen-Katalog eingestuft. Die Kosten des Falls werden dem Krankenhaus entsprechend von den Krankenkassen vergütet.

Bei Ermittlung des Preises für die DRG wird ein festgelegter Grundbetrag mit einer DRG-Gewichtung multipliziert. Der DRG-Gewichtungsfaktor gibt an, um welchen Prozentsatz die Kosten einer bestimmten DRG von den Durchschnittskosten über alle Fälle des DRG-Katalogs abweichen. Dieser Grundbetrag spiegelt standardisierte Kosten wider, die auf Basis eines durchschnittlichen Patienten und landesweiter Durchschnittskosten ermittelt worden sind. Die Verweildauer des Patienten hat innerhalb einer für jede DRG festgelegten Zeitspanne keinen Einfluss auf die Vergütung. Überschreitet oder unterschreitet ein Fall die Grenzverweildauer seiner DRG jedoch, so wird ein tagesbezogenes Entgelt als Zu- oder Abschlag verrechnet ([FPV, 2006] § 1).

Die Summe der Kostengewichte aller Fälle eines Krankenhauses dividiert durch die Anzahl Fälle eines Jahres ergibt den Case Mix Index. Dieser gibt zum einen Auskunft über das dem Krankenhaus zur Verfügung stehende Erlösbudget. Zum anderen kann am Case Mix Index die durchschnittliche Komplexität der Fälle des Hauses anhand der Höhe der Abweichung zum Durchschnittswert 1,0 abgelesen werden.

2.3.5 Aufbau des G-DRG Fallpauschalenkatalogs

Der Fallpauschalenkatalog gliedert sich thematisch in 23 Hauptdiagnosegruppen „Major Diagnostic Category" (MDC), eine vorgeschaltete medizinische Kategorie und eine Kategorie für Fehler oder sonstige nicht zuordenbare Fälle. Die Fälle jeder Gruppe sind durch denselben Buchstaben gekennzeichnet. Die Fälle der MDC 01 „Krankheiten und Störungen des Nervensystems" sind beispielsweise durch den Buchstaben B gekennzeichnet. Die Kennzeichnung einer DRG besteht aus 4 Zeichen. Sie beginnt mit dem der MDC zugeordneten Buchstaben, dann folgt eine zweistellige Nummerierung als Kodierung des Behandlungsfalls. Das letzte Zeichen ist ein Buchstabe, der Angaben zu „Komplikationen oder Komorbiditäten" (CC) ausdrücken kann und entsprechend erhöhten Ressourceneinsatz durch erhöhte Komplexität eines Falles bedeutet. Dabei bezeichnet der Buchstabe A die schwersten Komplikationen. Der Buchstabe Z wird verwendet, wenn keine weitere Fallunterscheidung vorgesehen ist. Abbildung 4 gibt einen Überblick über den Aufbau der DRG Kennzeichnung.

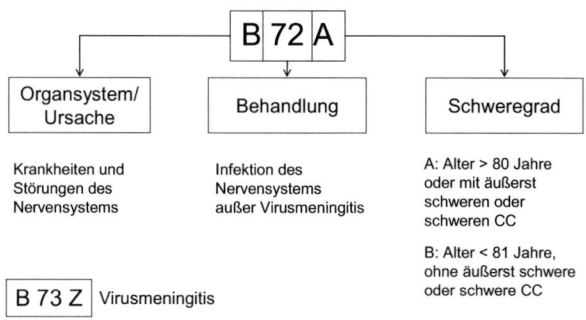

Abbildung 4: Aufbau der DRG Kennzeichnung

Quelle: eigene Darstellung

Erläuterung: CC: Komplikationen oder Komorbiditäten

Die Fallpauschalen sind weiterhin in drei Partitionen unterteilt, in die Partition „O" für „operative Fallpauschalen", die Partition „M" für „medizinische Fallpauschalen" und die Partition „A" für „andere Fallpauschalen", die z.b. einen endoskopische Eingriff wie eine Koloskopie bzw. Darmspiegelung beinhaltet. Der Katalog enthält zudem zu jeder Fallpauschale die Bewertungsrelation bzw. das Kostengewicht. Der Fallpauschale B72A der Partition „M" war im Fallpauschalenkatalog der DRG-Version 2006 [FPV, 2006] ein Kostengewicht von 1,592 zugeordnet. Dies bedeutet, dass der Aufwand für die Behandlung eines Patienten im Rahmen dieser Fallpauschale durchschnittlich um 0,592 oberhalb des mittleren Aufwands über alle Behandlungsfälle des Fallpauschalenkatalogs lag.

Weiterhin enthält der Fallpauschalenkatalog Angaben zur mittleren Verweildauer sowie Angaben zur oberen und unteren Grenzverweildauer je Fall. Zusätzlich werden tagesbezogene Abschläge für den Fall einer externen Verlegung des Patienten bzw. Verlegungspauschalen angegeben. Grundsätzlich wird nach Versorgung durch Haupt- und Belegabteilungen unterschieden, der Katalog gliedert sich entsprechend in einen Teil A und B. Der Fallpauschalenkatalog beinhaltet zusätzlich in der Anlage einen Katalog über die gültigen Zusatzentgelte einschließlich der Definition der entsprechenden Leistungen, sowie eine Übersicht über die Leistungen, für die krankenhausindividuelle Entgelte zu vereinbaren sind ([FPV, 2006]).

Bei einem Landesbasisfallwert im Jahr 2006 in Baden-Württemberg von 2.850,38 Euro [AOK, 2006] erhielt ein Krankenhaus für die Fallpauschale B72A bei Versorgung durch eine Hauptabteilung ohne Berücksichtigung von Zu- oder Abschlägen einen Erlös von 4.537,80 Euro je Patient.

2.3.6 Aufbau der Kostenkalkulation im Fallpauschalensystem

Die Deutsche Krankenhausgesellschaft, die Spitzenverbände der Krankenkassen und der Verband der privaten Krankenversicherung haben im Januar 2002 ein Handbuch zur Kalkulation von Fallkosten [DKG, 2002] veröffentlicht mit dem Ziel, fallbezogene Behandlungskosten nach einheitlicher Verrechnungsform im Rahmen des DRG-Systems zu ermitteln. „Die Grundlage der Kalkulation bilden die in den Krankenhäusern vorliegenden Leistungs- und Kostendaten, die im Hinblick auf den durch das DRG-System zu vergütenden Leistungsumfang aufzubereiten sind. [...] Die Kalkulation der Behandlungskosten erfolgt nach einem Vollkostenansatz auf Istkostenbasis." ([DKG, 2002] S. 17 und [DKG, 2007] S. 2)

Das Handbuch wurde im Juli 2007 durch eine aktualisierte Version abgelöst. „Das übergeordnete Ziel der Neufassung des Kalkulationshandbuches besteht in einer weiteren qualitativen Verbesserung der Kostenkalkulation." Die zentrale Veränderung zum bisherigen Vorgehen besteht darin, dass bei „der Kostenstellenverrechnung [stellt] die innerbetriebliche Leistungsverrechnung (IBLV) die einzig zulässige Vorgehensweise" darstellt. „Die frei werdende Kostenstellengruppe 12 (bisher „Basiskostenstelle") wird nicht neu besetzt. Die im Rahmen der IBLV zu verwendenden Verrechnungsschlüssel werden durch die Anlagen 8 (IBLV-Schlüssel für die Kosten der medizinischen Infrastruktur) und 9 (IBLV-Schlüssel für die Kosten der nicht medizinischen Infrastruktur) vorgegeben" [DRG, 2007].

Das Kalkulationsschema selbst ist gleich geblieben und folgt in seinem Aufbau einem modularen Ansatz. Zunächst müssen die nicht DRG-relevanten Kosten und Leistungen des Krankenhauses abgegrenzt werden. Aus den verbleibenden Ist-Kosten werden innerhalb einer Struktur aus Kostenartengruppen und Kostenstellengruppen Kosten-Module gebildet. Die einzelnen Kostenmodule werden über Bezugsgrößen den Kostenträgern, d.h. den Behandlungsfällen zugeordnet. Abbildung 5 zeigt in einer Matrix die Module zur Kostenverrechnung, die sich aus der Kombination von Kostenstellengruppen und Kostenartengruppen ergeben. Im Folgenden wird diese Struktur näher erläutert.

Anlage 5		Personal-kosten ärztlicher Dienst	Personal-kosten Pflegedienst	Personal-kosten med.-techn. Dienst/ Funktions-dienst	Sachkosten Arzneimittel	Sachkosten Implantate/ Transplantate		Sachkosten übriger medizinischer Bedarf		Personal- und Sachkosten med. Infrastruktur	Personal- und Sachkosten nicht med. Infrastruktur
		1	2	3	4a	4b1	5 1	6a	6b1	7	8
Normalstation	1	Pflegetage	PPR-Minuten2	Pflegetage	PPR-Minuten2	Ist-Verbrauch Einzelkosten-zuordnung	nicht relevant	PPR-Minuten2	Ist-Verbrauch Einzelkosten-zuordnung	Pflegetage	Pflegetage
Intensivstation	2	Gewichtete Intensivstunden	Gewichtete Intensivstunden	Gewichtete Intensivstunden	Gewichtete Intensivstunden	Ist-Verbrauch Einzelkosten-zuordnung	Ist-Verbrauch Einzelkosten-zuordnung3	Gewichtete Intensivstunden	Ist-Verbrauch Einzelkosten-zuordnung	Intensivstunden	Intensivstunden
Dialyse-abteilung	3	Gewichtete Dialysen4	Gewichtete Dialysen4	Gewichtete Dialysen4	Gewichtete Dialysen4	Ist-Verbrauch Einzelkosten-zuordnung	nicht relevant	Gewichtete Dialysen4	Ist-Verbrauch Einzelkosten-zuordnung	Gewichtete Dialysen4	Gewichtete Dialysen4
OP-Bereich	4	Schnitt-Naht-Zeit mit GZF und Rüstzeit5	nicht relevant	Schnitt-Naht-Zeit/HLM-Zeit mit GZF6 und Rüstzeit5	Schnitt-Naht-Zeit mit Rüstzeit5	Ist-Verbrauch Einzelkosten-zuordnung	Ist-Verbrauch Einzelkosten-zuordnung	Schnitt-Naht-Zeit mit Rüstzeit5	Ist-Verbrauch Einzelkosten-zuordnung	Schnitt-Naht-Zeit mit Rüstzeit5	Schnitt-Naht-Zeit mit Rüstzeit5
Anästhesie	5	Anästhesiologiezeit7 und GZF8	nicht relevant	Anästhesiologiezeit7	Anästhesiologiezeit7	Ist-Verbrauch Einzelkosten-zuordnung	nicht relevant	Anästhesiologiezeit7	Ist-Verbrauch Einzelkosten-zuordnung	Anästhesiologiezeit7	Anästhesiologiezeit7
Kreißsaal	6	Aufenthaltszeit Patientin im Kreißsaal	nicht relevant	Aufenthaltszeit Patientin im Kreißsaal	Aufenthaltszeit Patientin im Kreißsaal	Ist-Verbrauch Einzelkosten-zuordnung	nicht relevant	Aufenthaltszeit Patientin im Kreißsaal	Ist-Verbrauch Einzelkosten-zuordnung	Aufenthaltszeit Patientin im Kreißsaal	Aufenthaltszeit Patientin im Kreißsaal
Kardiologische Diagnostik/ Therapie	7	1. Eingriffszeit 2. Punkte lt. Leistungs-katalog	nicht relevant	1. Eingriffszeit 2. Punkte lt. Leistungs-katalog	1. Eingriffszeit 2. Punkte lt. Leistungs-katalog	Ist-Verbrauch Einzelkosten-zuordnung	Ist-Verbrauch Einzelkosten-zuordnung	1. Eingriffszeit 2. Punkte lt. Leistungs-katalog	Ist-Verbrauch Einzelkosten-zuordnung	1. Eingriffszeit 2. Punkte lt. Leistungs-katalog	1. Eingriffszeit 2. Punkte lt. Leistungs-katalog
Endoskopische Diagnostik/ Therapie	8	1. Eingriffszeit 2. Punkte lt. Leistungs-katalog	nicht relevant	1. Eingriffszeit 2. Punkte lt. Leistungs-katalog	1. Eingriffszeit 2. Punkte lt. Leistungs-katalog	Ist-Verbrauch Einzelkosten-zuordnung	Ist-Verbrauch Einzelkosten-zuordnung	1. Eingriffszeit 2. Punkte lt. Leistungs-katalog	Ist-Verbrauch Einzelkosten-zuordnung	1. Eingriffszeit 2. Punkte lt. Leistungs-katalog	1. Eingriffszeit 2. Punkte lt. Leistungs-katalog
Radiologie	9	Punkte lt. Leistungs-katalog	nicht relevant	Punkte lt. Leistungs-katalog	Punkte lt. Leistungs-katalog	Ist-Verbrauch Einzelkosten-zuordnung	Ist-Verbrauch Einzelkosten-zuordnung	Punkte lt. Leistungs-katalog	Ist-Verbrauch Einzelkosten-zuordnung	Punkte lt. Leistungs-katalog	Punkte lt. Leistungs-katalog
Laboratorien	10	Punkte lt. Leistungs-katalog	nicht relevant	Punkte lt. Leistungs-katalog	Punkte lt. Leistungs-katalog	Ist-Verbrauch Einzelkosten-zuordnung	Ist-Verbrauch Einzelkosten-zuordnung9	Punkte lt. Leistungs-katalog	Ist-Verbrauch Einzelkosten-zuordnung	Punkte lt. Leistungs-katalog	Punkte lt. Leistungs-katalog
Übrige diagnost. und therapeut. Bereiche	11	1. Eingriffszeit 2. Punkte lt. Leistungs-katalog	1. Eingriffszeit 2. Punkte lt. Leistungs-katalog	1. Eingriffszeit 2. Punkte lt. Leistungs-katalog	1. Eingriffszeit 2. Punkte lt. Leistungs-katalog	Ist-Verbrauch Einzelkosten-zuordnung	Ist-Verbrauch Einzelkosten-zuordnung	1. Eingriffszeit 2. Punkte lt. Leistungs-katalog	Ist-Verbrauch Einzelkosten-zuordnung	1. Eingriffszeit 2. Punkte lt. Leistungs-katalog	1. Eingriffszeit 2. Punkte lt. Leistungs-katalog

Abbildung 5: Für die Kostenträgerrechnung benötigte Kosten und Leistungsdaten

Quelle: Kalkulation von Fallkosten ([DKG, 2007] S. 125)

2.3.6.1 Kostenartengruppen

Die DRG-relevanten Kostenartengruppen sind in der Kopfzeile in Abbildung 5 dargestellt. Die Kostenartengruppen gliedern sich in Personalkosten, Sachkosten und Infrastrukturkosten. Jeder Kostenart ist eine Ziffer zugeordnet. Die Personalkosten werden dabei nach drei Gruppen unterschieden:

-   Kosten des ärztlichen Dienstes (1)
-   Kosten des Pflegedienstes (2)
-   Kosten des medizinisch-technischen Dienstes bzw. des Funktionsdienstes (3).

Die Sachkosten gliedern sich ebenfalls auf drei Ebenen:

-   Kosten der Arzneimittel (4)
-   Kosten der Implantate und Transplantate (5)
-   Kosten des übrigen medizinischen Bedarfs (6).

Die Infrastrukturkosten werden unterschieden in:

-   Personal- und Sachkosten der medizinischen Infrastruktur (7)
-   Personal- und Sachkosten der nicht medizinischen Infrastruktur (8).

Bei den Sachkosten für Arzneimittel wird weiterhin nach dem Patienten direkt zugeordneten Einzelkosten/Istverbrauch (4a) und allgemeinen Kosten (4b) unterschieden, dasselbe gilt für die Sachkosten des übrigen medizinischen Bedarfs (6a und 6b). Insgesamt ergeben sich so acht übergeordnete Kostenartengruppen. Alle Kosten bis auf die direkt zugeordneten Sachkosten (4a, 5, 6a) werden dabei als Gemeinkosten betrachtet. Durch die Zuordnung zu Kostenstellengruppen entstehen Kostenmodule.

2.3.6.2 Kostenstellengruppen

Die Kostenstellen im Krankenhaus werden in direkte und indirekte Kostenstellen unterteilt. Alle indirekten Kostenstellen werden in Anwendung der innerbetrieblichen Leistungsverrechnung (IBLV) von ihren Kosten durch Verrechnung der Kosten mit den direkten Kostenstellen entlastet.

Bis zur Einführung der dritten Version des Kalkulationshandbuches bestand für die Krankenhäuser die Möglichkeit, ein Mischverfahren bzw. ein vereinfachtes Umlageverfahren zur Verrechnung der Personal- und Sachkosten der nicht medizinischen Infrastruktur anzuwenden. Diese Kosten wurden in einer Basiskostenstelle als Kostenstellengruppe 12 gesammelt und bildeten ein eigenes Kostenmodul. Diese Kostenstellengruppe ist seit 2007 nicht mehr besetzt.

Die direkten Kostenstellengruppen sind in der grau hinterlegten Spalte in Abbildung 5 dargestellt und werden in bettenführende Bereiche und Untersuchungs- und Behandlungsbereiche unterteilt. Jeder Kostenstellengruppe ist eine Ziffer zugeordnet. Zu den bettenführenden Bereichen gehören folgende Kostenstellengruppen:

- Normalstation (1)
- Intensivstation (2)
- Dialyseabteilung (3).

Die Untersuchungs- und Behandlungsbereiche gliedern sich in die Kostenstellengruppen:

- OP-Bereich (4)
- Anästhesie (5)
- Kreißsaal (6)
- Kardiologische Diagnostik und Therapie (7)
- Endoskopische Diagnostik und Therapie (8)
- Radiologie (9)
- Laboratorien (10)
- Übrige diagnostische und therapeutische Bereiche (11).

2.3.6.3 Kostenträgerrechnung

Aus der Verknüpfung von Kostenartengruppen und Kostenstellengruppen ergibt sich wie in Abbildung 5 dargestellt eine Matrix aus 110 Modulen, die die Grundlage für die Kostenträgerrechnung bilden. Jedes Modul besteht aus den Kosten der Kostenartengruppe für die jeweilige Kostenstelle. Die Kosten des Moduls werden über modulspezifische fallbezogene Leistungsdaten auf die Behandlungsfälle verteilt. „Für die Einzelkostenkalkulation sind fallbezogene Informationen über den Verbrauch teurer Sachgüter erforderlich. [...] Für die Kalkulation der Gemeinkosten einer Kostenstelle wird für jede vorgegebene Bezugsgröße ein Kalkulationssatz berechnet. Die dem einzelnen Behandlungsfall zuzuordnenden Kosten der Kostenstelle ergeben sich aus der Zahl der empfangenen gewichteten Leistungen der Kostenstelle, die mit dem Kalkulationssatz multipliziert werden. [...] Grundlage sind die Kostenstellendaten über Kosten und Leistungen des betrachteten Datenjahres." ([DKG, 2007] S. 126). Voraussetzung für die Kostenträgerrechnung ist also die Verfügbarkeit transparenter Leistungsdaten in den direkten Kostenstellen. Die Verrechnung der Leistungen auf den Patienten beschränkt sich dabei auf die Verwendung möglichst weniger Verrechnungsgrößen.

2.3.7 Definition Infrastrukturleistungen – Facility Management Leistungen

Die nutzungsbedingten Facility Management Kosten gemäß Kapitel 2.2.3 finden sich im DRG-Fallpauschalensystem als Kosten der Kostenartengruppe 7 und 8 für Leistungen der medizinischen und nicht medizinischen Infrastruktur wieder und lassen sich in Anlehnung an Abel ([Abel, 2008] S. 42f) mit einem produktorientierten Ansatz in 29 FM Produkte untergliedern, wobei das Produkt Kaltmiete von der Betrachtung abzugrenzen ist.

Die Infrastrukturkosten laut Kalkulationsvorschrift des InEK enthalten zusätzlich die Kosten für weitere Leistungen. Dies sind Leistungen, die der Organisation, Dokumentation und Kontrolle des Primärprozesses dienen, beispielsweise aus dem Bereich der Unternehmensführung (Ärztliche Direktion, Verwaltungsdirektion), der Abrechnung, des Controlling, der Personalführung und -entwicklung, sowie des Patienten- und Dokumentenmanagements (Kostenstellen 901, 904, 905). Außerdem sind die Betreuungs-Leistungen (Kostenstelle 906) am Patienten, sowie die Infrastrukturleistung der Apotheke (Kostenstelle 917) und des (Medizinischen) Zentrallagers (Kostenstelle 919) genannt ([DKG, 2007] Anlage 8 und 9, S. 248f).

Das Ergebnis dieser Leistungen wird in der Struktur dieser Arbeit unter dem Begriff „Verwaltung, Controlling, Sonstiges" als ein weiteres Produkt zusammengefasst. Die gesamten Infrastrukturleistungen im Krankenhaus lassen sich dann einschließlich des Produkts Kaltmiete durch 30 FM Produkte beschreiben.

2.3.8 FM Kostenverrechnung im Fallpauschalensystem

Das Fallpauschalensystem definiert wie in Kapitel 2.3.6.2 beschrieben 11 direkte Kosten-stellen. Diese Kostenstellen sind rein medizinisch. Eine Verrechnung von Kosten auf den Patienten erfolgt entsprechend der Inanspruchnahme der Leistungen nur über diese direkten Kostenstellen. Darüber hinaus gibt es zahlreiche indirekte Kostenstellen, die FM Leistungen für die direkten Kostenstellen erbringen. Die Kosten müssen von den indirekten Kosten-stellen auf die medizinischen direkten Kostenstellen auf der Grundlage von Verrechnungs-schlüsseln nach dem „Prinzip der Kostenverursachung" umgelegt werden ([DKG, 2002] S. 88). Abbildung 6 zeigt den schematischen Zusammenhang. Die Kosten des Facility Managements sind als Kostenartengruppe eindeutig definiert. Diese Kostenart wird entweder unmittelbar von den direkten Kostenstellen in Anspruch genommen, oder aber von indirekten Kostenstellen, von denen sie auf die direkten Kostenstellen verrechnet wird. Gemeinsam mit den sonstigen Kostenarten (bis auf direkt zugeordnete Einzelkosten, wie z.B. Transplantate) werden die Kosten aller Kostenarten abschließend von der direkten Kostenstelle als Summe über kostenstellenspezifische Kennzahlen auf den Kostenträger (Patienten) umgelegt. In der Kosten- bzw. Funktionsstelle OP-Bereich werden dem Patienten beispielsweise alle FM Kosten als Summe über die Operationsdauer zugeordnet.

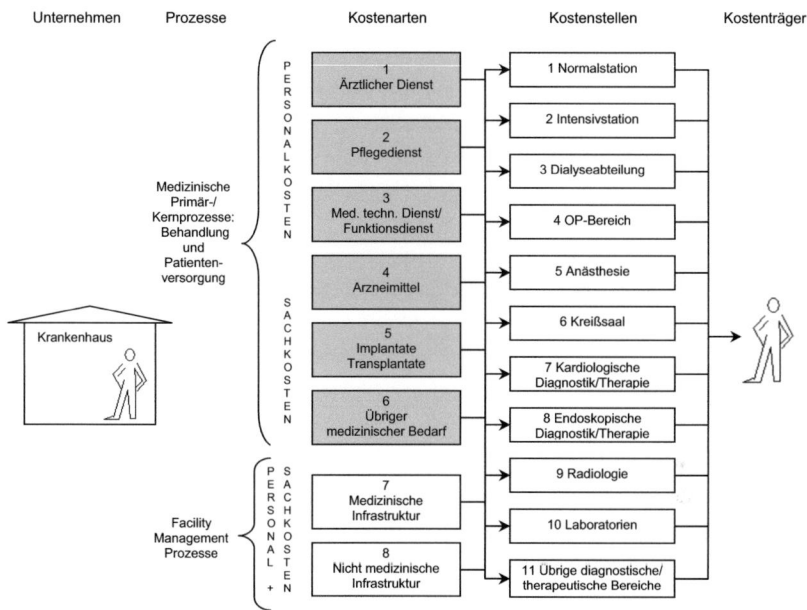

Abbildung 6: Kostenverrechnung im Fallpauschalensystem

Quelle: eigene Darstellung

2.4 Einordnung des DRG-Fallpauschalensystems in allgemeine Kostenverrechnungsverfahren

Das folgende Kapitel ordnet das DRG-Fallpauschalensystem als Vergütungssystem für Leistungen in allgemeine Kostenverrechnungsverfahren ein und zeigt die Besonderheiten des Systems auf.

2.4.1 Allgemeine Aufgaben der Kostenrechnung

„Aufgabe der Kostenrechnung ist die Erfassung, Verteilung und Zurechnung der Kosten, die bei der betrieblichen Leistungserstellung und -verwertung entstehen, zu dem Zwecke,

(1)   durch Ermittlung der voraussichtlich anfallenden Kosten eine Grundlage für betriebliche Dispositionen zu schaffen (entscheidungsorientierte Zukunftsrechnung) und

(2)   durch Vergleich der tatsächlich angefallenen Kosten mit den zuvor geplanten Kosten Planabweichungen festzustellen und somit die Möglichkeit zu schaffen, die Ursachen

von Fehlleistungen [...] aufzudecken (kontrollierende Vergangenheitsrechnung)." ([Wöhe, 2002] S. 1083).

Die Kostenrechnung kann sich entsprechend ihrer Ziele verschiedener Abrechnungssysteme bedienen. „Sie lassen sich nach der Zeitbeziehung der Kosten (vergangenheits- oder zukunftbezogen) oder nach dem Umfang der verrechneten Kosten (Vollkosten- oder Teilkostenrechnung) unterscheiden." ([Wöhe, 2002] S. 1086).

2.4.2 Zeitbezug und Umfang des Fallpauschalensystems

„Die Kalkulation der Behandlungskosten im Fallpauschalensystem erfolgt nach einem Vollkostenansatz auf Istkostenbasis." ([DKG, 2007] S. 2). „Eine Istkostenrechnung liegt vor, wenn die tatsächlich angefallenen Kosten (Istkosten = Ist-Verbrauchsmengen x Ist-Preise) ohne Eliminierung von Zufälligkeiten (Preisschwankungen am Beschaffungsmarkt, Störungen im Produktions- bzw. Prozessablauf) verrechnet werden. Sie ist eine Vergangenheitsrechnung." ([Wöhe, 2002] S. 1086).

Die statistische Datenbasis für die Kostenberechnungen des Fallpauschalensystems sind die Kosten- und Leistungsdatensätze der Kalkulationskrankenhäuser. Die Preise des jeweils aktualisieren Fallpauschalenkatalogs basieren auf den Daten des vorangegangenen abgeschlossenen Jahres, das bedeutet, dass z.B. der Katalog von 2004 auf den Daten der in 2002 beteiligten Kalkulationskrankenhäuser basiert. Die Zahl der Kalkulationskrankenhäuser hat sich von 144 deutschen Kliniken (einschließlich 13 Unikliniken) im Jahre 2002 ([Vetter, 2005] S. 50) auf 263 im Jahr 2005 gesteigert ([InEK, 2006] S. 12). Für das Jahr 2008 haben 328 Kliniken eine Kalkulationsvereinbarung mit dem InEK getroffen [DRG, 2008].

Vom Umfang her ist die Kalkulation im Fallpauschalensystem eine vergangenheitsbezogene Vollkostenrechnung, bei der alle angefallenen Kosten auf die Kostenträger verrechnet werden. Allerdings ist zu berücksichtigen, dass im Fallpauschalensystem nicht DRG-relevante Kosten abgegrenzt werden (vergleiche Kapitel 2.2.3 und 2.3.3).

2.4.3 Einordnung der Kalkulations-Methodik und erreichbare Ziele

Das Verfahren der Kostenverrechnung im Krankenhaus besteht aus der Kostenarten-rechnung, der Kostenstellenrechnung und der Kostenträgerrechnung. Damit gehört das Verfahren in den Bereich der entscheidungsorientierten Kosten- und Leistungsrechnung.

Ziel dieser Art der Kalkulation in Wirtschaftsunternehmen ist „die Ermittlung von Kosten je Einheit des Endproduktes, d.h. von Selbstkosten, bestehend aus Herstellkosten zuzüglich

Verwaltungs- und Vertriebskosten pro Kostenträgereinheit, auf deren Basis z.B. preispolitische Entscheidungen getroffen werden können" ([Fandel 2004] S. 2f).

Die preispolitischen Entscheidungen liegen im Fallpauschalensystem jedoch nicht in der Hand des einzelnen Unternehmens Krankenhaus, sondern werden zentral auf Basis des Durchschnitts der gelieferten Kalkulationsdaten getroffen. Es ist daher zu unterscheiden in das übergeordnete primäre Ziel der Selbstverwaltungspartner und die individuellen Ziele der einzelnen Krankenhäuser. Ziel der Kalkulation ersterer nach den verbindlichen Vorgaben zur Kostenkalkulation von Fallkosten in Krankenhäusern ist „die Pflege und Weiterentwicklung des G-DRG-Systems" ([DKG, 2007] S. 2). Die Weiterentwicklung des G-DRG-Systems besteht in Hinblick auf die Kalkulationsschematik darin, möglichst realitätsnahe durchschnittliche Selbstkosten je Behandlungsfall aus den Ist-Kosten und Daten eines abgeschlossenen Kalenderjahres aus einer Stichprobe von Krankenhäusern für die Zukunft festzusetzen und in diesem Sinne preispolitisch zu agieren. Gleichzeitig werden durch die Definition der Fallgruppen die Behandlungsfälle kostenseitig standardisiert. Damit werden die Krankenhäuser in Wettbewerb zueinander gestellt. Im Vergleich zum Selbstkostendeckungsprinzip für Krankenhausleistungen in den Jahren bis 1992 zwingt die Einführung des Fallpauschalensystems die Krankenhäuser zu einer unternehmerischen Betriebssicht ([Arnold, 2003] S. 31). Die in der Folge beobachtete Verkürzung der Liegezeiten der Patienten resultiert in einem verstärkten Bettenabbau und einer Verschärfung des Wettbewerbs unter den Krankenhäusern. Das Fallpauschalensystem soll nach dem Willen des Gesetzgebers dazu beitragen, die Kosten der Krankenhausbehandlung langfristig zu reduzieren oder doch zumindest in Grenzen zu halten.

2.4.4 Herausforderungen an die Kostenkalkulation – Lösungsansatz

Der mit dem Fallpauschalensystem einhergehende Wettbewerb unter den Krankenhäusern hat zur Anwendung moderner Methoden aus der Betriebswirtschafslehre zur Kalkulation und Kontrolle ihrer Leistungen und Kosten geführt ([Fleßa, 2007] S. IX). Dabei können prozessorientierte Ansätze auf der Kalkulationsschematik des Fallpauschalensystems im Krankenhaus aufbauen. „Die Prozesskostenrechnung bedient sich der traditionellen Gliederung nach Kostenarten, Kostenstellen und Kostenträgern, die sie jedoch verfeinert und weiterentwickelt. Im Mittelpunkt steht die Frage der Verursachung von Gemeinkosten. Hierzu werden die Kosten und Leistungsbeziehungen schärfer analytisch herausgearbeitet." Ziel der Prozesskostenrechnung ist es, Informationen für das strategische Management und Controlling zu liefern ([Müller, 1998] S. 88 und S. 95).

Im Gegensatz zu einem zukunftsorientierten prozessorientierten Ansatz ist die gesetzlich vorgeschriebene Kalkulation im Krankenhaus in ihrer Vergangenheitsbezogenheit statisch

([Fleßa, 2008] S. 124). „Eine Aussage über Kostenverhalten bei veränderter Fallzahl ist auf Grundlage dieses Systems [ebenfalls] nicht möglich." ([Fleßa, 2008] S. 149). Für die Krankenhäuser sind die jährlich als Ergebnis festgesetzten Fallgruppen und Durchschnitts-Kosten verbindlich. Aus dieser Tatsache lässt sich eine wichtige individuelle Herausforderung für die einzelnen Krankenhäuser im Fallpauschalensystem ableiten. In ihrem Interesse liegt es, die eigenen Leistungen kostentransparent darzustellen und im Sinne eines zukunftsorientierten Ansatzes die festgesetzten Erlöse nicht zu überschreiten (Zielkostenrechnung oder Target-Costing Ansatz). Mormann schreibt im Hinblick auf den Einsatz von Prozesskostenrechnung im Target Costing: „Der Vergleich zwischen Ist-Kosten und Zielkosten in einem Zielkostenindex zeigte auf, welche Kosten noch gesenkt bzw. für welche Komponenten die Qualität noch verbessert werden konnte. An dieser Stelle beginnt nun die Prozessoptimierung, deren einzelne Schritte für jede Komponente so lange durchlaufen werden, bis die Zielkosten erreicht werden." Mormann bezeichnet im Weiteren „die Zielkostenrechnung als Verfahren, das von fixen Erlösen und flexiblen Kosten ausgeht" und damit „besonders interessant für Krankenhäuser [sei], da in Zukunft – nach Einführung des DRG-Systems – feste Leistungen zu einem festen Satz abgerechnet werden, die Krankenhäuser also selbst überhaupt keinen Einfluss auf die Erlöse mehr haben werden, sondern Gewinn und Verlust ausschließlich über die Kostenseite bestimmen werden." ([Greiling, 2004_1] S. 122f), (vergleiche ([Keun, 2006] S. 230). Mormann weist in diesem Zusammenhang auf den Vorteil der Prozesskostenrechnung hinsichtlich einer verursachungsgerechte Aufschlüsselung insbesondere von hohen Gemeinkostenanteilen im Krankenhaus hin. Fleßa ([Fleßa, 2008] S. 126) beziffert den Gemeinkostenanteil im Krankenhaus mit bis zu 95%. Er bemerkt im Weiteren jedoch auch, dass es im Krankenhaus „in der Regel für jeden Prozess eine klar zu benennende Größe (gibt), die die Kosten maßgeblich verursacht." Greiling ([Vetter, 2005] S. 128) sieht die Vorteile der Prozesskostenrechnung entsprechend darin, dass durch sie nicht nur zukunftsorientierte Simulationen ermöglicht werden, sondern auch dass durch sie das Management in die Lage versetzt wird, sein „Leistungsspektrum besser zu analysieren und strategisch zu planen." (vergleiche dazu auch [Horváth, 2006] S. 259f). Im Krankenhaus konzentrieren sich diese Ansätze bisher jedoch vornehmlich auf den Primärprozess.

Die Kostenkalkulation der FM Leistungen im Krankenhaus ist durch die Verrechnung über indirekte Kostenstellen als Gemeinkosten gekennzeichnet. Bei den FM Leistungen handelt es sich mehrheitlich um repetitive Tätigkeiten. Für solche Leistungen empfiehlt Fandel ([Fandel, 2004] S. 394) die Prozesskostenrechnung als geeignetes Mittel zum Kostenmanagement. Mit Hilfe einer detaillierten Prozesskostenanalyse für den Bereich des Facility Managements eröffnet sich für Krankenhäuser die Möglichkeit, sich von der statischen vergangenheitsbezogenen Betrachtungsweise der Kosten zu verabschieden und eine strategische primärprozessabhängige Planung und Optimierung von Ressourcen zu verwirklichen.

Die derzeit bestehende Kalkulationsmethodik im Krankenhaus muss dazu erweitert werden. Nach Vorgaben des Kalkulationshandbuches des InEK ist kein differenzierter Umgang mit den Gemeinkosten möglich, insbesondere bietet das bestehende System keine Entscheidungsunterstützung. Im Rahmen der geforderten innerbetrieblichen Leistungs-verrechnung werden zwar alle Kosten verursachergerecht auf die direkten Kostenstellen verrechnet. Danach werden sie jedoch als Summe über den entsprechenden Leistungsfaktor des direkten Kostenmoduls (vergleiche Abbildung 5) auf die Behandlungsfälle umgelegt. Für den Bereich der Infrastrukturkosten ist dieser Ansatz besonders problematisch, da eine Vielzahl von unterschiedlichen Facility Management Leistungen in dieser Summe zusammengefasst sind. Handelt es sich dabei um eine Mischung aus fixen und variablen Kosten mit unterschiedlichen Kostentreibern aus dem Primärprozess, können die FM Kosten nicht differenziert und im Bezug auf die Auslastung durch den Primärprozess dargestellt werden.

Ziel dieser Arbeit soll es daher sein, basierend auf der Systematik des Fallpauschalen-Kalkulationssystems ein prozessorientiertes Modell zur erweiterten zukunftsorientierten Betrachtung von Facility Management Kosten im Krankenhaus zu entwickeln, in dem das Verhalten fixer und variabler Kosten in Abhängigkeit von der Primärleistung berücksichtigt werden kann. Das Modell bildet dann einen Lösungsansatz für die Zuordnungsproblematik für FM Kosten im Krankenhaus, mit dem die Prozesse des Facility Managements transparent an die Primärprozesse geknüpft werden, so dass eine verursachergerechte Zuordnung von Leistungen ermöglicht wird.

3 Modellentwicklung

Grundlage des Prozessmodells zur Betrachtung von Facility Management Kosten ist zunächst die Strukturierung und Abgrenzung der Prozesse im Krankenhaus. Schwerpunkt liegt bei der Modellentwicklung darauf, die Facility Management Kosten in Bezug zu Prozessgrößen der Primärprozesse zu stellen.

Da das Modell darauf abzielt „das Verhalten der Kosten bei Beschäftigungsänderungen (Änderungen der Kapazitätsnutzung)" ([Wöhe, 2002] S. 1089) strategisch zu beurteilen, wird dazu die Gliederung in fixe und variable Kostenarten der Prozesse vorgenommen.

3.1 Definition der Prozesse – Prozessstruktur

„In der Sachgüterindustrie bildet die Erzeugnisstruktur, die die strukturierte Zusammensetzung des Produktes aus seinen Komponenten (Endprodukt – Baugruppen – Teile/ Einzelteile) beschreibt, die Grundlage für den Fertigungsprozess. [...] Insgesamt sind in der klassischen Produktionswirtschaft Produktstruktur, Produktionsstruktur sowie der Prozess- und Durchlaufplan an einem Produkt aufgehängt." ([Kristof, 2004] S. 32). Kristof überträgt diese Definition auf den Operationsbetrieb im Krankenhaus. Sie definiert im Weiteren die Prozesse im Krankenhaus dahingehend, dass es sich um Dienstleistungen handelt, die nur durch die durchzuführenden Tätigkeiten strukturiert beschrieben werden können (vergleiche dazu Kapitel 2.2). Kristof schlägt zur Beschreibung eine hierarchische Prozessstruktur vor. Hessel ([Greiling, 2004_2] S. 27) definiert in Anlehnung an Horváth einen Prozess „als eine Folge von wesentlichen Aktivitäten, deren Ergebnis eine Leistung für einen (internen oder externen) Kunden darstellt." Diese Betrachtung geht auf eine bereits von Gaitanides ([Gaitanides, 1994] S. 44) beschriebene kundenorientierte Prozessidentifikation zurück. Im Weiteren schlägt Hessel für das Krankenhaus die Abbildung der Prozesse innerhalb einer Struktur aus Geschäfts-, Haupt- und Teilprozessen wie in Abbildung 7 dargestellt vor. Diese hierarchische Strukturierung wird als Grundlage für die Strukturierung der Prozesse für diese Arbeit übernommen.

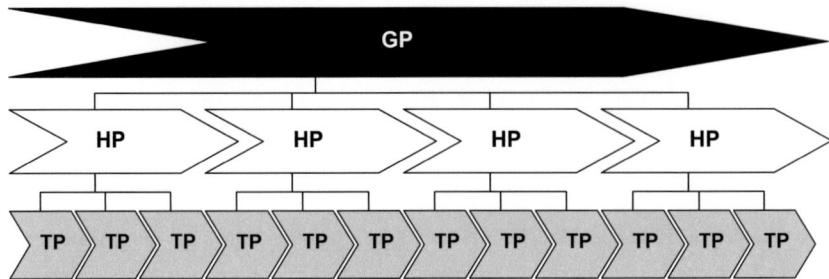

Abbildung 7:   Darstellung einer Prozessstruktur gegliedert nach Geschäfts- (GP), Haupt- (HP) und Teilprozessen (TP)

Quelle: Greiling ([Greiling, 2004_2] S. 30)

3.1.1 Prozessidentifikation – Trennung nach primären und Facility Management Prozessen

Innerhalb einer kundenorientierten Prozessidentifikation ist der Ausgangspunkt zur Definition des Unternehmensprozessmodells die Frage nach dem Unternehmenszweck. Hessel überträgt diesen Ansatz auf das Krankenhaus und unterscheidet dabei Kernprozesse als „solche Prozesse, die direkt den Gesundheitszustand der Patienten beeinflussen (z.b. OP-Durchführung). Unterstützungsprozesse sind (dagegen) maßgeblich für die Bereitstellung der benötigten Ressourcen (z.b. Personal- und Materialbeschaffung) sowie für die Sicherung der Funktionsfähigkeit der Kernprozesse (z.B. Instandhaltung) verantwortlich." ([Greiling, 2004_2] S. 33).

Die Struktur des Prozessmodells dieser Arbeit trennt die Prozesse im Krankenhaus in primäre Prozesse (Kernprozesse) und Facility Management Prozesse (Unterstützungsprozesse). Diese Struktur folgt der Abgrenzung von Infrastrukturleistungen durch das InEK (vergleiche Kapitel 2.3). Tabelle 2 zeigt beispielhaft primäre Geschäftsprozesse, die Hessel ([Greiling, 2004_2] S. 35) für das Modell des klinischen Prozessmanagements definiert. Die gesamtheitliche Untersuchung der Primärprozesse im Krankenhaus würde den Rahmen dieser Arbeit sprengen. Daher wird in der allgemeinen Herleitung des Modells auf die Darstellung der Hauptprozessebene der primären Geschäftsprozesse verzichtet. In der weiteren Ausarbeitung des Modells wird in Kapitel 4.1 der Primärprozess Operation beispielhaft für das Gesamtmodell auch auf Haupt- und Teilprozessebene dargestellt.

Tabelle 2: Beispielhafte primäre Geschäftsprozesse des Modells (nach [Greiling, 2004_2] S. 35)

Primäre Geschäftsprozesse im Krankenhaus	
Nr.	Bezeichnung
1	Aufnahme
2	Diagnostik
3	OP
4	Visite
5	Pflege
6	Konservative Behandlung
7	Konsile
8	Dokumentation
9	Entlassung

Da im Fallpauschalensystem Kosten nur über die Leistungen der 11 direkten Kostenstellen dem Kostenträger zugeordnet werden können, werden in dieser Arbeit die gesamten Infrastrukturleistungen als Bereitstellung der unmittelbar funktionsfähigen Funktionsstellen als 11 Geschäftsprozesse des FM wie in Tabelle 3 dargestellt definiert.

Tabelle 3: Geschäftsprozesse Facility Management des Modells

11 Facility Management Geschäftsprozesse im Krankenhaus	
Nr.	Bezeichnung: Bereitstellung der Funktionsstelle
1	Normalstation
2	Intensivstation
3	Dialyseabteilung
4	OP-Bereich
5	Anästhesie
6	Kreißsaal
7	Kardiologische Diagnostik/Therapie
8	Endoskopische Diagnostik/Therapie
9	Radiologie
10	Laboratorien
11	Übrige diagnostische/therapeutische Bereiche

Die Bereitstellung der jeweiligen Funktionsstelle bedeutet dabei, dass die zugehörigen Flächen sauber, instand gehalten und mit allen für den in diesem Bereich durchzuführenden primären Kernprozess notwendigen Materialien und Services zur Verfügung steht [Lennerts, 2007]. Dies lässt sich als Summe der Durchführung aller funktionsflächenspezifisch notwendigen Hauptprozesse aus dem Facility Management wie in Kapitel 2.3.7 beschrieben ausdrücken. Jeder Geschäftsprozess setzt sich dann entsprechend seiner speziellen Funktion aus maximal 30 Facility Management Hauptprozessen zusammen. Ergebnis der Durchführung eines FM Hauptprozesses ist das FM Hauptprodukt. Tabelle 4 gibt dazu eine Übersicht.

Tabelle 4: Hauptprozesse und Produkte zu den FM Geschäftsprozessen

Prozess-Nummer	Produkt	Prozess-Nummer	Produkt
1	Abfallentsorgung	16	Post
2	Außenanlagen	17	Reinigung
3	Betreiben	18	Rundfunk und Fernsehen
4	Bettenversorgung	19	Schädlingsbekämpfung
5	Büromaterial	20	Sicherheitsdienste
6	DV-Dienste	21	Speisenversorgung
7	Fuhrpark	22	Sterilgutversorgung
8	Technische Serviceleistungen	23	Stromversorgung
9	Hygieneberatung	24	Telefondienste
10	IH Gebäude	25	Transportdienste
11	IH Medizintechnik	26	Umzugsdienste
12	IH Technische Anlagen	27	Wärmeversorgung
13	Kälteversorgung	28	Wäscheversorgung
14	Kaltmiete	29	Wasserversorgung
15	Kopier- und Druckereidienste	30	Verwaltung, Controlling, Sonstiges

Die allgemeine Definition der Produkte 1 bis 29 entspricht der Definition von Facility Management Produkten im Krankenhaus von Abel [Abel, 2008]. Die Bereitstellung der baulichen Struktur und Ausstattung im Sinne der Investitionskosten bzw. deren Abschreibungskosten ist dabei als Produkt 14 „Kaltmiete" mit dargestellt. Diese Kosten werden jedoch in der weiteren Ausarbeitung wegen der Nichtberücksichtigung im Fallpauschalensystem wie bereits erläutert nicht näher untersucht (vergleiche Kapitel 2.2.3 FM Leistungen im Lebenszyklus – Abgrenzung Nutzung und Betrieb).

3.1.2 Interdependenz der primären und der FM Geschäftsprozesse

Funktionsstelle und die direkte Kostenstelle nach Vorgaben des InEK bilden eine räumliche Einheit. Jeder Einheit wird genau ein FM Geschäftsprozess zugeordnet. Auf Ebene der primären Geschäftsprozesse können jeder Einheit in Abhängigkeit vom Behandlungsverlauf des Patienten (Pfad) kein, ein oder mehrere Geschäftsprozesse zugeordnet werden. Abbildung 8 zeigt schematisch diesen Zusammenhang. Die geschwungene Linie beschreibt den Behandlungspfad des Patienten, der entlang der verschiedenen Funktionsstellen durch die Inanspruchnahme der dort durchgeführten Primärgeschäftsprozesse verläuft. Die Kreise zeigen beispielhaft die FM Hauptprozesse, die je nach Funktion der räumlichen Einheiten unterschiedlichen Anteil am jeweilig zugeordneten FM Geschäftsprozess haben. Primäre Geschäftsprozesse und die FM Geschäftsprozesse sind über die Fläche der Funktionsstelle auf räumlicher Ebene miteinander verknüpft. Im Zentrum der Betrachtungsweise steht der Patient als Kostenträger, über den alle Leistungen verrechnet werden.

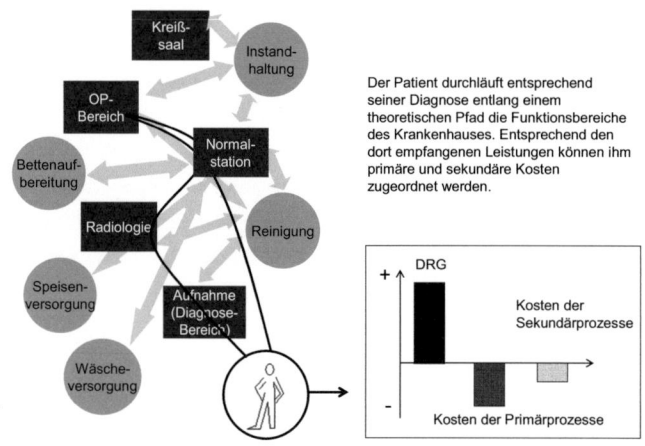

Abbildung 8: Pfad des Patienten durch die Funktionsstellen

Quelle: eigene Darstellung

Mathematisch lassen sich die gesamten Kosten im Krankenhaus in der folgenden Summen-Formel darstellen:

$$KostenGP = \sum_{k=1}^{n} KostenGPP_k + \sum_{j=1}^{q} KostenGPFM_j$$

wobei:

GP   Geschäftprozess

GPP_k primärer Geschäftsprozess k aus der Menge der primären Geschäftsprozesse

               K mit k = {1,2,...,n}; n = 9

$GPFM_j$ FM Geschäftsprozess j aus der Menge der Geschäftsprozesse J mit

               j = {1,...,q}; q = 11

Die primären Geschäftsprozesse, die die Patienten in Anspruch nehmen, gliedern sich ebenfalls in Hauptprozesse. Aus der Analyse der primären Hauptprozesse lassen sich primäre Prozessgrößen Pk ableiten. Jedem primären Geschäftsprozess GPP können mindestens eine Prozessgröße Pk mit der zugehörigen Prozessmenge Pk', zugeordnet werden. Die Summe der Behandlungspfade der Patienten resultiert in einem Primärprozessprofil P des Krankenhauses. P lässt sich mathematisch als Abbildung der Summe der primären Prozesse GPP darstellen.

$$\sum_{k=1}^{n} GPP_k \rightarrow P$$

Kern des Modells ist es, die FM Geschäftsprozesse in Bezug zum Primärprozessprofil P zu stellen und jedem kostenrelevanten Hauptprozess der Infrastruktur eine Prozessgröße P' zuzuordnen. Zunächst werden für das Modell dafür die FM Geschäftsprozesse auf Ebene der Hauptprozesse näher betrachtet.

3.2 FM Hauptprozessebene – Gliederung in fixe und variable Leistungsmengen im Bezug zum Primärprozess

Die FM Hauptprozesse und die daraus resultierenden Kosten lassen sich hinsichtlich ihres Bezuges zum Primärprozess unterscheiden. Wöhe schreibt dazu: „Ehe ein Betrieb die Produktion aufnehmen kann, müssen bestimmte Grundvoraussetzungen (Kauf oder Miete von Betriebsmitteln, Aufbau einer Organisation usw.) erfüllt sein. Output setzt die Herstellung der Betriebsbereitschaft voraus. Die Herstellung der Betriebsbereitschaft verursacht Kosten, die man als fixe Kosten bezeichnet." Bei den variablen Kosten handelt es sich hingegen um „ausbringungsmengenabhängige Kosten", oder auch leistungsmengeninduzierte Kosten. Die Gesamtkosten setzten sich entsprechend aus fixen und variablen Kosten zusammen ([Wöhe, 2002] S. 371). Diese Unterscheidung in fixe und variable Kosten wird auf die FM Hauptprozessebene des Modells übertragen.

Entsprechend den Anforderungen des primären Geschäftsprozess (z.B. Pflege des Patienten) an die betreffende Funktionsstelle (z.B. Normalstation) setzen sich die Hauptprozesse des Geschäftsprozesses 1: „Bereitstellung der Funktionsstelle Normalstation" zusammen. Dies bedeutet im Beispiel, dass die Pflege als Voraussetzung für ihre Tätigkeit den Patienten z.B. ausreichend ernährt und bequem gelagert wissen muss. Der Hauptprozess jeweils zum Produkt Speisenversorgung (21) und Bettenversorgung (4) muss durchgeführt werden. Die Produktmengen dieser beiden Hauptprozesse sind direkt mit der Anwesenheit des Patienten in der Funktionsstelle verbunden. Sie sind primärleistungsinduziert (plmi). Kostentreiber sind im Bereich der Prozessgrößen des Primärprozesses zu suchen.

Darüber hinaus muss die Sicherheit für das Patientenzimmer gewährleistet sein. Dazu wird der Hauptprozess zum Produkt Sicherheitsdienste (20) durchgeführt. Im Gegensatz zum vorangegangenen Beispiel ist dieser Prozess jedoch nicht direkt mit der Anwesenheit des einzelnen Patienten verknüpft. Für die Flächen der Normalstation muss auch bei niedriger oder keiner Patientenbelegung die Sicherheit beispielsweise gegen Diebstahl gewährleistet sein. Die Produktmengen dieses Hauptprozesses sind nicht direkt mit der Anwesenheit des Patienten in der Funktionsstelle verbunden. Er ist primärleistungsneutral. Kostentreiber sind nicht im Bereich der Prozessgrößen des Primärprozesses zu suchen, sondern müssen anderweitig identifiziert werden ([Fandel, 2004] S. 396, [Wöhe, 2002] S. 1160, [Greiling, 2004_2] S. 34).

Ein Patientenzimmer muss darüber hinaus wohltemperiert sein. Dazu muss im Winter der FM Hauptprozess 27, dessen Ergebnis das Produkt Wärmeversorgung ist, durchgeführt werden. Im Gegensatz zu den vorangegangenen Beispielen ist die zugehörige Produktmenge nicht eindeutig an einen Kostentreiber gebunden. Die Belegung eines Patientenzimmers (primärer Kostentreiber „Anzahl Patiententage") verursacht einen primärleistungsinduzierten Bedarf am Produkt Wärmeversorgung. Ein Raum muss jedoch auch bei niedriger oder keiner Patientenbelegung mit einer gewissen Grundtemperatur vorgehalten werden. FM Produktmengen bestimmend ist in diesem Fall unabhängig von der Nutzung der zu beheizende Rauminhalt, die Differenz zur Außentemperatur und gebäudespezifische Eigenheiten. Dieser Hauptprozess ist entsprechend teilweise primärleistungsmengeninduziert und teilweise primärleistungsmengenneutral.

Mathematisch lassen sich die Kosten eines FM Geschäftsprozesses j entsprechend als Summe der Kosten der FM Hauptprozesse i, die sich aus leistungsmengenneutralen und leistungsmengeninduzierten Produktmengenanteilen zusammensetzen, darstellen:

$$KostenGPFM_j = \sum_{i=1}^{30} KostenHPji_{plmi} + KostenHPji_{plmn}$$

wobei

$GPFM_j$	FM Geschäftsprozess j aus der Menge der Geschäftsprozesse J mit j = {1,...,q}; q = 11
$HPji_{plmi}$	Primärleistungsmengeninduzierter Produktmengenanteil i eines Geschäftsprozesses $GPFM_j$
$HPji_{plmn}$	Primärleistungsmengenneutraler Produktmengenanteil i eines Geschäftsprozesses $GPFM_j$

3.2.1 Primärleistungsinduzierte FM Hauptproduktmengen – Prozessgrößen

Für die primärleistungsinduzierten FM Hauptproduktmengen müssen die passenden Prozessgrößen (Cost Driver) P_i aus dem Primärprozessgrößenprofil P definiert werden. Die

Prozessgrößen sollen dabei Aufschluss über die jeweilige Kostenverursachung geben ([Wöhe, 2002] S. 1160). Im Folgenden werden dazu zwei Beispiele gegeben: Das Produkt Speisenversorgung ist Ergebnis eines primärleistungsmengeninduzierten FM Hauptprozesses und Bestandteil des FM Geschäftsprozesses 1: „Bereitstellung der Funktionsstelle Normalstation". Im Rahmen der innerbetrieblichen Leistungsverrechnung im Krankenhaus schlägt das InEK für das Produkt Speisenversorgung (FM Hauptprozess 21) als Bezugsgröße zur Verrechnung der Kosten auf die direkten Kostenstellen die Anzahl Essen bzw. die Beköstigungstage vor ([DKG, 2007] Anlage 9). Diese Größe ist in den meisten Fällen linear abhängig von der primären Prozessgröße „Anzahl Pflegetage je Patient". Über die Größe „Anzahl Pflegetage" wird das FM Produkt Speisenversorgung mit dem Primärprozess verknüpft.

Das Produkt Bettenversorgung ist ebenfalls Ergebnis eines primärleistungsmengen-induzierten FM Hauptprozesses und Bestandteil des FM Geschäftsprozesses 1: „Bereitstellung der Funktionsstelle Normalstation". Im Rahmen der innerbetrieblichen Leistungsverrechnung im Krankenhaus schlägt das InEK für das Produkt Bettenversorgung (FM Hauptprozess 4) als Bezugsgröße zur Verrechnung der Kosten auf die direkten Kostenstellen die Anzahl aufbereitete Betten bzw. die Fallzahl vor ([DKG, 2007] Anlage 8). Prozessauslöser für die Bettenaufbereitung als Hauptprozess der Bettenversorgung ist im Normalfall die Entlassung des Patienten. Der Prozess „Entlassung" ist als primärer Geschäftsprozess definiert (vergleiche Kapitel 3.1.1). Er erfolgt einmalig je Fall. Über die Größe „Fallzahl" kann das FM Produkt Bettenaufbereitung mit dem Primärprozess verknüpft werden. Die Wahl dieser Bezugsgröße grenzt sich dabei vom Kalkulationsmodell des InEK ab, in dem die Kosten der Bettenaufbereitung als Bestandteil der medizinischen Infrastruktur für die Normalstation pauschal über die Pflegetage auf den Patienten verrechnet werden (vergleiche Kapitel 2.3.6, Abbildung 5).

Allgemein bedeutet dies, dass jeder primärleistungsmengeninduzierten FM Hauptprodukt-menge HP_i $_{plmi}$ eine primäre Prozessgröße P_i aus der Summe der primären Geschäfts-prozesse mit dem Primärprozessprofil P zugeordnet werden kann. Der Kostenanteil der primärleistungsmengeninduzierten FM Hauptprodukte als Teil der Gesamtkosten eines FM Geschäftsprozesses lassen sich dann als Summe in Abhängigkeit der jeweiligen primären Prozessgrößen P_i darstellen:

$$\sum_{i=1}^{30} KostenHPji_{plmi} = \sum_{i=1}^{30} KostenHPji(P_i)$$

wobei

$HPji_{plmi}$ Primärleistungsmengeninduzierter FM Hauptproduktanteil i eines FM

                 Geschäftsprozesses j

P_i Primäre Prozessgröße als Kostentreiber des FM Hauptprozesses i

3.2.2 Primärleistungsneutrale FM Hauptprozesse – Prozessgrößen

„Für leistungsmengenneutrale Prozesse existieren keine Prozessgrößen, da diese Art der Tätigkeit leistungsvolumenunabhängig anfällt." ([Wöhe, 2002] S. 1161). Die vorangegangenen Beispiele haben gezeigt, dass die Bereitstellung einer Funktionsstelle im Krankenhaus FM Produktmengen oder Produktmengenanteile erfordern kann, die unabhängig von der unmittelbaren Nutzung der zugehörigen Funktionsflächen durch primäre Prozesse sind. Es wird angenommen, dass Kostentreiber anderweitig identifiziert werden können.

Allgemein bedeutet dies, dass jeder primärleistungsneutralen FM Hauptproduktmenge $HP_{i\,fix}$ eine Prozessgröße P^*_i zugeordnet werden kann. Die Kosten der primärleistungsneutralen FM Hauptproduktmengenanteile als Teil der Gesamtkosten eines FM Geschäftsprozesses lassen sich dann als Summe in Abhängigkeit der jeweiligen außerhalb der Primärprozesse identifizierten Prozessgrößen P^*i darstellen:

$$\sum_{i=n}^{30} KostenHPji_{lmn} = \sum_{i=n}^{30} KostenHPji(P^*_i)$$

wobei

$HPji_{plmn}$ Primärleistungsmengenneutraler FM Hauptprozess i eines

                Geschäftsprozesses j

P^*_i Primärleistungsmengenunabhängige Prozessgröße als Kostentreiber des FM

                Hauptprozesses i

3.3 Modellbildung

Zur Abschätzung der Kosten der Facility Management Geschäftsprozesse im Krankenhaus wird basierend auf den vorangegangenen Definitionen in diesem Kapitel ein mathematisches Gesamtmodell erstellt.

Die Summe der Kosten der FM Geschäftsprozesse im Krankenhaus lassen sich mit der folgenden Formel in Abhängigkeit des primären Prozessgrößenprofils P_i und des primärleistungsmengenunabhängigen Prozessgrößenprofils P^*_i darstellen:

$$\sum_{j=1}^{q} KostenGPFMj = \sum_{j=1}^{q} \left(\sum_{i=1}^{30} KostenHPji_{plmi}\left(P_i \right) + \sum_{i=1}^{30} KostenHPji_{plmn}\left(P *_i \right) \right)$$

wobei

$KostenGPFMj$	Kosten eines FM Geschäftsprozesses j aus der Menge J mit j = {1,…,q}; q = 11
$HPji_{plmi}$	Primärleistungsmengeninduzierte FM Hauptproduktmenge eines FM Hauptprozesses i
P_i	Primärleistungsmengeninduzierte Prozessgröße als Kostentreiber des FM Hauptprozesses i
$HPji_{plmn}$	Primärleistungsmengenneutrale FM Hauptproduktmenge eines FM Hauptprozesses i
$P *_i$	Primärleistungsmengenneutrale Prozessgröße als Kostentreiber des FM Hauptprozesses i

Die Kosten eines FM Geschäftsprozesses j setzten sich dabei aus der Summe der Kosten der primärleistungsmengeninduzierten FM Hauptproduktmengen und der Summe der Kosten der primärleistungsmengenneutralen FM Hauptproduktmengen zusammen. Der erste Summand der Klammer steht in Abhängigkeit zu einem Primärprozessprofil P, der zweite Summand steht in Abhängigkeit zu einem außerhalb der Primärprozessmengen bestimmten Prozessgrößenprofil.

3.3.1 Modell – Bezug auf den Patienten

Die gesamten Kosten der FM Geschäftsprozesse im Krankenhaus sollen im Weiteren auf den einzelnen Patienten verrechnet werden. Dazu werden die primärleistungsmengeninduzierten Prozesskostenanteile und die primärleistungsmengenneutralen Prozesskostenanteile einzeln betrachtet.

3.3.1.1 Bezug der primärleistungsmengeninduzierten Prozesskostenanteile

Jeder primärleistungsmengeninduzierten FM Hauptproduktmenge ist mindestens eine primäre Prozessgröße P_i zugeordnet. Eine geeignete Prozessgröße P_i wurde aus dem Primärprozessprofil P des Krankenhauses abgeleitet. Das Primärprozessprofil P resultiert aus der Summe der Behandlungspfade der Patienten eines Krankenhauses (vergleiche Kapitel 3.1.2). Die Menge der Patienten wird durch X mit x = {x_1,…, x_m} bezeichnet. $P_i(X)$ bezeichnet die Summe der individuellen Prozessmengen $P_i(x)$ je Patient x aus der Menge der Patienten X. Dieser Zusammenhang lässt sich in der folgenden Formel darstellen:

$$P_i(X) = \sum_{x=1}^{m} P_i(x)$$

Die Prozessmenge beispielsweise der primären Prozessgröße P „Operationsdauer" wird in Minuten gemessen. Ein bestimmter Betrag in Minuten würde dann der individuellen Prozessmenge $P_i(x_0)$ eines Patienten x_0 entsprechen. Die Summe der individuellen Operationsdauern aller Patienten entspricht der Prozessmenge $P_i(X)$.

Der Prozessmenge $P_i(X)$ werden die Kosten der primärleistungsmengeninduzierten Produktmenge eines FM Hauptprozesses gegenübergestellt. Daraus lässt sich ein FM Kostenkennwert in Abhängigkeit der individuellen Prozessmenge eines Patienten errechnen:

$$KostenkennwertHPji_{plmi}(P_i(x)) = \frac{KostenHPji}{P_i(X)} \cdot P_i(x)$$

3.3.1.2 Bezug der primärleistungsmengenneutralen Prozesskostenanteile

„Da es sich bei der Prozesskostenrechnung um eine Vollkostenrechnung handelt, sind auch die leistungsmengenneutralen Kosten auf die Kostenträger zu verrechnen. Dies geschieht durch eine proportionale Umlage der leistungsmengenneutralen auf die leistungsmengeninduzierten Kosten" ([Wöhe, 2002] S. 1161). Für die Umlage der primärleistungsmengenneutralen Prozesskostenanteile muss das Kostengewicht jeder einzelnen primärleistungsmengeninduzierten FM Produktmenge im Verhältnis zur Summe der primärleistungsmengeninduzierten Kosten dargestellt werden.

$$KostengewichtHPji_{0plmi} = \frac{KostenHPji_{0plmi}}{\sum_{i=1}^{30} KostenHPji_{plmi}}$$

Angenommen der Kostenanteil der primärleistungsmengeninduzierten FM Produktmengen des Geschäftsprozesses 1: „Bereitstellung der Funktionsstelle Normalstation" betrage 80%. Von diesem Kostenanteil würden weiterhin 50% auf das FM Produkt Speisenversorgung entfallen. Bei einer proportionalen Umlage des primärleistungsmengenneutralen verbleibenden Kostenanteils von 20% würde dann die Hälfte dieser Fixkosten den Kosten des Produkts Speisenversorgung zugeordnet und über die entsprechende Primärprozessgröße „Patiententag" auf den Patienten umgelegt.

Jeder primärleistungsmengeninduzierte Kostenkennwert erhält also entsprechend seinem relativen Kostengewicht einen Fixkostenzuschlag, der in der folgenden mathematischen Formel grau gekennzeichnet ist:

$$KostenkennwertHPji(P_i(x)) = \left(\frac{KostenHPji}{P_i(X)} + \frac{KostenHPji_{plmi}}{\sum_{i=1}^{30} KostenHPji_{plmi}} \cdot \sum_{i=1}^{30} KostenHPji_{plmn} \right) \cdot P_i(x)$$

Die Summe der Kosten der FM Geschäftsprozesse lassen sich dann in Abhängigkeit der Primärprozessmengen $P_i(x)$ auf den Patienten verrechnen:

$$\sum_{j=1}^{q} KostenGPFMj(P_i(x)) = \sum_{j=1}^{q} \left(\sum_{i=1}^{30} KostenkennwertHPji(P_i(x)) \right)$$

wobei

GPFMj   Geschäftsprozess FM$_j$ aus der Menge der FM Geschäftsprozesse J mit

$j = \{1,2,\ldots,q\}$; $q = 11$

$P_i(x)$ Primäre Prozessmengen Pi eines Patienten x

KostenkennwertHPji Kostenkennwert eines primärleistungsmengeninduzierten FM Hauptprozesses i einschließlich Fixkostenanteil

Durch diese Formel können Schwankungen der Auslastung durch den Primärprozess und ihre Auswirkungen auf die FM Kosten sowohl hinsichtlich der variablen als auch der fixen Kostenanteile je Patient ausgedrückt werden.

3.3.2 Umsetzung des Modells

Um das Modell zur Abschätzung der Facility Management Kosten für das gesamte Krankenhaus nutzen zu können, müssten die Prozessgrößen für 30 Hauptprozesse für jeden der elf FM Geschäftsprozesse basierend auf der Analyse der relevanten Primärprozesse bestimmt werden. Dies würde den Rahmen dieser Arbeit sprengen. Beispielhaft wird daher für die weitere Ausarbeitung des Modells ein FM Geschäftsprozess ausgewählt und einschließlich des relevanten primären Geschäftsprozesses untersucht.

3.4 Auswahl des FM Geschäftsprozesses Bereitstellung der Funktionsstelle OP-Bereich

Die Auswahl des FM Geschäftsprozesses für die Ausarbeitung des Modells richtet sich nach den folgenden Kriterien: Zum einen soll der Prozess einen vergleichsweise hohen Kostenanteil an den gesamten FM Kosten eines Behandlungsfalles haben. Zum anderen wird Wert darauf gelegt, dass der Standardisierungsgrad des oder der in Abhängigkeit stehenden primären Geschäftsprozesse möglichst hoch ist. Insgesamt soll der Geschäftsprozess für die strategische Planung im Krankenhaus relevant sein. Im Folgenden wird die Eignung des Primärprozesses Operation und des FM Prozesses Bereitstellung der Funktionsstelle OP-Bereich hinsichtlich dieser Punkte dargestellt.

Die Operation (OP) eines Patienten wird von Buddendick, Hessel und Thomas ([Greiling, 2004_3] S. 159) hinsichtlich des Ressourcenverbrauchs im Krankenhaus an erster Stelle genannt und ist Kern ihrer weiteren Untersuchungen. Auch Greiling ([Vetter, 2005] S. 125) ermittelt bei der beispielhaften Prozesskostenuntersuchung für einen DRG Behandlungsfall den Hauptprozess OP als größten Kostenblock. Die Untersuchungen von Sänger [Sänger, 2007] bestätigen die besondere Stellung des OP-Bereichs: „Mit einer Kostenbelastung von fast 1.500 € pro Stunde stellt die zentrale OP-Einheit einen wesentlichen Kostenfaktor für jedes Krankenhaus dar. Neben den intensivmedizinischen Einheiten gehört sie zu den teuersten Bereichen." Die Analyse der durch das InEK zur Verfügung gestellten empirischen Durchschnittsdaten der Kalkulationskrankenhäuser [InEK, 2003/05] zu den operativen Fallpauschalen (Partition O) für die Kostenstellegruppe OP-Bereich ergibt einen Facility Management Kostenanteil von durchschnittlich rund 20% der Gesamtkosten und ist in Abbildung 9 dargestellt.

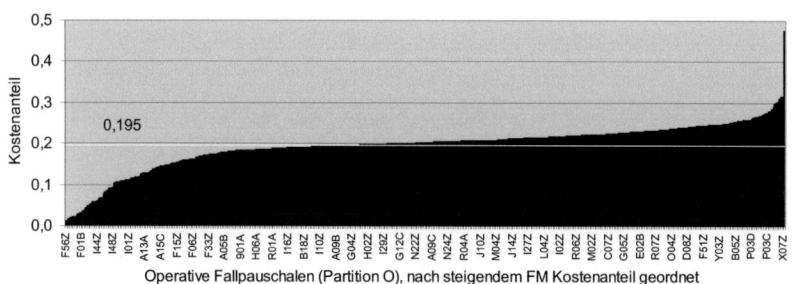

Abbildung 9:   Facility Management Kostenanteil der Kostenstellengruppe OP-Bereich je DRG

Quelle: eigene Darstellung basierend auf InEK Kalkulationsdaten zum Fallpauschalenkatalog 2005 [InEK, 2003/05]

Der Fallpauschalenkatalog 2005 enthielt 452 operative Fallpauschalen. Diese sind entlang der Abszisse nach steigenden FM Kostenanteil geordnet dargestellt. Aus Darstellungsgründen wurde nur jede zehnte Fallpauschale beschriftet. Auf der Ordinate ist der FM Kostenanteil je DRG im Verhältnis zu den Gesamtkosten abgetragen. Der Mittelwert des FM Kostenanteils liegt bei 19,5% und ist als weiße Horizontale im Diagramm mit eingezeichnet. Diese Auswertung bestätigt die bestehende Kostenrelevanz des FM Geschäftsprozesses „Bereitstellung der Funktionsstelle OP-Bereich" auf empirischer Basis.

Neben der aktuellen Kostenrelevanz spielt der Operationsbereich jedoch auch hinsichtlich der zukünftigen Entwicklungen im Gesundheitswesen als Kernkompetenz von Krankenhäusern eine wichtige Rolle. Kristof ([Kristof, 2004] S. 18) schreibt dazu: „Struktur- und Funktionsanalysen in Krankenhäusern zeigen, dass der Leistungsfähigkeit und Effizienz des Operationsbereichs (OP-Bereich) zentrale Bedeutung zukommt". Die Entwicklungen in der Medizintechnik verbunden mit hohen Investitionskosten, die Verkürzung der Verweildauer der Patienten, die Konzentration der OP-Kapazitäten, aber auch die alternde Gesellschaft, die in einem erhöhten OP-Aufkommen resultiert, stellen an den OP-Bereich gesteigerte Anforderungen ([Busse, 2005] S. 16). Auch Vetter ([Vetter, 2005] S. 25) sagt eine Erhöhung des Anteils operativer Patienten in den Kliniken voraus. Bauer ([Bauer, 2006] S. 2773) prognostiziert „bis zum Jahr 2020 eine Nachfragesteigerung von 14 bis 27 Prozent des Arbeitsvolumens aller chirurgischen Bereiche" im Krankenhaus. Einer Prognose des Statistischen Landesamts Baden-Württemberg ([BaWü, 2005] S. 29) zu Folge werden die Fallzahlen für die Fachabteilung der Chirurgie in Baden-Württemberg demografisch bedingt von 2002 auf 2030 um 25,3% steigen. Dabei hat diese Fachabteilung an zweiter Stelle nach der Inneren Medizin einen Anteil von 23,5% an der Gesamtfallzahl in 2002. Da es sich bei diesen Behandlungsfällen um operative Fälle handelt, ist eine wachsende Bedeutung des OP-Bereichs zu erwarten.

Auch im Rahmen des klinischen Risikomanagements spielen der OP-Bereich und der Geschäftsprozess Operation eine besondere Rolle und sind Thema wissenschaftlicher Untersuchungen ([Eiff, 2006] S. 195). Dabei wird die Standardisierung der OP-Primär-Leistungsprozesse im Sinne des OP-Managements, der Prozesskostenrechnung und im Rahmen von Behandlungspfaden angestrebt ([Busse, 2005] S. 144f, [Greiling, 2004_3], [Strobel, 2004] S. 265, [Bethge, 2004] S. 110f). Strobel ([Strobel, 2004] S. 240) schreibt dazu: „Vor allem chirurgische Prozeduren werden aufgrund ihres hohen Standardisierungsgrades als geeignet für die Implementierung von Clinical Pathways genannt." Eine Definition des primären Standardgeschäftsprozesses Operation kann daher weitgehend allgemeingültig für das Modell dieser Arbeit abgeleitet werden. Dies bildet eine sehr gute Voraussetzung für die Untersuchung des in Abhängigkeit stehenden FM Geschäftsprozesses „Bereitstellung der Funktionsstelle OP-Bereich".

Der Operationsbereich ist jedoch nicht nur im Rahmen stationärer Leistungen und Fälle von hoher Bedeutung im Krankenhaus. Laut einer Studie des Deutschen Krankenhaus Institutes e.V. ([DKI, 2006] S. 66) haben sich die Erlöse der Krankenhäuser aus ambulanten Operationen von 2005 auf das Jahr 2006 beinahe verdoppelt. Entsprechend kann von einer Leistungs- und Kostensteigerung ausgegangen werden. Dies entspricht dem von von Reibnitz ([Reibnitz, 2004] S. 288) prognostizierten zukünftigen Trend zum ambulanten Operieren als Kompensation für Krankenhäuser für stationäre Fälle. Verschiebungen bzw. eine Steigerung hinsichtlich der OP-Bereichsauslastung im Krankenhaus sind auch durch flexible Modelle zu erwarten, in denen OP-Saal Kapazitäten an externe Ärzte vergeben werden. Kostentransparenz ist dabei besonders wichtig. „Seriöse Schätzungen gehen von einer Nachfragesteigerung an operativen Eingriffen in einer Größenordnung zwischen 14 und 27% in den nächsten 15 Jahren aus." [Sänger, 2007].

Es kann zusammengefasst werden, dass der OP-Bereich im Krankenhaus eine besondere Bedeutung einnimmt. Daher wird der Geschäftsprozess 4: „Bereitstellung der Funktionsstelle OP-Bereich" beispielhaft als Teilmodell des Gesamtmodells zur verursachergerechten Verrechnung und Abschätzung von FM Kosten in Abhängigkeit zum Primärprozess im Krankenhaus entwickelt.

4 Ausarbeitung des Modells für die Funktionsstelle OP-Bereich

Dieses Kapitel ist in drei Teile aufgeteilt. Im ersten Teil wird der primäre Geschäftsprozess Operation dargestellt und bis zur Ebene der Teilprozesse definiert. Im Weiteren wird die Funktionsstelle OP-Bereich räumlich abgegrenzt und die Personalstruktur im OP beschrieben. In der Folge wird der Geschäftsprozess Operation raumbezogen in Teilprozessschritten dargestellt. Das Primärprozessmodell Operation wird abschließend als Abfolge von Zeitmarken diskutiert und eine geeignete Prozessgröße als Bezugsgröße für zeitbezogene Facility Management Prozesse definiert.

Im zweiten Teil des Kapitels wird der FM Geschäftsprozess 4: „Bereitstellung der Funktionsstelle OP-Bereich" dargestellt und die kostenrelevanten Hauptprozesse a priori abgegrenzt.

Im dritten Teil werden die relevanten FM Hauptprozesse bis auf Teilprozessebene detailliert erarbeitet und individuell geeignete Verknüpfungen zum Primärprozess abgeleitet.

4.1 Primärprozessmodell Operation

„Unter einer Operation versteht man einen selbständigen ärztlichen, therapeutischen oder diagnostischen Eingriff an einem Patienten im OP-Saal oder unter OP-Bedingungen." ([Keun, 2006] S. 200). Neufert ([Neufert, 2002] S. 572) beschreibt die Rolle der OP-Abteilung im Krankenhaus wie folgt: „Im OP-Bereich werden die vorher diagnostizierten Schäden und Krankheiten der Patienten behandelt, soweit diese nicht durch andere medikamentöse Mittel beseitigt werden können." Voraussetzung für eine Operation ist also das Vorhandensein eines OP-Saals bzw. eines vergleichbaren räumlichen Umfelds. Abbildung 10 zeigt beispielhaft einen OP-Saal, in dem ein Patient operiert wird. Außerdem ist der Prozess auf der Ebene Zeit, innerhalb der ein Patient behandelt wird, und auf der Ebene des medizinischen und pflegerischen Personals, das zur Verfügung stehen muss, definierbar.

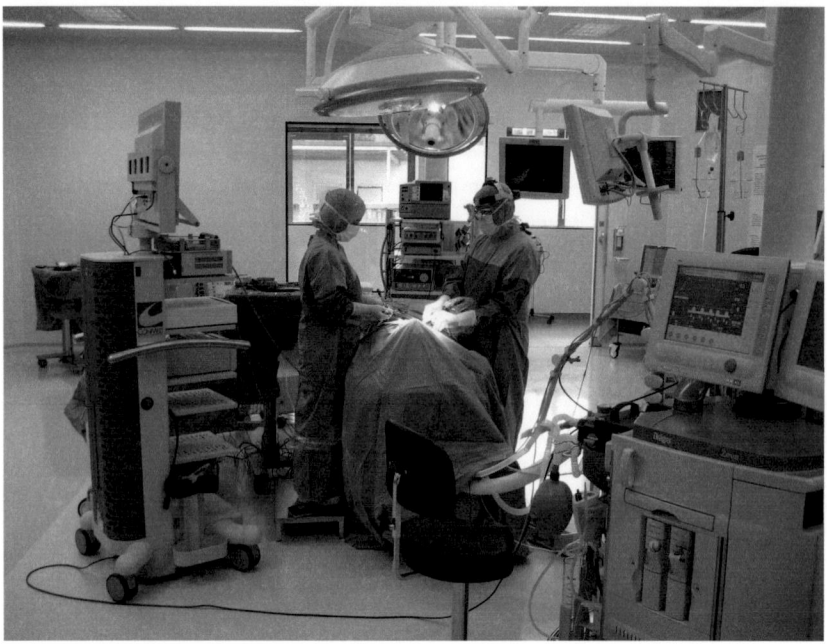

Abbildung 10: OP-Saal

Quelle: Experimental-OP Tübingen

Der Inhalt einer Operation ist im Rahmen des hierarchisch gegliederten amtlichen Operationen- und Prozedurenschlüssel OPS [DIMDI, 2007], früher OPS-301 [DIMDI, 2003], der jährlich aktualisiert wird, definiert. „Der OPS-301 wurde in Deutschland erstmals 1995 verpflichtend und beruht auf der niederländischen Version des International Classification of Procedures in Medicine (ICPM)." ([Kristof, 2004] S. 79). „Alle signifikanten Prozeduren, die vom Zeitpunkt der Aufnahme bis zum Zeitpunkt der Entlassung [eines Patienten] vorgenommen wurden und im OPS abbildbar sind, sind zu kodieren. Dieses schließt diagnostische, therapeutische und pflegerische Prozeduren ein. Die Definition einer signifikanten Prozedur ist, dass sie entweder chirurgischer Natur ist, ein Eingriffsrisiko birgt, ein Anästhesierisiko birgt, [oder] Spezialeinrichtungen oder Geräte oder spezielle Ausbildung erfordert." „Normalerweise ist eine Prozedur vollständig mit all ihren Komponenten, wie z.B. Vorbereitung, Lagerung, Anästhesie, Zugang, Naht, usw., in einem Kode abgebildet." ([DKR, 2006] S. 33). Alle operativen Eingriffe sind entsprechend dem Prozedurenkatalog gemäß Kapitel 5 des OPS [DIMDI, 2007] zu kodieren. Abbildung 11 gibt einen Überblick über den Aufbau des OPS in der Version 2008.

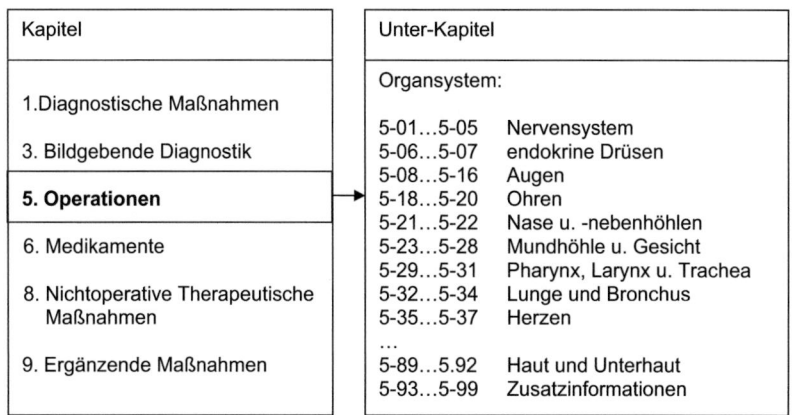

Kapitel	Unter-Kapitel
1.Diagnostische Maßnahmen	Organsystem:
3. Bildgebende Diagnostik	5-01...5-05 Nervensystem
	5-06...5-07 endokrine Drüsen
	5-08...5-16 Augen
5. Operationen	5-18...5-20 Ohren
	5-21...5-22 Nase u. -nebenhöhlen
6. Medikamente	5-23...5-28 Mundhöhle u. Gesicht
	5-29...5-31 Pharynx, Larynx u. Trachea
8. Nichtoperative Therapeutische	5-32...5-34 Lunge und Bronchus
Maßnahmen	5-35...5-37 Herzen
	...
9. Ergänzende Maßnahmen	5-89...5.92 Haut und Unterhaut
	5-93...5-99 Zusatzinformationen

Abbildung 11: Aufbau Amtlicher Prozeduren- und Operationenschlüssel (OPS)

Quelle: eigene Darstellung nach OPS [DIMDI, 2007]

Der OPS Version 2008 umfasst 9 Kapitel, von denen jedoch nur 6 inhaltlich belegt sind. In Kapitel 5 sind alle operativen Prozeduren nach Organsystem zu 21 Unterkapiteln geordnet innerhalb einer weitgehend fünfstelligen Kodierung abgelegt.

Im Folgenden wird der Geschäftsprozess Operation hierarchisch strukturiert und innerhalb der Ebenen Raum, Zeit und Personal dargestellt. Dabei spielt die Abgrenzung der Anästhesie als Teil des Geschäftsprozesses Operation und die Abgrenzung der entsprechenden Funktionsstelle und ihrer Bereitstellungsprozesse eine wichtige Rolle.

4.1.1 Struktur des Geschäftsprozesses Operation – Hauptprozessebene und Prozessphasen

Da eine einheitliche Definition der Prozessstruktur für eine Operation in Deutschland nicht gegeben ist, wird der Prozess in dieser Arbeit in Anlehnung an Kristof wie in Abbildung 12 strukturiert ([Kristof, 2004] S. 32, S. 87ff).

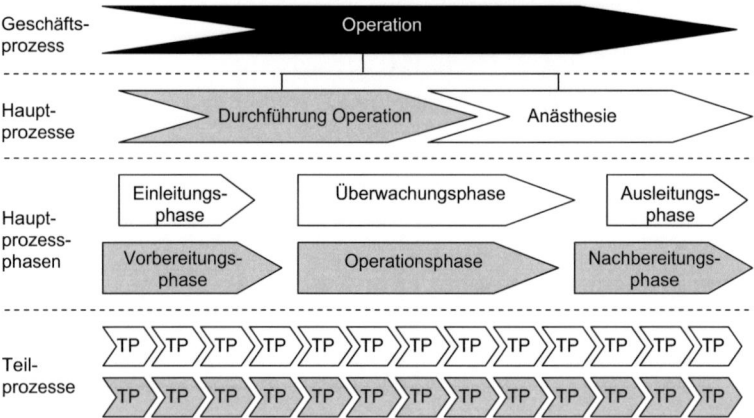

Abbildung 12: Struktur Geschäftsprozess Operation

Quelle: eigene Darstellung in Anlehnung an Kristof ([Kristof, 2004] S. 87ff))

Der Geschäftsprozesses Operation setzt sich danach aus zwei Hauptprozessen zusammen. Dies sind die Durchführung der Operation (Eingriff) und die Anästhesie. Dabei steht Art und Ausführung des Hauptprozesses Anästhesie in direkter Abhängigkeit zur durchzuführenden Operation. „Anästhesie ist die „Empfindungslosigkeit" der PatientInnen, die durch eine Narkose erreicht wird. Eine Narkose ist die Voraussetzung für die meisten OPs und umfasst eine reversible Hypnose (Bewusstlosigkeit), Muskelrelaxation, Reflexdämpfung und Analgesie." ([Luce, 2006] S. 142). Sie wird durch den Anästhesisten teilprozessverantwortlich meist mit Unterstützung einer Anästhesiepflegekraft durchgeführt.

Die Leistungen des Hauptprozesses Anästhesie sind im Fallpauschalensystem einer eigenen direkten Kostenstelle, der Kostenstelle Anästhesie zugewiesen. Der Kostenstelle Anästhesie ist entsprechend eine vom OP-Bereich abzugrenzende Funktionsstelle zugeordnet und somit auch ein eigener FM Geschäftsprozess, die Bereitstellung der Funktionsstelle Anästhesie. Auf der Ebene der Hauptprozessphasen und der Ebene der Teilprozesse sind die Durchführung der Operation und die Anästhesie daher trotz ihrer engen Verknüpfung zu trennen.

Beide Hauptprozesse sind in Phasen unterteilbar, die in Beziehung stehen. „Die Phasen des Hauptprozesses Anästhesie sind die Einleitungsphase, in der die Anästhesie vorbereitet sowie durchgeführt wird, die Überwachungsphase, im Rahmen derer eine intraoperative Überwachung und Aufrechterhaltung der Vitalfunktionen des Patienten erfolgt, sowie die Ausleitungsphase nach abgeschlossener Operation." ([Kristof, 2004] S. 86). Die Durchführung der Operation bewegt sich mit ihren Phasen innerhalb des durch die

Anästhesiephasen aufgespannten Zeitfensters. Sie setzt sich aus der Vorbereitungsphase, der Operationsphase sowie der Nachbereitungsphase zusammen. Die Prozessstruktur kann innerhalb der Hauptprozessphasen auf Teilprozessebene weiter detailliert werden und ist in Tabelle 5 in tabellarischer Form dargestellt.

Tabelle 5: Teilprozesse der Hauptprozesse Anästhesie und Operation (in Anlehnung an [Kristof, 2004] S. 90) und ([Bethge, 2004] S. 112)

Hauptprozessphasen		Nr.	Bezeichnung Teilprozesse
Einleitung (E)		E1	Patientenunabhängige Vorbereitung der Narkose
		E2	Einschleusen Patient
		E3	Transport des Patienten zum Narkoseeinleitungsort
		E4	Patientenbezogene Vorbereitung der Narkose
		E5	Narkoseeinleitung
		E6	Transport des Patienten in den OP-Saal
	Vorbereitung (V)	V1	Patientenunabhängige Vorbereitung der OP
		V2	Patientenunabhängige Vorbereitung der Chirurgen
Überwa-chung (Ü)	Operation (O)	O1	Patientenbezogene Vorbereitung der OP
		O2	OP-Durchführung
		O3	Patientenbezogene Nachbereitung der OP
Ausleitung (A)		A1	Patientenbezogene Vorbereitung der Narkoseausleitung
		A2	Transport des Patienten in den Ausleitraum
		A3	Narkoseausleitung
		A4	Transport des Patienten zur Schleuse
		A5	Ausschleusung des Patienten
	Nachbereitung (N)	N1	Patientenunabhängige Nachbereitung der OP
		N2	Patientenunabhängige Nachbereitung der Chirurgen
		N3	Reinigung des OP-Saals

Die patientenunabhängigen Teilprozessschritte sind in der Darstellung grau hinterlegt.

Die Dokumentation der einzelnen Prozessphasen erfolgt im Rahmen der OP-Planung und des Controlling ([Fischer, 1999]). Der Ablauf beginnt in der Einleitungsphase mit der patientenunabhängigen Vorbereitung der Narkose (E1). Die Einschleusung des Patienten (E2) verläuft dazu parallel, vorher oder im Anschluss. Die Einschleusung bezeichnet den Prozess, bei dem der Patient aus seinem Krankenhausbett auf die sterile OP-Platte, auf der er operiert werden soll, umgelagert wird. Die Analyse der Prozessdaten der empirischen Untersuchung dieser Arbeit ergeben, dass die Einschleusung in allen Häusern der früheste Zeitpunkt der patientenbezogenen Prozesszeitenerfassung ist (vergleiche dazu [Bethge, 2004] S. 112, [Busse, 2005] S. 157). Nach der Einschleusung und dem Ende einer eventuellen Wartezeit des Patienten folgt der Teilprozess E3, der Transport des Patienten zum Narkoseeinleitungsort. Dies ist je nach Raumkonzept des OP-Bereichs ein zentraler oder dezentraler Einleitraum bzw. eine offene Einleitzone, oder der OP-Saal selbst ([Kristof, 2004] S. 89, [Chai, 2000] S. 2-49f, [Clausdorff, 2004] S. 182f). Je nach Raumkonzept wirkt sich dies auf die Notwendigkeit der Durchführung des Teilprozesses E6 aus. Wird direkt im OP-Saal eingeleitet, erübrigt sich dieser. Es folgt der Teilprozess E4, die patientenbezogene Vorbereitung der Narkose, sowie E5, die Narkoseeinleitung. Abbildung 13 zeigt beispielhaft eine Einleitzone mit mobiler OP-Platte, auf der der Patient narkotisiert und danach in den OP-Saal transportiert werden kann.

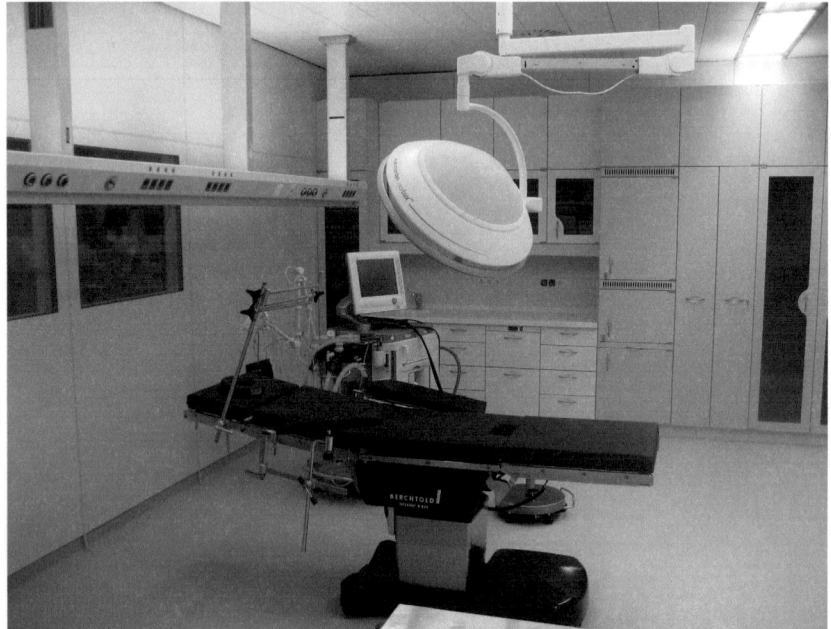

Abbildung 13: Einleitzone

Quelle: Experimental-OP Tübingen

Ist der Patient eingeleitet und im OP-Saal, gibt der Anästhesist den Patienten zur Operation frei. Dieser Zeitpunkt bezeichnet gleichzeitig das Ende der Einleitungsphase und den Beginn der Operationsphase, bei dem die Verantwortung für den Patienten auf den Operateur übergeht. Bei einem optimierten Ablauf sind die Teilprozesse der Vorbereitung V in Abhängigkeit von den räumlichen Gegebenheiten zu diesem Zeitpunkt bereits abgeschlossen, und die patientenbezogene Vorbereitung der OP (O1) schließt direkt an. Darauf folgt die Durchführung der Operation (O2), die eigentliche operative Maßnahme. Es folgt der Teilprozess O3, die patientenbezogene Nachbereitung der OP, die beispielsweise das Anlegen von Verbänden und die Rückführung der OP bedingten Lagerung in eine liegende Position enthält. Die Verantwortung für den Patienten wird danach zurück an den Anästhesisten übergeben. Je nach Raumkonzept erfolgen nun in der Ausleitungsphase die Teilprozessschritte A1 und A2. Wird im OP-Saal selbst ausgeleitet, entfällt der Teilprozess A2. Es folgt der Teilprozess A3, die Narkoseausleitung. Nach dem Transport des Patienten zur Schleuse (A4) erfolgt die Ausschleusung (A5). Die Ausschleusung bezeichnet den Prozess, in dem der Patient von der OP-Platte zurück in ein Krankenhausbett umgelagert wird. Mit Abschluss des Teilprozesses A5 ist die Ausleitungsphase und damit der patientenbezogene Teil des Geschäftsprozesses Operation abgeschlossen. Analog zur Vorbereitung verlaufen die Teilprozesse der Nachbereitung, N1, N2 und N3, die patientenunabhängige Nachbereitung der OP und der Chirurgen im Anschluss an das Ende der Operationsphase – im Idealfall parallel zur Ausleitung. Die Nachbereitung beinhaltet zum Beispiel die Dokumentation der Operation sowie der eingesetzten Materialien, die Versorgung der Instrumente, sowie das Ablegen der OP-Mäntel und Handschuhe. Kristof definiert innerhalb der Phase Nachbereitung den Teilprozess N3 „Reinigung des OP-Saals". Dieser Teilprozess ist in dieser Arbeit als FM Hauptprozesses vom Primärprozess abzugrenzen und wird in Kapitel 4.3.6 näher erläutert. Die Reinigung des OP-Saals erfolgt erst dann, wenn der Patient den Raum verlassen hat ([Luce, 2006] S. 11). Wird der Patient im OP-Saal ausgeleitet, kann es dadurch zu Verzögerungen kommen. Die Analyse der Prozessdaten der empirischen Untersuchung dieser Arbeit ergeben, dass die Ausleitung in allen Häusern der späteste Zeitpunkt der Prozesszeitenerfassung ist.

4.1.2 Raumstruktur: Abgrenzung des OP-Bereichs

Der OP-Bereich wird räumlich abgegrenzt und nach Funktion gegliedert. Nach DIN 13080 [DIN 13080, 2003] gliedert sich das Krankenhaus in Funktionsbereiche und Funktionsstellen. Die Funktionsstelle Operation gehört zum Funktionsbereich Untersuchung und Behandlung. Eine Funktionsstelle umfasst alle Räume, die für die Durchführung einer Aufgabe im Krankenhaus notwendig sind. Sie kann auf einer weiteren Ebene in Teilstellen untergliedert werden. Eine Teilstelle besteht wiederum aus Funktionseinheiten. Die unterste Ebene bilden die Funktionselemente einer Funktionseinheit. In Abbildung 14 ist diese Gliederung schematisch für die Funktionsstelle OP-Bereich dargestellt.

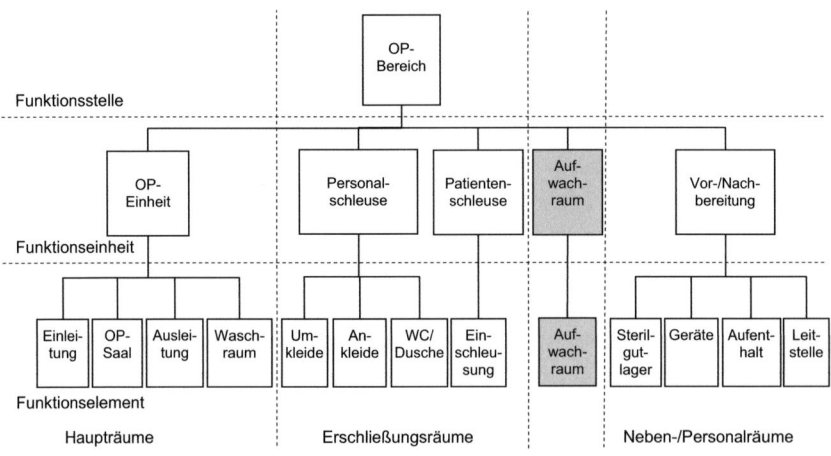

Abbildung 14: Gliederung der Funktionsstelle Operation (beispielhaft)

Quelle: eigene Darstellung in Anlehnung an DIN 13080 [DIN 13080, 2003]

„Die Funktionsstelle Operation gliederte sich in der Vergangenheit in zwei Teilstellen, eine für aseptische operative Eingriffe und eine für septische operative Eingriffe. Nach der neuen Fassung der Richtlinie wird diese Unterscheidung aufgegeben." ([Chai, 2000] S. 1-24). Die Funktionsstelle OP-Bereich wird entsprechend weiter auf der Ebene der Funktionseinheiten gegliedert. „Die Funktionseinheit besteht aus mehreren Räumen (mindestens zwei), die zur Erbringung einer Leistung zusammengefasst sind (z.B. Operationseinheit, zu der die Operationsraum, Einleitungsraum, Waschraum und Ausleitungsraum gehören). Das Funktionselement ist die kleinste räumliche Einheit als Platz oder Raum (z.B. Waschraum/-platz, Einleitungsraum, Geräteraum)." ([Chai, 2000] S. 1-24). Eine Funktionseinheit im Sinne einer räumlichen Einheit, in der sich ein in sich abgeschlossener Teilprozess abspielt, kann jedoch auch nur aus einem Raum bestehen; Beispiele dafür sind der Aufwachraum oder die Patientenschleuse.

Der Aufwachraum als Funktionselement und gleichzeitig Funktionseinheit ist nach DIN 13080 [DIN 13080-1, 2003] der Funktionsstelle OP-Bereich zugeordnet.

Bei der Kalkulation von Fallpauschalen wird jedoch die Anästhesie als eigene Kostenstelle abgegrenzt. Daher ist der Aufwachraum als Teilkostenstelle der Kostenstelle Anästhesie zuzuordnen ([DKG, 2002] S. 145). Die Bereitstellung des Aufwachraums wird also in dieser Arbeit dem FM Geschäftsprozess Bereitstellung der Funktionsstelle Anästhesie zugeordnet und vom hier behandelten FM Prozess abgegrenzt. Er ist daher in der schematischen Abbildung grau hinterlegt dargestellt. Entsprechend ist der Aufenthalt des Patienten im

Aufwachraum im Zeitrahmen des primären Geschäftsprozesses Operation in dieser Arbeit nicht enthalten, er endet mit der Ausschleusung des Patienten.

Die Flächen lassen sich entsprechend der Tätigkeiten, die auf ihnen ablaufen, in folgende Funktionsgruppen einteilen: Haupträume, Erschließungsräume, Neben- und Personalräume [DIN 13080-1, 2003]. In den Haupträumen finden die Tätigkeiten statt, die für die Funktionsstelle typisch sind. Zu beachten ist, dass bis auf den OP-Saal selbst die Haupträume bei dezentraler Ansiedlung zum OP-Saal für mehrere Operationen zeitlich überschneidend genutzt werden können. Dies betrifft insbesondere die Ein- und Ausleitungsräume. Erschließungsräume dienen Tätigkeiten, die im Zusammenhang mit den Aktivitäten der Haupträume stattfinden, von diesen jedoch zeitlich und/oder räumlich entkoppelt werden können. In Neben- und Personalräumen finden Tätigkeiten unterstützender Art statt ([Kristof, 2004] S. 82).

Die DIN 13080 [DIN 13080, 2003] ermöglicht die Gliederung von Grundflächen nach krankenhausspezifischen Funktionen. Für die Ermittlung der Grundflächen und Rauminhalte wird im Vorwort der Norm explizit auf die DIN 277-1 [DIN 277-1, 2005] verwiesen. In Tabelle 6 sind die Funktionselemente der Funktionsstelle OP-Bereich aus Abbildung 14 und ihre entsprechende Nutzflächenart bei Anwendung der DIN 277-2 [DIN 277-2, 2005] zum Vergleich dargestellt.

Tabelle 6: Zuordnung der Nutzflächenart nach DIN 277 [DIN 277-2, 2005] zu Funktionselementen der Funktionsstelle OP-Bereich nach DIN 13080 [DIN 13080, 2003]

Funktionselement nach DIN 13080		Nutzflächenart nach DIN 277-2
Einleitung	6.3	Räume für operative Eingriffe, Endoskopien und Entbindung
OP-Saal	6.3	Räume für operative Eingriffe, Endoskopien und Entbindung
Ausleitung	6.3	Räume für operative Eingriffe, Endoskopien und Entbindung
Waschraum	6.3	Räume für operative Eingriffe, Endoskopien und Entbindung
Umkleide	7.2	Garderoben
Ankleide	7.2	Garderoben
WC/Dusche	7.1	Sanitärräume
Einschleusung	7.1	Sanitärräume
Aufwachraum	6.8	Bettenräume mit besonderer Ausstattung
Sterilgutlager	4.1	Lagerräume
Geräte	4.1	Lagerräume
Aufenthalt	1.2	Gemeinschaftsräume
Leitstelle	2.6	Bedienungsräume

Die DIN 277 definiert Grundflächen und Rauminhalte von Bauwerken im Hochbau und setzt sich aus drei Teilen zusammen. Teil 1 [DIN 277-1, 2005] behandelt Begriffe und Ermittlungsgrundlagen, Teil 2 [DIN 277-2, 2005] die Gliederung der Netto-Grundfläche und Teil 3 [DIN 277-3, 2005] Mengen und Bezugseinheiten von Bauwerken im Hochbau. Die DIN 13080

[DIN 13080, 2003] fasst Flächen unterschiedlicher Nutzungsart nach Definition der DIN 277-2 [DIN 277-2, 2005] zu krankenhausspezifischen Funktionselementen bzw. Funktionseinheiten zusammen. Die DIN 13080 [DIN 13080, 2003] regelt dabei nur die Gliederung der Nutzflächen des Krankenhauses, die ihre Entsprechung in den Nutzflächenarten 1 bis 7 nach DIN 277-2 [DIN 277-2, 2005] haben. Technische Funktionsflächen und Verkehrsflächen sind ausgenommen und sollen entsprechend der DIN 277 geregelt werden [DIN 13080-1, 2003]. In Abbildung 15 ist beispielhaft ein Ausschnitt aus dem Grundriss eines OP-Bereichs dargestellt.

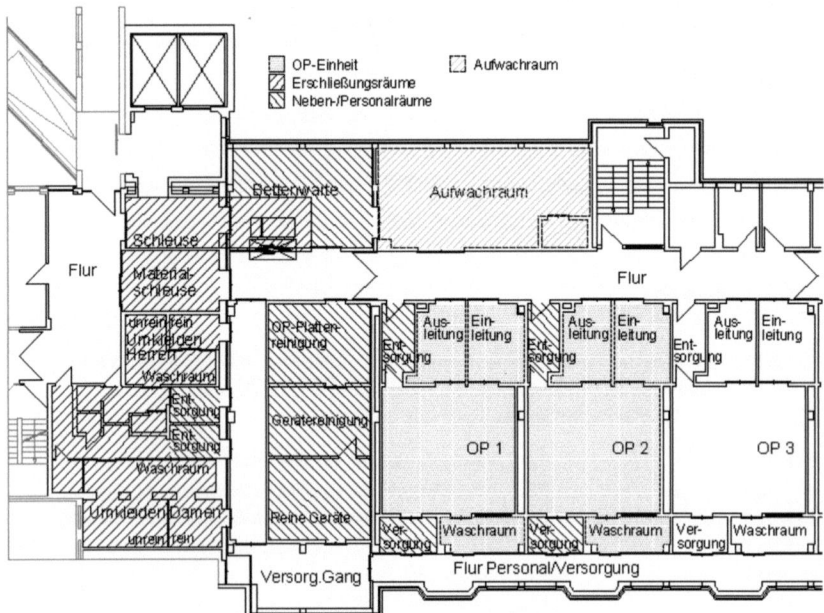

Abbildung 15: Ausschnitt aus dem Grundriss eines OP-Bereichs

Quelle: eigene Darstellung auf Basis eines Grundrissplans der Stichprobe

Der Grundriss ist auf Ebene der Funktionseinheiten gegliedert dargestellt. Beispielhaft ist die Fläche einer typischen OP-Einheit bestehend aus OP-Saal, Einleitung, Ausleitung und Waschraum grau hinterlegt gekennzeichnet. Die Funktionseinheiten Personal-, Patienten- und Materialschleuse sind als Erschließungsräume nach DIN 13080 [DIN 13080, 2003] durch eine schwarze Schraffierung von links unten nach rechts oben kenntlich gemacht. Beispielhafte Elemente der Einheit Vor- /Nachbereitung sind in gegenläufiger schwarzer Schraffierung dargestellt. Der Aufwachraum als abzugrenzende Einheit ist durch eine graue

58

Schraffierung gekennzeichnet. Die Verkehrsflächen der Funktionsstelle werden durch die Bezeichnung „Flur" bzw. „Gang" bezeichnet. Der vorliegende Grundriss ist durch zwei Flure erschlossen, einen Patientenflur und einen sterilen Personal- und Versorgungsflur (vergleiche dazu Kapitel 5.1.2. OP-System Opterbecke). Abbildung 16 zeigt beispielhaft einen Versorgungsflur, der auch zur Lagerung von Sterilgut und Geräten genutzt werden kann.

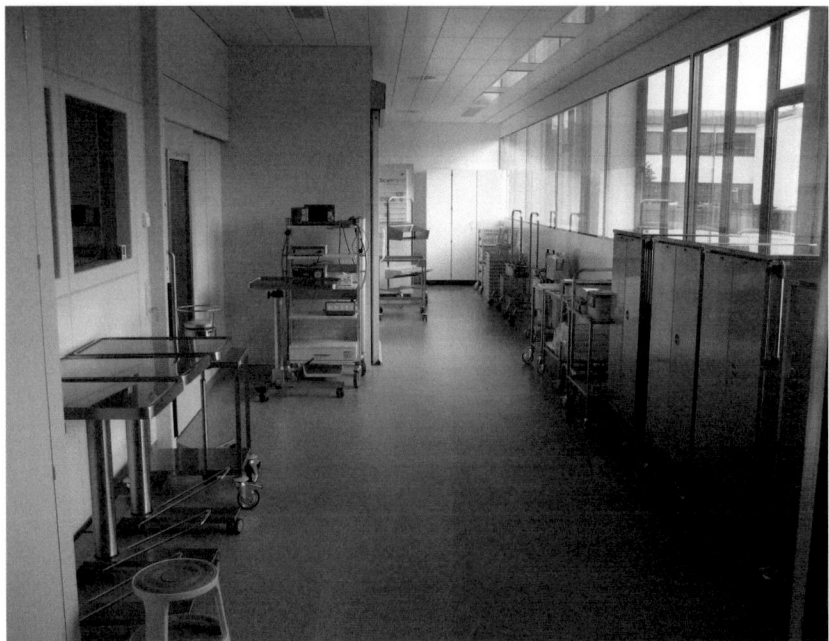

Abbildung 16: Versorgungsflur

Quelle: Experimental-OP Tübingen

Hinsichtlich einer quantitativen Einordnung der Flächen der Funktionsstelle Operation ergibt die Untersuchung und Analyse der Grundrisspläne von 41 deutschen Krankenhäusern von Chai ([Chai, 2000] S. 2-85) eine durchschnittliche Nutzfläche je OP-Funktionseinheit von 163 m². Für die Verkehrsflächen ergeben sich durch unterschiedliche Flursysteme Schwankungen der Flächengröße bis zu 54 m². Die Haupträume, in denen die primären patientengebundenen Hauptprozesse stattfinden, haben in der Untersuchung einen durchschnittlichen Flächenanteil von 54%.

4.1.3 Personalstruktur – Primärprozessbeteiligte

Am Primärprozess beteiligt ist zunächst der Patient als passiver Empfänger der Primär-
prozessleistungen. Aktiv als Prozessausführende sind die Berufsgruppen des ärztlichen
Dienstes und des medizinisch-technischen Dienstes bzw. des Funktionsdienstes beteiligt
([DKG, 2002] S. 136). Die Letzteren werden im Weiteren entsprechend dem Sprachgebrauch
im Krankenhaus als „Operationspflege bzw. Anästhesiepflege" bezeichnet. Abbildung 17
zeigt, in welcher Funktion die Mitarbeiter am Prozess beteiligt sein können (in Anlehnung an
[Kristof, 2004] S. 84). Allgemein ist für die Durchführung des Geschäftsprozesses Operation
die Beteiligung von mindestens einem Operateur, einem Anästhesisten, einer Anästhesiepflegekraft und einer OP-Pflegekraft erforderlich. Die instrumentierende sterile OP-
Pflegekraft wird im Normalfall durch einen unsterilen Springer unterstützt ([Luce, 2006] S.
11). Die vorbereitenden nicht fachspezifischen Leistungen der Operationspflege und der
Anästhesiepflege (z.B. Einschleusen Patient E2, Transport des Patienten E3) sind teilweise
nicht eindeutig nur einer der Berufsgruppen zugeordnet ([Kristof, 2004] S. 91). Die
Leistungen des Hauptprozesses Anästhesie werden im Fallpauschalensystem jedoch
abgegrenzt vom OP-Bereich als Leistungen der direkten Kostenstelle Anästhesie verrechnet.
Die Primärprozessbeteiligten sind entsprechend farblich in Abbildung 17 abgegrenzt.

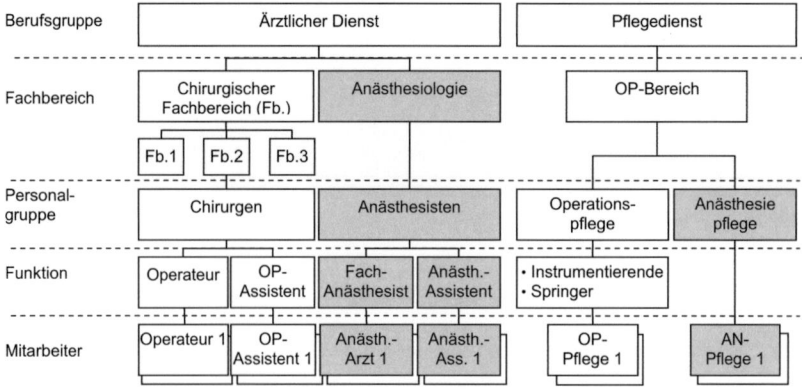

Abbildung 17: Aktiv Prozessbeteiligte am primären Geschäftsprozess Operation

Quelle: eigene Darstellung in Anlehnung an Kristof ([Kristof, 2004] S. 84)

4.1.4 Verknüpfung von Primärprozess-, Personal- und Raumstruktur: Ableitung der Prozessgröße Zeit

Zur Verdeutlichung der Interdependenzen zwischen Primärprozessen, Raum- und Personalstruktur sind die in Tabelle 5 beschriebenen unmittelbar patientenbezogenen Teilprozesse in Abbildung 18 am Beispiel des Grundrisses, der in Kapitel 4.1.2 vorgestellt wurde, grafisch dargestellt. Die Teilprozesse sind entsprechend der Nummerierung aus Tabelle 5 als dunkelgraue Prozesspfeile gekennzeichnet. Teilprozesse, die einen Transport bedeuten, sind als hellgraue Prozesspfeile gekennzeichnet.

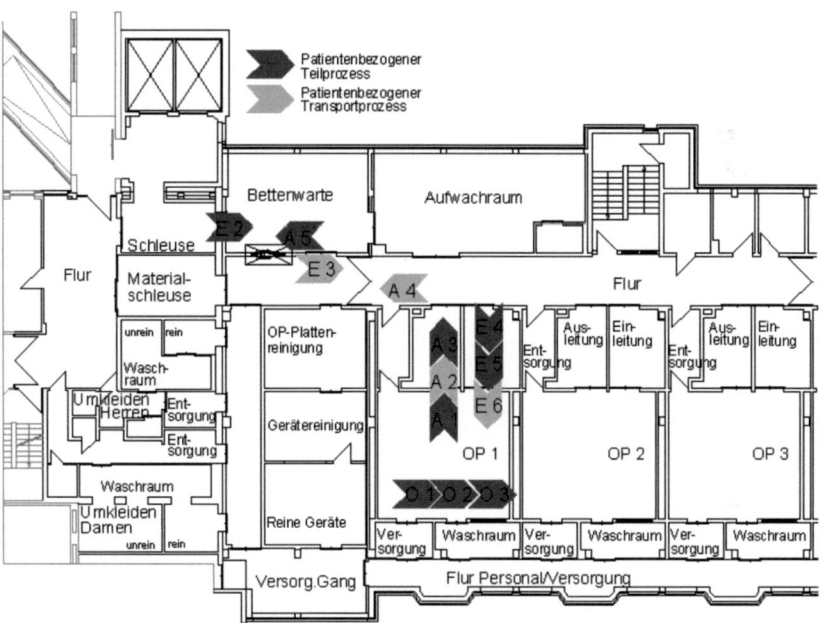

Abbildung 18: Grundriss OP-Bereich: Patientenbezogene primäre Teilprozesse

Quelle: eigene Darstellung auf Basis eines Grundrissplans der Stichprobe

Der unmittelbar patientenbezogene Hauptprozess Operation beginnt in der Einleitungsphase (E) mit dem Einschleusen des Patienten E2 im Bereich der Erschließungsräume. E3 ist ein Transportprozess. Die weiteren Prozessschritte E4 und E5 spielen sich bereits in den Haupträumen der Funktionsstelle, in der OP-Einheit, ab. Dies gilt auch für die drei Teilprozesse der Operationsphase O, sowie für die ersten drei Teilprozesse der Ausleitungsphase (A). Der Teilprozess A4 bezeichnet wiederum einen Transport. Mit der Ausschleusung des Patienten

(A5) endet der patientenbezogene Hauptprozess Operation. Der Patient verlässt die Funktionsstelle OP-Bereich in den Aufwachraum oder direkt auf Station.

In Abbildung 19 sind die patientenunabhängigen Teilprozesse des Hauptprozesses Operation im Beispielsgrundriss dargestellt.

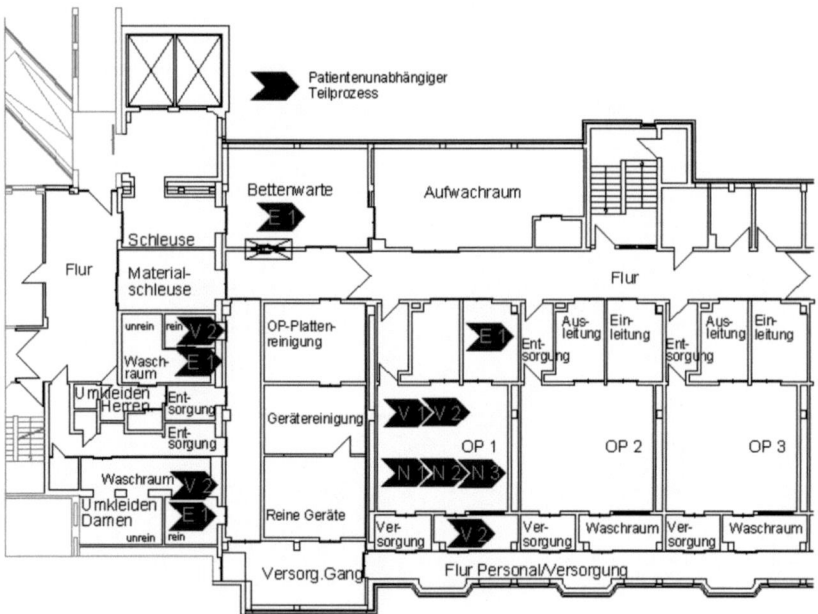

Abbildung 19: Grundriss OP-Bereich: Patientenunabhängige primäre Teilprozesse

Quelle: eigene Darstellung auf Basis eines Grundrissplans der Stichprobe

Die patientenunabhängige Vorbereitung der Narkose E1 bezeichnet den Beginn der Einleitungsphase (E). In diesem Teilprozess sind mehrere vorbereitende Tätigkeiten zusammengefasst, die sich in unterschiedlichen Räumen abspielen. Beispiele sind die persönliche Vorbereitung des Anästhesiepersonals oder die Bereitstellung einer OP-Platte im Bereich der Erschließungsräume. Weiterhin muss der Bereich Einleitung und Ausleitung überprüft und vorbereitet werden. Der nächste patientenunabhängige Teilprozess ist die Vorbereitung der Operation im OP-Saal (V1). Dieser beinhaltet beispielsweise das Bereitstellen der zur Operation benötigten sterilen Instrumente, Geräte und Materialien. Der Teilprozess V2, Vorbereitung der Chirurgen spielt sich zum Teil im Bereich der Personal-schleusen bzw. Umkleiden ab, insbesondere jedoch im der OP-Einheit zugeordneten Waschraum (Händewaschen und Desinfektion), sowie im OP-Saal selbst (beispielsweise das Anlegen steriler OP-Mäntel und Handschuhe). Abbildung 20 zeigt beispielhaft einen Waschraum, in dem die Operateure ihre Hände vor einer Operation waschen und desinfizieren können.

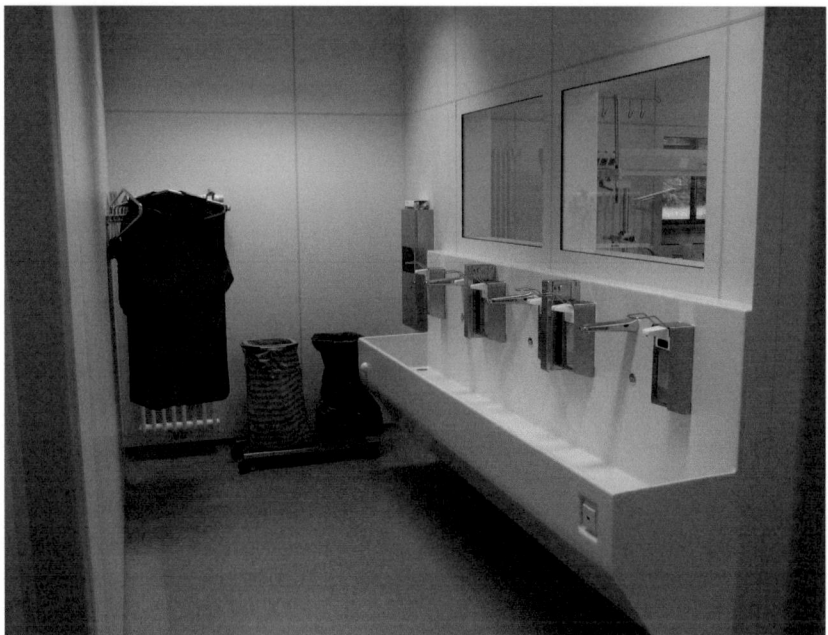

Abbildung 20: Waschraum

Quelle: Experimental-OP Tübingen

Nachdem die Operationsphase abgeschlossen wurde, können die patientenunabhängigen Teilprozesse der Nachbereitung (N1, N2, N3) im OP-Saal beginnen (vergleiche dazu Kapitel 4.1.1).

In Verknüpfung der Primärprozess- und Raumstrukturen mit der Personalstruktur kann der Prozess Operation wie in Abbildung 21 als Abfolge von Zeitmarken dargestellt werden. Die Prozessabschnitte sind je nach Verantwortlichkeit (Anästhesie bzw. Operation) aufgeteilt. Entlang der Zeitschiene sind den Primärprozessdurchführenden Präsenszeiten zugeordnet. Die Aufgaben und damit die Präsenszeit der Anästhesie- und Operationspflege sind grundsätzlich voneinander getrennt. In der Praxis kommt es dennoch zu Überschneidungen, so dass teilweise Aufgaben parallel von einer Person mit interdisziplinärer Ausbildung ausgeführt werden müssen ([Luce, 2006] S. 142). Während der operativen Maßnahme (Zeitmarken 6-9) ist die Präsenz der Anästhesiepflege nicht zwingend notwendig. Dieser

Abschnitt ist daher hellgrau hinterlegt (vergleiche dazu [Kristof, 2004] S. 32). Die Phase der Nachbereitung ist gestrichelt dargestellt, da ihre Teilprozesse N parallel zur Ausleitung abgeschlossen werden können. Allein für den Beginn des Teilprozesses N3 besteht die Voraussetzung, dass der Patient den OP-Saal verlassen hat. Wird der Patient aufgrund baulicher Gegebenheiten oder aufgrund personalbedingter Präferenzen im OP-Saal aus-geleitet, kann es zu Verzögerungen kommen.

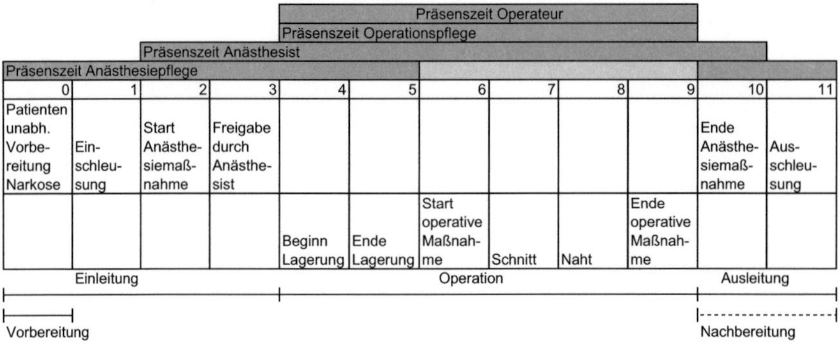

				Präsenszeit Operateur							
			Präsenszeit Operationspflege								
		Präsenszeit Anästhesist									
Präsenszeit Anästhesiepflege											
0	1	2	3	4	5	6	7	8	9	10	11
Patienten unabh. Vorbe- reitung Narkose	Ein- schleu- sung	Start Anästhe- siemaß- nahme	Freigabe durch Anästhe- sist							Ende Anästhe- siemaß- nahme	Aus- schleu- sung
				Beginn Lagerung	Ende Lagerung	Start operative Maßnah- me	Schnitt	Naht	Ende operative Maßnah- me		
	Einleitung					Operation				Ausleitung	
Vorbereitung										Nachbereitung	

Abbildung 21: Primärprozess als Abfolge von Zeitmarken

Quelle: eigene Darstellung in Anlehnung an Kristof ([Kristof, 2004] S. 32)

Im Handbuch zur Fallkalkulation ist für die Verrechnung der Kosten der medizinischen und nicht medizinischen Infrastruktur der Funktionsstelle Operation verbindlich die Bezugsgröße Zeit in Form der Schnitt-Nahtzeit mit Rüstzeit festgelegt ([DKG, 2002] S. 141). Während die Schnitt-Nahtzeit eindeutig bestimmt ist, liegen für die Rüstzeit unterschiedliche Zeitspannen je Operation in Abhängigkeit zur Bezugsgröße vor. Die Schnitt-Nahtzeit ist definiert als „Zeitspanne vom ersten Hautschnitt bis zur letzten Hautnaht. [...] Die Rüstzeit umfasst die Zeitspanne, die für die Vorbereitung und Nachbereitung einer Operation erforderlich ist. Die in die Rüstzeit einzubeziehenden Tätigkeiten variieren zwischen den Dienstarten." ([DKG, 2002] S. 135). Die Rüstzeit umfasst dabei die patientenbezogene Vor- und Nachbereitung einer Operation, aber auch die persönliche Vor- und Nachbereitung des Personals (Umkleiden, Händedesinfektion), die Dokumentation, sowie die Vor- und Nachbereitung des Operationssaals bzw. der Operationseinheit. Entscheidend für die Rüstzeit zur Verrechnung der FM Kosten ist nach Vorgabe des Kalkulationshandbuches das längste Rüstzeitintervall ([DKG, 2007] S. 160, S. 168). Dabei soll die Reinigungszeit in der Rüstzeit des OP-Saals mit berücksichtigt werden. Zu dieser Vorgabe ist anzumerken, dass primäre und sekundäre Prozessdaten damit vermischt werden.

Für die Bestimmung einer zeitlichen Bezugsgröße für die Prozesse des Facility Managements ist die Zeitspanne von Bedeutung, in der die Funktionseinheit OP durch einen Patienten oder durch das Personal, das Vorbereitungen oder Nachbereitungen für die Operation des Patienten durchführt, belegt ist. Der erste Teilprozess im Ablauf einer Operation, der die OP-Einheit betrifft, ist der Teilprozess E1, die patientenunabhängige Vorbereitung der Narkose. Der letzte ist der Teilprozess N3, die patientenunabhängige Reinigung des OP-Saals, die das Ende der Nachbereitungsphase bildet (vergleiche dazu Tabelle 5, Abbildung 19 und Abbildung 21). Die Zeitspanne zwischen den Teilprozessen E1 und N3 bezeichnet damit das längste, eindeutig einer Operation und damit einem Patienten zugeordnete Rüstzeitintervall.

In den Daten der empirischen Datenerhebung dieser Arbeit konnten als einheitliche Zeitmarke zur Bestimmung des Rüstzeitintervalls nur die Zeitmarke 1 „Einschleusung" als frühester dokumentierter Wert für die Einleitungsphase und die Zeitmarke 11 „Ausschleusung" als letzter dokumentierter Wert der Ausleitungsphase herangezogen werden. Die Schnitt-Nahtzeit mit Rüstzeit der Operationseinheit bzw. die Zeitspanne Einschleusung – Ausschleusung wird daher als längstes Intervall als zeitliche Prozessgröße des Primärprozesses für die Verrechnung der Facility Management Prozesse für das Modell dieser Arbeit festgelegt. Diese Prozessgröße wird im Weiteren als OP-Gesamtzeit bezeichnet.

4.2 FM Geschäftsprozess Bereitstellung der Funktionsstelle OP-Bereich

Der Geschäftsprozess Bereitstellung der Funktionsstelle OP-Bereich lässt sich in einer hierarchischen Prozessstruktur wie in Abbildung 22 darstellen. Zweck der Durchführung der Facility Management Prozesse ist die Bereitstellung der spezifischen Funktionsstelle. Die Durchführung der Hauptprozesse gewährleistet die Funktion der Flächen und Personen, die für den Primärprozess erforderlich sind. Es wird unterschieden, ob die Facility Management Hauptprozesse durch die Nutzung des OP-Bereichs durch den Primärprozess direkt ausgelöst werden (primärprozessmengeninduziert), oder ob sie unabhängig von Primärprozessaktivität allein durch die Vorhaltung von funktionsfähigen Flächen (primärprozessmengenneutral) anfallen.

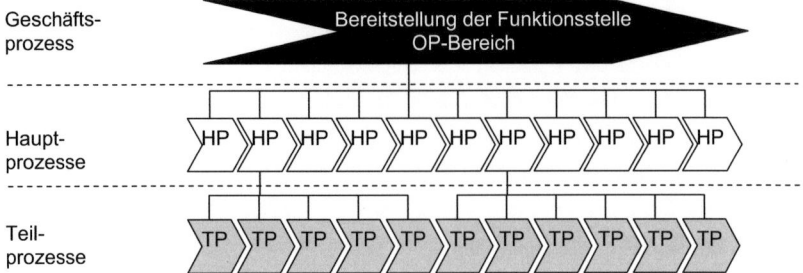

Geschäfts-
prozess

Haupt-
prozesse

Teil-
prozesse

Abbildung 22: FM Geschäftsprozess 4: Bereitstellung der Funktionsstelle OP-Bereich

Quelle: eigene Darstellung

Dieser Ansatz unterscheidet sich von der Vorgabe durch das Institut für das Entgeltsystem, das alle FM Kosten der Funktionsstelle OP-Bereich einheitlich über die Schnitt-Nahtzeit plus Rüstzeit auf den Patienten verrechnet. Tabelle 7 gibt eine Übersicht über die 30 möglichen FM Hauptprodukte des Geschäftsprozesses 4: Bereitstellung der Funktionsstelle OP-Bereich.

Tabelle 7: Hauptprozesse und Produkte zum FM Geschäftsprozess 4: Bereitstellung der Funktionsstelle OP-Bereich

Prozess-Nummer	Produkt	Prozess-Nummer	Produkt
1	Abfallentsorgung	16	Post
2	Außenanlagen	17	Reinigung
3	Betreiben	18	Rundfunk und Fernsehen
4	Bettenversorgung	19	Schädlingsbekämpfung
5	Büromaterial	20	Sicherheitsdienste
6	DV-Dienste	21	Speisenversorgung
7	Fuhrpark	22	Sterilgutversorgung
8	Technische Serviceleistungen	23	Stromversorgung
9	Hygieneberatung	24	Telefondienste
10	IH Gebäude	25	Transportdienste
11	IH Medizintechnik	26	Umzugsdienste
12	IH Technische Anlagen	27	Wärmeversorgung
13	Kälteversorgung	28	Wäscheversorgung
14	Kaltmiete	29	Wasserversorgung
15	Kopier- und Druckereidienste	30	Verwaltung, Controlling, Sonstiges

Die FM Hauptprodukte sollen im folgenden Kapitel ausgehend von der allgemeinen Definition in Kapitel 3.1.1 spezifiziert und ihre Verknüpfung an den Primärprozess bestimmt werden. Eine Ausarbeitung für alle 30 Produkte würde den Rahmen dieser Arbeit sprengen. Daher wurde in Interviews mit technischen Leitern und Vertretern aus dem Bereich

Controlling der an der empirischen Untersuchung dieser Arbeit beteiligten Krankenhäuser die Relevanz der einzelnen Produkte hinsichtlich ihres vermuteten Kostengewichts an den Gesamtkosten für die Funktionsstelle OP-Bereich diskutiert.

Grundlage der Diskussion war die kostenstellenübergreifende Auswertung der Kostengewichte der einzelnen FM Produkte an den Facility Management Gesamtkosten des Krankenhauses nach der Methodik von Abel und Lennerts [Abel, 2005] in Abbildung 23. Die Auswertung beruht auf 41 auf das Jahr 2007 indizierten Datensätzen zu den jährlichen flächenbezogenen FM Produktkosten von insgesamt 25 verschiedenen Krankenhäusern aus dem Zeitraum 2001 bis 2007.

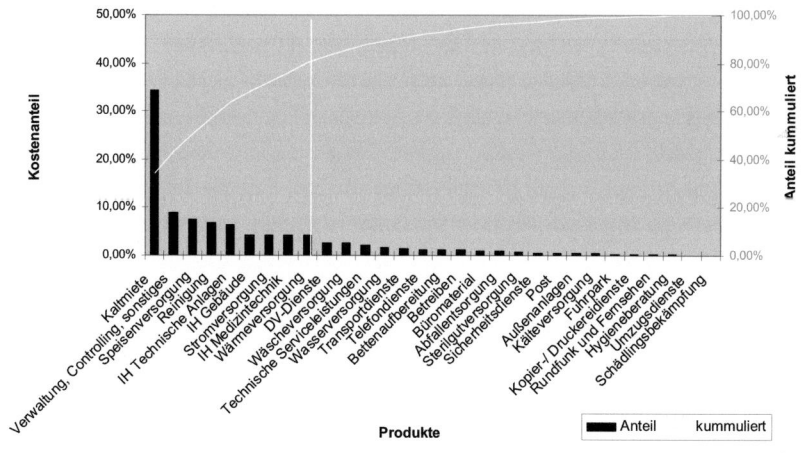

Abbildung 23: ABC-Analyse der Kostenanteile der FM Produkte im Krankenhaus

Quelle: eigene Darstellung in Anlehnung an Abel [Abel, 2005]

Die kostenstellenübergreifende Analyse legt in einer ersten Annäherung die Untersuchung der FM-Produkte, die auf der Abszisse links der weißen Markierung abgetragen sind und etwa 80% der gesamten Facility Management Kosten verursachen, nahe. Dies sind die Produkte:

- Kaltmiete
- Verwaltung, Controlling, Sonstiges
- Speisenversorgung
- Reinigung
- Instandhaltung (IH) Technische Anlagen
- Instandhaltung (IH) Gebäude

- Stromversorgung
- Instandhaltung (IH) Medizintechnik
- Wärmeversorgung.

Aus der Auswahl dieser Produkte wird die Kaltmiete wegen der fehlenden DRG-Relevanz von der weiteren Untersuchung ausgeschlossen (vergleiche Kapitel 2.2.3.). Das Produkt Speisenversorgung liegt bezogen auf das gesamte Krankenhaus mit einem Kostengewicht von etwa 7,5% an dritter Stelle. Die Annahme, dass die Kostenstelle OP-Bereich an diesem Produkt kaum einen Anteil hat, erscheint jedoch plausibel. Das Produkt Speisenversorgung wird daher ebenfalls aus der weiteren Untersuchung ausgeschlossen.

Die Zuordnung von Produktmengen des Produktes Stromversorgung zu den Funktionsstellen im Krankenhaus ist sehr schwierig. Dies liegt an der vielfältigen Nutzung von Strom. In der Funktionsstelle OP-Bereich wird Strom zum Betrieb medizintechnischer Geräte und zur Beleuchtung genutzt. Darüber hinaus wird Strom im Rahmen der Raumlufttechnik für den Antrieb der Lüftungsventilatoren benötigt. Die Erzeugung von Dampf, der im Winter bei der Belüftung zugeführt wird, oder die Kühlung des OP-Bereichs im Sommer kann durch Strom oder aber andere Energieträger (Sorptionskälte) erfolgen. Eine detaillierte Zuordnung der Produktmengen zu den einzelnen Funktionsstellen im Krankenhaus wäre mit einem sehr großen Aufwand verbunden. Angesichts des fehlenden Detaillierungsgrades zum Leistungsspektrum der Stromversorgung in den an der empirischen Untersuchung dieser Arbeit beteiligten Funktionsstellen wird dieser FM Hauptprozess ebenfalls von der weiteren Untersuchung ausgenommen. Die Ausführungen können auf den Hauptprozess Wärmeversorgung als weitere Energieform übertragen werden. Dieser wird daher ebenfalls ausgenommen.

Zusätzlich zu den nunmehr verbleibenden FM Produkten:

- Verwaltung, Controlling, Sonstiges
- Reinigung
- Instandhaltung (IH) Technische Anlagen
- Instandhaltung (IH) Gebäude
- Instandhaltung (IH) Medizintechnik

wird als Ergebnis der Interviews eine Kostenrelevanz für folgende zusätzliche FM Produkte für die Funktionsstelle OP-Bereich vermutet:

- Technische Serviceleistungen
- Sterilgutversorgung
- Wäscheversorgung.

A priori werden daher nur die FM Hauptprozesse zu diesen insgesamt acht Produkten als kostenrelevant eingeschätzt und im folgenden Kapitel für die Funktionsstelle OP-Bereich im Bezug zum Primärprozess detailliert ausgearbeitet.

4.3 FM Hauptprozessebene: Definition und primäre Verknüpfung

In diesem Kapitel werden die Hauptprozesse zu den Produkten Technische Service-leistungen, Instandhaltung Gebäude, Instandhaltung Medizintechnik, Instandhaltung Technische Anlagen, Reinigung, Sterilgutversorgung, Wäscheversorgung und Verwaltung, Controlling, Sonstiges für den OP-Bereich spezifiziert und der Bezug zum Primärprozess dargestellt. Zur Spezifikation der Hauptprozesse zu den Produkten Technische Serviceleistungen, Instandhaltung Gebäude, Instandhaltung Medizintechnik und Instandhaltung Technische Anlagen wird zunächst allgemein der Prozess der Instandhaltung erläutert. Danach werden die Hauptprozesse produktspezifisch einzeln beschrieben.

4.3.1 Allgemeine Definition von Instandhaltung

Die Grundlagen der Instandhaltung sind allgemein in DIN 31051 [DIN 31051, 2003] festgelegt. Der Überbegriff Instandhaltung ist als „Kombination aller technischen und administrativen Maßnahmen sowie Maßnahmen des Managements während des Lebenszyklus einer Betrachtungseinheit zur Erhaltung des funktionsfähigen Zustandes oder der Rückführung in diese, so dass sie die geforderte Funktion erfüllen kann" definiert. Das allgemeine Ziel von Instandhaltung besteht also darin, die Funktionsfähigkeit von Betrachtungseinheiten zu gewährleisten. Instandhaltung umfasst nach DIN [DIN 31051, 2003] vier Grundmaßnahmen:

- die Maßnahme Wartung als Zusammenfassung aller „Maßnahmen zur Verzögerung des Abbaus des vorhandenen Abnutzungsvorrats";
- Inspektion als Summe aller „Maßnahmen zur Feststellung und Beurteilung des Ist-zustandes einer Betrachtungseinheit einschließlich der Bestimmung der Ursachen der Abnutzung und dem Ableiten der notwendigen Konsequenzen für eine künftige Nutzung";
- Instandsetzung als Summe aller „Maßnahmen zur Rückführung einer Betrachtungs-einheit in den funktionsfähigen Zustand, mit Ausnahme von Verbesserungen"; sowie
- Verbesserung als „Kombination aller technischen und administrativen Maßnahmen sowie Maßnahmen des Managements zur Steigerung der Funktionssicherheit einer Betrachtungseinheit, ohne die von ihr geforderte Funktion zu ändern."

Aus dieser Definition lässt sich die Nutzung bzw. Abnutzung als Prozessauslöser für die Durchführung von Maßnahmen an Betrachtungseinheiten ableiten. Die Betrachtungseinheit ist im Weiteren nach DIN 31051 [DIN 31051, 2003] definiert als „jedes Teil, Bauelement,

Gerät, Teilsystem, jede Funktionseinheit, jedes Betriebmittel oder System, das für sich allein betrachtet werden kann". Der Überbegriff Instandhaltung ist entsprechend der Art der vorhandenen Betrachtungseinheiten für das Krankenhaus in vier Kategorien unterteilbar:

- die Instandhaltung des Gebäudes,
- Instandhaltung der Medizintechnik,
- Instandhaltung der technischen Anlagen und
- die Instandhaltung der Einrichtung und Ausstattung.

Die Betrachtungseinheit Gebäude umfasst dabei in Anlehnung an DIN 18960 [DIN 18960, 1999] die Baukonstruktion einschließlich baukonstruktiver Einbauten. Die Betrachtungseinheit technische Anlagen umfasst nach DIN 18960 [DIN 18960, 1999] die Abwasser-, Wasser-, Gasanlagen, Wärmeversorgungsanlagen, lufttechnische Anlagen, Filterwechsel, Starkstromanlagen, Beleuchtungsmittel, Fernmelde- und informations-technische Anlagen, Förderanlagen, nutzungsspezifische Anlagen und die Gebäude-automation. Als eigene Betrachtungseinheit werden von den technischen Anlagen alle medizintechnischen Geräte und Anlagen als nutzungsspezifische Anlagen unter dem Begriff Medizintechnik abgegrenzt. Diese sind als Medizinprodukte in § 3 des Medizinproduktegesetzes [MPG, 1998] als „alle einzeln oder miteinander verbunden verwendeten Instrumente, Apparate, Vorrichtungen, Stoffe und Zubereitungen aus Stoffen oder andere Gegenstände einschließlich der für ein einwandfreies Funktionieren des Medizinproduktes eingesetzten Software, die vom Hersteller zur Anwendung für Menschen mittels ihrer Funktionen zum Zwecke

a) der Erkennung, Verhütung, Überwachung, Behandlung oder Linderung von Krankheiten,

b) der Erkennung, Überwachung, Behandlung, Linderung oder Kompensierung von Verletzungen oder Behinderungen,

c) der Untersuchung, der Ersetzung oder der Veränderung des anatomischen Aufbaus oder eines physiologischen Vorgangs oder

d) der Empfängnisregelung zu dienen bestimmt sind [...]" definiert.

Die Einrichtung und Ausstattung bildet in Anlehnung an DIN 18960 [DIN 18960, 1999] eine weitere Betrachtungseinheit. Ihre Instandhaltung ist Kernprozess des Hauptprozesses „Technische Serviceleistungen". Darüber hinaus können Teilprozesse der Instandhaltung der sonstigen Gewerke (Gebäude, technische Anlagen) dem Prozess Technische Service-leistungen zugeordnet werden, wenn diese auftragsbezogen auf Meldung eines Kunden erfolgen [Abel 2008]. Die in dieser Arbeit angewendete Definition und Strukturierung der Instandhaltung im Krankenhaus ist in Abbildung 24 dargestellt. In den folgenden Kapiteln

wird der Prozess Instandhaltung im Krankenhaus für den OP-Bereich nach Betrachtungseinheiten gegliedert definiert.

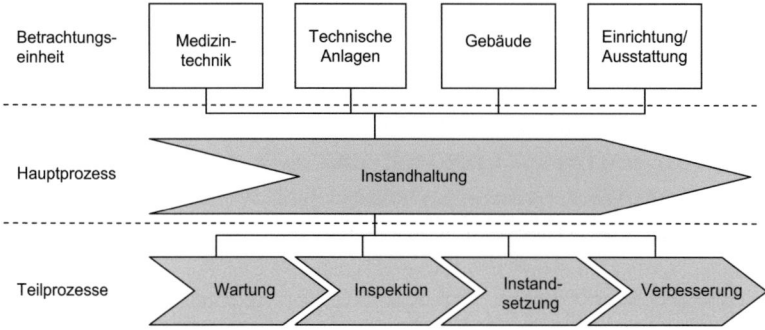

Abbildung 24: Definition Instandhaltung

Quelle: eigene Darstellung in Anlehnung an DIN 31051 [DIN 31051, 2003] und DIN 18960
[DIN 18960, 1999]

4.3.2 Definition Instandhaltung Gebäude im OP-Bereich

Betrachtungseinheit des Hauptprozesses zum Produkt Instandhaltung Gebäude im OP-
Bereich ist die Baukonstruktion und baukonstruktive Einbauten der Flächen des OP-Bereichs
entsprechend der räumlichen Abgrenzung in Kapitel 4.1.2. Beispiele sind der Fußboden-
belag, Türen oder der Wandanstrich. Darüber hinaus können jedoch auch Kosten der
Instandhaltung der Außenhülle des Gebäudes, in dem sich der OP-Bereich befindet, anteilig
über die Fläche auf die Funktionsstelle verrechnet werden. Instandhaltungsmaßnahmen an
Gebäuden werden häufig in längerfristigen Zyklen vorgenommen. Dadurch kann es bei der
Betrachtung der Kosten bezogen auf ein einzelnes Jahr zu hohen Abweichungen kommen.
Bahr ([Bahr, 2008] S. 124) hat in einer Untersuchung der Instandhaltungskosten für Schul-
und Büroimmobilien festgestellt, dass die Instandhaltungskosten der Außenhülle von
Gebäuden einen wesentlichen Anteil an den Gesamtkosten ausmachen. Dabei spielt
insbesondere das Alter der Gebäude eine maßgebliche Rolle ([Bahr, 2008] S. 110f). Lavy
und Shohet ([Lavy, 2007]) konnten in einer Untersuchung von Instandhaltungsmaßnahmen
in Krankenhäusern den Einfluss von Witterungsfaktoren und des Gebäudealters auf Instand-
haltungsbudgets nachweisen. Der Anteil dieser Instandhaltungskosten ist als primärleistungsmengenneutral einzuschätzen.

Für Instandhaltungsmaßnahmen an unmittelbar im OP-Bereich befindlichen Bauteilen ist der Prozessauslöser der Betrieb des OP-Bereichs und die daraus resultierende Nutzung bzw. Abnutzung der Baukonstruktion und baukonstruktiver Einbauten durch den Primärprozess, aber auch durch FM Prozesse, z.B. die Reinigung. Zwischen der Betriebszeit des OP-Bereichs und der Dauer des Geschäftsprozesses Operation besteht grundsätzlich ein Zusammenhang. Es wird von einer linearen Korrelation zwischen Abnutzung und Betriebszeit (OP-Gesamtzeit) ausgegangen. Diese Annahme basiert auf der beispielhaften Abnutzungskurve nach DIN 31051 [DIN 31051, 2003], die in Abbildung 25 wiedergegeben ist. Für den Hauptteil der Lebensdauer von Betrachtungseinheiten ist die Abnutzung danach linear von der Zeit abhängig (vergleiche dazu [Fleßa, 2007] S. 217f).

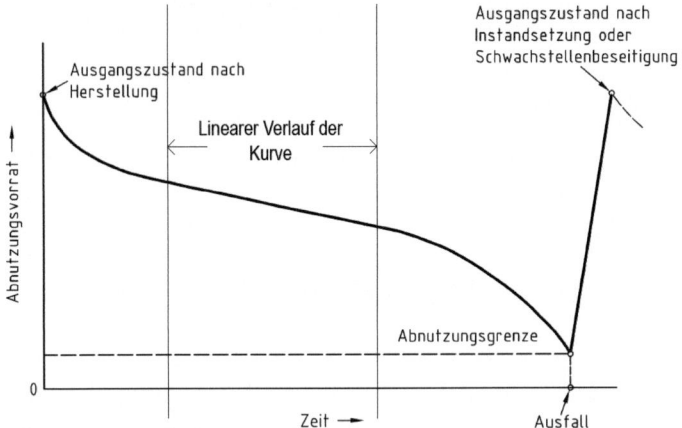

Abbildung 25: Linearer Bereich der theoretischen Abnutzungskurve

Quelle: DIN 31051 [DIN 31051, 2003]

Für die Kosten der Instandhaltungsmaßnahmen der unmittelbar im OP-Bereich befindlichen Bauteile kann die Dauer des Geschäftsprozesses Operation in Form der OP-Gesamtzeit als Kostentreiber für den Hauptprozess Instandhaltung Gebäude OP-Bereich abgeleitet werden. Darüber hinaus ist ein fixer Kostenanteil für sonstige anteilige Instandhaltungsmaßnahmen am Gebäude zu berücksichtigen.
Mathematisch kann dieser Zusammenhang in der folgenden Formel ausgedrückt werden:

$$KostenHP_{10,4,x_0} = f\big(P_{12,4}(x_0)\big) + b = f\big(t_{OPS_{x_0}}\big) + b$$

wobei

$HP_{10,4}$ Hauptprozess 10: Instandhaltung Gebäude des Geschäftsprozesses 4:

Bereitstellung der Funktionsstelle OP-Bereich

P   Prozessgröße

x_0 Patient

t_{OPS} Operationsdauer eines Eingriffs nach Prozedurenkode (OPS)

b   primärleistungsneutraler Fixkostenanteil

Da in der Praxis die Abgrenzung zwischen primärleistungsmengeninduzierten und primär-leistungsmengenneutralen Produktmengen der Instandhaltung Gebäude für die Funktions-stelle OP-Bereich sehr schwer fällt, werden die Produktmengen zusammengefasst betrachtet. Vereinfachend wird dann für die gesamten Instandhaltungskosten die Dauer des Geschäftsprozesses Operation (OP-Gesamtzeit) als Kostentreiber bestimmt. Mathematisch kann dieser Zusammenhang in der folgenden Formel ausgedrückt werden:

$$KostenHP_{10,4,x_0} = f\left(P_{10,4}(x_0)\right) = f\left(t_{OPS_{x_0}}\right)$$

wobei

$HP_{10,4}$ Hauptprozess 10 zum Produkt Instandhaltung Gebäude des

Geschäftsprozesses 4: Bereitstellung der Funktionsstelle OP-Bereich

P   Prozessgröße

x_0 Patient

t_{OPS} Operationsdauer eines Eingriffs nach Prozedurenkode (OPS)

4.3.3 Definition Instandhaltung Technische Anlagen im OP-Bereich

Betrachtungseinheit des Hauptprozesses Instandhaltung Technische Anlagen im OP-Bereich sind die gesamten technischen Anlagen der Flächen des OP-Bereichs entsprechend der räumlichen Abgrenzung in Kapitel 4.1.2, ausgenommen der medizintechnischen Anlagen. Beispiele sind die Beleuchtungsmittel, Wärmeversorgungsanlagen oder raumlufttechnische Anlagen. Eine besondere Rolle spielt im OP-Bereich kostenseitig die Instandhaltung der raumlufttechnischen Anlagen wegen der besonderen Ansprüche an Hygiene ([VDI, 2005] S. 11ff).

Die Ausführungen in Kapitel 4.3.2 hinsichtlich der Nutzungsdauer als Prozessauslöser für Instandhaltungsmaßnahmen können von der Betrachtungseinheit Gebäude weitgehend auf die Betrachtungseinheit technische Anlagen übertragen werden. Die Instandhaltungszyklen für Technische Anlagen sind jedoch allgemein deutlich kürzer als für Bauteile, so dass der

Aufwand bezogen auf ein Jahr besser vergleichbar sein sollte. Zudem muss berücksichtigt werden, dass Teile der technischen Anlagen während der Betriebszeit der Funktionsstelle OP-Bereich in Betrieb sind, auch wenn einzelne OP-Einheiten nicht genutzt werden. Die Raumlufttechnik kann z.b. durchgehend für die gesamte Funktionsstelle in Betrieb sein, obwohl vielleicht nur in 3 von 5 OP-Einheiten operiert wird. Im Normalfall sind alle Flure und Nebenfunktionsflächen beleuchtet, auch wenn nur einzelne primäre Aktivitäten ablaufen. Prozessauslöser für abnutzungsbedingte Instandhaltungsmaßnahmen wäre damit nicht die aktive Nutzung der einzelnen OP-Einheiten, sondern die passive Funktionsbereitschaft bzw. die technische Betriebszeit der gesamten Funktionsstelle.

Über diese technische Betriebszeit hinaus, die auch die Nutzungszeit für Notfalloperationen außerhalb der Regelbetriebszeit umfasst, fällt weitere Abnutzung der technischen Anlagen an. Aus hygienischen Gründen muss die Raumlufttechnik im OP-Bereich auch außerhalb des OP-Betriebs unter abgesenkter Leistung („Standby") weiterlaufen. Die entsprechende Abnutzung der Anlagen trägt ebenfalls zur Notwendigkeit der Durchführung von Instand-haltungsmaßnahmen bei. Über unvermeidbare physikalische und chemische Prozesse (Alterung) hinaus wird daher ein primärleistungsmengenneutraler Bedarf für das Produkt Instandhaltung Technische Anlagen in der Funktionsstelle OP-Bereich verursacht. Mathematisch kann dieser Zusammenhang in der folgenden Formel ausgedrückt werden:

$$KostenHP_{12,4,x_0} = f\left(P_{12,4}(x_0)\right) + b = f\left(t_{OPS_{x_0}}\right) + b$$

wobei

$HP_{12,4}$	Hauptprozess 12 zum Produkt Instandhaltung Technische Anlagen des Geschäftsprozesses 4: Bereitstellung der Funktionsstelle OP-Bereich
P	Prozessgröße
x_0	Patient
t_{OPS}	Operationsdauer eines Eingriffs nach Prozedurenkode (OPS)
b	primärleistungsmengenneutraler Fixkostenanteil

Da in der Praxis die Abgrenzung zwischen primärleistungsmengeninduzierten und primär-leistungsmengenneutralen Produktmengen zur Instandhaltung Technische Anlagen in der Funktionsstelle OP-Bereich sehr schwer fällt, werden die Produktmengen zusammengefasst betrachtet. Vereinfachend wird dann analog zur Instandhaltung Gebäude die Dauer des Geschäftsprozesses Operation (OP-Gesamtzeit) als Kostentreiber bestimmt. Mathematisch kann dieser Zusammenhang in der folgenden Formel ausgedrückt werden:

$$KostenHP_{12,4,x_0} = f\left(P_{12,4}(x_0)\right) = f\left(t_{OPS_{x_0}}\right)$$

wobei

HP$_{12,4}$ Hauptprozess 12 zum Produkt Instandhaltung Technische Anlagen des

           Geschäftsprozesses 4: Bereitstellung der Funktionsstelle OP-Bereich

P   Prozessgröße

x_0 Patient

t_{OPS} Operationsdauer eines Eingriffs nach Prozedurenkode (OPS)

4.3.4 Definition Technische Serviceleistungen im OP-Bereich

Technische Serviceleistungen können als Teil der Instandhaltung des Gebäudes, der technischen Anlagen, aber auch der Einrichtung und Ausstattung von Flächen betrachtet werden. Sie umfassen „alle Leistungen, die explizit in Form eines Arbeitsauftrages bzw. einer Meldung durch den Kunden angefordert werden. […] So ist die Montage von Möbeln oder die Reparatur einer Tür den technischen Serviceleistungen zuzuordnen. Gewerkegrenzen werden dabei bewusst nicht gezogen." ([Abel 2008] S. 62). Auf den OP-Bereich bezogen sind die Einrichtung und Ausstattung, die Baukonstruktion und baukonstruktive Einbauten, sowie die technischen Anlagen der Flächen des OP-Bereichs entsprechend der räumlichen Abgrenzung in Kapitel 4.1.2, ausgenommen der medizintechnischen Anlagen, Betrachtungseinheit des Prozesses. Ein typisches Beispiel ist das auftragsbezogene Auswechseln von Leuchtmitteln in der Funktionsstelle OP-Bereich.

Die Ausführungen in Kapitel 4.3.2 und Kapitel 4.3.3 können direkt auf die auftragorientierte Definition Technische Serviceleistungen mit den Betrachtungseinheiten Baukonstruktion und baukonstruktive Einbauten, technische Anlagen und Einrichtung und Ausstattung übertragen werden. Auslöser für das auftragsbezogenen Auswechseln eines Leuchtmittels ist das Überschreiten seines Abnutzungsvorrats. Die Wahrscheinlichkeit des Versagens steigt neben unvermeidbarer Abnutzung durch chemische und physikalische Prozesse (Alterung) mit der Dauer der Gesamtbetriebszeit. Die Beleuchtung eines OP-Flurs ist während der Regelbetriebszeit eines OP-Bereichs angeschaltet, auch wenn nur Teile der Funktionsstelle genutzt werden. Andererseits kann es jedoch auch vorkommen, dass nach Betriebsschluss vergessen wird, das Licht zu löschen. Die Produktmenge des Hauptprozesses Technische Serviceleistungen setzt sich analog zu den Hauptprozessen Instandhaltung Gebäude und Instandhaltung Technische Anlagen aus einem primärleistungsmengeninduzierten und einem primärleistungsmengenneutralen Anteil zusammen. Mathematisch kann dieser Zusammenhang in der folgenden Formel ausgedrückt werden:

$$KostenHP_{8,4,x_0} = f\big(P_{8,4}(x_0)\big) + b = f\big(t_{OPS_{x_0}}\big) + b$$

wobei

HP$_{8,4}$ Hauptprozess 8 zum Produkt Technische Serviceleistungen des

              Geschäftsprozesses 4: Bereitstellung der Funktionsstelle OP-Bereich

P   Prozessgröße

x_0 Patient

t_{OPS} Operationsdauer eines Eingriffs nach Prozedurenkode (OPS)

b   primärleistungsmengenneutraler Fixkostenanteil

Da in der Praxis die Abgrenzung zwischen primärleistungsmengeninduzierten und primärleistungsmengenneutralen Produktmengen der Technischen Serviceleistungen in der Funktionsstelle OP-Bereich sehr schwer fällt, werden die Produktmengen zusammengefasst betrachtet. Vereinfachend wird dann analog zu den Hauptprozessen zur Instandhaltung Gebäude und Technische Anlagen die Dauer des Geschäftsprozesses Operation (OP-Gesamtzeit) als Kostentreiber bestimmt. Mathematisch kann dieser Zusammenhang in der folgenden Formel ausgedrückt werden:

$$KostenHP_{8,4,x_0} = f\big(P_{8,4}(x_0)\big) = f\big(t_{OPS_{x_0}}\big)$$

wobei

HP$_{8,4}$ Hauptprozess 8 zum Produkt Technische Serviceleistungen des

              Geschäftsprozesses 4: Bereitstellung der Funktionsstelle OP-Bereich

P   Prozessgröße

x_0 Patient

t_{OPS} Operationsdauer eines Eingriffs nach Prozedurenkode (OPS)

4.3.5 Definition Instandhaltung Medizintechnik im OP-Bereich

Betrachtungseinheit des Hauptprozesses zum Produkt Instandhaltung Medizintechnik im OP-Bereich sind die gesamten medizintechnischen Anlagen und Geräte der Flächen des OP-Bereichs entsprechend der räumlichen Abgrenzung in Kapitel 4.1.2, sowie mobile Geräte und Instrumente. Die Medizintechnik im OP-Bereich kann nach dem Medizinproduktegesetz in aktive und passive Medizinprodukte unterschieden werden: „Aktives Medizinprodukt ist ein Medizinprodukt, dessen Betrieb auf eine Stromquelle oder eine andere Energiequelle als die unmittelbar durch den menschlichen Körper oder die Schwerkraft erzeugte Energie angewiesen ist. Ein Medizinprodukt, das zur Übertragung von Energie, Stoffen oder Parametern zwischen einem aktiven Medizinprodukt und dem Patienten eingesetzt wird, ohne daß dabei eine wesentliche Veränderung von Energie, Stoffen oder Parametern eintritt, wird nicht als aktives Medizinprodukt angesehen." ([MPG 1994] § 3). Beispiele für aktive Medizinprodukte sind der Operationstisch, ein mobiles Röntgengerät oder ein Infrarot Koagulator, der zur Blutstillung verwendet wird; Beispiel für ein passives Medizinprodukt ist ein Skalpell.

Die Instandhaltung von Medizinprodukten ist in der Medizinproduktebetreiber-Verordnung erläutert [MPBetreibV, 1998]. In § 4 ist festgelegt, dass der Betreiber nur Personen, Betriebe oder Einrichtungen mit der Instandhaltung (Wartung einschließlich Sterilisation, Inspektion, Instandsetzung) von Medizinprodukten beauftragen darf, die die Sachkenntnis, Voraussetzungen und die erforderlichen Mittel zur ordnungsgemäßen Ausführung dieser Aufgabe besitzen. Beachtung muss insbesondere § 6 geschenkt werden. Dort wird die Zuständigkeit für Sicherheitskontrollen von Medizinprodukten definiert. Die Festlegung der Kontrollfristen liegt beim Hersteller und ist zusätzlich mit einer Frist von 2 Jahren auf ein Maximum beschränkt.

Diese Frist bezieht sich jedoch nicht auf die tatsächliche Betriebszeit eines Medizinproduktes, sondern verstreicht in Abhängigkeit vom Zeitpunkt der offiziellen ersten Inbetriebnahme. Dieser nutzungszeitunabhängige Bezug ist auch für die große Mehrheit der von den Herstellern festgelegten Fristen der Fall.[1] Teilweise werden nutzungszeitunabhängige Wartungsfristen eines Medizinproduktes zusätzlich durch Angabe einer maximal zulässigen Betriebszeit ergänzt.

In Abgrenzung zu den bisherigen Prozessen der Instandhaltung wird als Prozessgröße nicht die Dauer des Geschäftsprozesses Operation (OP-Gesamtzeit) als Kostentreiber für den Hauptprozess zur Instandhaltung Medizintechnik im OP-Bereich festgelegt. Dieser Hauptprozess ist vielmehr als weitgehend primärleistungsmengenneutral einzuschätzen, da eine Veränderung der Betriebszeit im OP-Bereich keine – oder aber erst bei Überschreitung gewisser Grenzen – Auswirkungen auf die Fristen von Sicherheitskontrollen und Wartungszyklen hat. Es kann angenommen werden, dass die Kosten der Instandhaltung Medizintechnik vielmehr davon beeinflusst werden, wie hoch der medizintechnische Ausstattungsgrad der Funktionsstelle OP-Bereich ist, und wie viele OP-Säle er umfasst. Der medizintechnische Ausstattungsgrad richtet sich nach der Komplexität des Operationsspektrums, für das der OP-Bereich eingerichtet ist. Das medizintechnische Niveau der Ausstattung einer

---

[1] Die periodische, medizinproduktbetriebszeitunabhängige Festlegung und Durchführung von Sicherheitskontrollen und Wartungsarbeiten wurde in Interviews durch die Technischen Leiter der Krankenhäuser im Rahmen des Forschungsprojektes OPIK 2007 bestätigt.

Funktionsstelle OP-Bereich ist dabei unabhängig von der tatsächlichen Durchführung des Geschäftsprozesses Operation.

Mathematisch kann dieser Zusammenhang in der folgenden Formel ausgedrückt werden:

$$KostenHP_{11,4} \mapsto f(P^*_{11,4})$$

wobei

$HP_{11,4}$ Hauptprozess 11 zum Produkt Instandhaltung Medizintechnik des
             Geschäftsprozesses 4: Bereitstellung der Funktionsstelle OP-Bereich

$P^*_{11,4}$ primärleistungsmengenneutrale Prozessgröße

Die Kosten des Hauptprozesses 11 zum Produkt Instandhaltung Medizintechnik werden als reine Fixkosten betrachtet. Im Modell dieser Arbeit werden sie bei der Betrachtung der Prozesskosten des Geschäftsprozesses Bereitstellung der Funktionsstelle OP-Bereich je Patient durch einen anteiligen Fixkostenzuschlag auf die Prozesskostenkennwerte der primärleistungsmengeninduzierten Hauptprozesse berücksichtigt.

4.3.6 Definition Reinigung im OP-Bereich

Nach der Richtlinie 100-2 der GEFMA ([GEFMA 100-2, 2004] S. 5) ist Reinigung und Pflege als ein Hauptprozess des Facility Managements definiert und Bestandteil des infrastrukturellen Gebäudemanagements. Die Prozesse der Reinigung lassen sich für den OP-Bereich auf Grundlage der Definition von Unterhaltsreinigung im Krankenhaus, die zum Zweck der Erstellung von Leistungsverzeichnissen in funktionsspezifische Reinigungsgruppen unterteilt wurde, genauer darstellen. Diese Einteilung erfolgte in den 80er Jahren nach dem „Hamburger Modell" und ist in vielen Krankenhäusern seither verbindlich. Das Hamburger Modell ordnet dem OP-Bereich die Reinigungsgruppe C zu ([Steinel, 2000] S. 53f, [Lutz, 2000] S. 239f).

Darüber hinaus enthält das Hamburger Modell Kennzahlen, mit denen der Reinigungsaufwand von OP-Flächen zu anderen Flächen im Krankenhaus abgeschätzt werden kann ([Steinel, 2000] S. 56). Entsprechend wird den Reinigungsgruppen im Krankenhaus eine Richtzahl „Anzahl gereinigte Quadratmeter pro Stunde Arbeitszeit" zugeordnet. Diese Kennzahlen sind in Tabelle 8 dargestellt.

Obgleich die Leistungskennzahlen pauschalisiert sind und den Leistungsstand von 1978 – dem Erstellungszeitpunkt der Richtlinie – widerspiegeln, kann das Aufwandsverhältnis von OP-Flächen im Vergleich zu den übrigen Flächen im Krankenhaus abgeleitet werden. Der Aufwand für Reinigung der OP-Einheit (Gruppe C) entsprechend der räumlichen Abgrenzung in Kapitel 4.1.2 ist zirka viermal so hoch wie beispielsweise der Aufwand für die Reinigung von Aufenthaltsräumen im Krankenhaus. Der zeitliche Aufwand für die Reinigung für Operationsnebenräume im Vergleich ist nur 1,5 Mal so groß. Darüber hinaus bestehen weitere Anforderungen: „Arbeiten im OP-Bereich erfordern äußerste Sorgfalt. Die im OP-Trakt eingesetzten Reinigungsgeräte dürfen nicht in anderen Krankenhausbereichen eingesetzt werden. [...] Reinigungspersonal trägt im OP-Bereich OP-Kleidung, Gummischuhe, Handschuhe, Kopfhaube und Mundschutz." ([Lutz, 2000] S. 239).

Tabelle 8: Hamburger Modell – Leistungskennzahlen ([Steinel, 2000] S. 56)

	Reinigungsgruppe	Richtzahl [m²/Arbeitsstunde]
A	Patientenzimmer	65
A1	Säuglingsstation	50
B	Büroräume, Funktionszimmer	90
C	Kreißsäle, Operationsräume	25
D	Operationsnebenräume, physikalische Therapie	65
E	Sanitärzellen, Kochnischen, Stationsküchen	40
F	Flure, Eingangshalle	150
G	Treppenhäuser	120
H	Umkleidezimmer, Aufenthaltsräume, Bereitschaftsräume	100
I	Abstellräume und Lagerräume, Keller, Flure, etc.	100

Neben allgemeinen Ansprüchen an Reinigung, sichtbare Verschmutzungen zu entfernen, ist für den OP-Bereich insbesondere die Desinfektion der OP-Flächen und des Inventars von Bedeutung. Desinfektion zielt darauf ab, alle pathogenen Erreger abzutöten, zu entfernen oder zu hemmen. Erfolgreich desinfizierte Gegenstände können entsprechend nicht mehr infizieren. Eine sichere Desinfektion geht mit einer gründlichen Reinigung einher ([Luce, 2006] S. 42).

In der Funktionsstelle OP-Bereich können drei Formen von Reinigung unterschieden werden: „Die erste ist die Reinigung einer Operationseinheit zwischen einzelnen Operationen. Die zweite ist die tägliche Reinigung der gesamten Funktionsstelle Operation nach Abschluss des Operationsprogramms und die dritte die turnusmäßig nach der Hygiene-ordnung des Krankenhauses durchzuführende Gesamtreinigung." ([Chai, 2000] S. 3-203). Diese Arbeit konzentriert sich im Weiteren auf die beiden erstgenannten Bestandteile des Reinigungsprozesses.

Die OP-Zwischenreinigung kann als „gründliche jedoch reduzierte Reinigung zwischen zwei Operationen" beschrieben werden ([Lutz, 2000] S. 240). Sie beschränkt sich räumlich auf die Operationseinheit und wird von Luce-Wunderle und Debrand-Passard ([Luce, 2006] S. 43) als „Laufende Desinfektion" bezeichnet. Sie umfasst die „Scheuer-Wisch-Desinfektion von Fußboden und Oberflächen zwischen einzelnen OPs".

Die tägliche Reinigung der gesamten Funktionsstelle wird als „Tägliche Schlussdesinfektion" oder „OP-Schlussreinigung" bezeichnet. Sie umfasst die „Reinigung aller desinfizierbaren Flächen inkl. der Wände bis in 2 m Höhe" des gesamten OP-Bereichs nach Beendigung des OP-Programms. Nach septischen Operationen wird eine Desinfektion in Form der täglichen Schlussdesinfektion der Operationseinheit notwendig, auch wenn das Operationsprogramm weitergeführt werden sollte ([Luce, 2006] S. 44, [Lutz, 2000] S. 240, [RKI, 2000]). Prozessauslöser der Zwischenreinigung ist das Ende einer Operation. Theoretisch könnte jeder Operation ein fixer Personal- und Sachkostenaufwand für die Durchführung der Zwischenreinigung der genutzten Operationseinheit entsprechend der Flächengröße zugeordnet werden. Dieser Ansatz lässt jedoch außer Acht, dass während der gesamten Betriebszeit der Funktionsstelle OP-Bereich das Reinigungspersonal auf Abruf bereit steht, um die Zwischenreinigung ohne Verzögerungen durchführen zu können. Ist die Operationsdauer länger, verlängern sich automatisch die Leerlaufzeiten für das Reinigungspersonal. Dies wird jedoch im Hinblick auf eine optimierte OP-Saalkapazitätsauslastung durch den Primärprozess in Kauf genommen. Dies kann durch ein Beispiel von Busse ([Busse, 2005] S. 160f) erläutert werden, der die Personalkosten einer Operation am Beispiel einer Schilddrüsenresektion während der chirurgischen Maßnahmezeit mit einem Preis von rund 322,- Euro pro Stunde veranschlagt. Fleßa ([Fleßa, 2008] S. 123) beziffert die Personalkosten für eine Gallenoperation unter Berücksichtigung der Stundensätze für Chefarzt, Assistenzärzte, Anästhesist und Pflegepersonal mit 765,- Euro pro Stunde. Ein durchschnittlicher Stundensatz für Reinigungspersonal liegt bei etwa 14,- Euro.[2] Die Zwischenreinigung einer OP-Einheit kann durch eine Person oder durch ein Reinigungsteam durchgeführt werden. Der Einsatz mehrerer Personen zur Verkürzung der Reinigungszeit ist jedoch krankenhausindividuell durch die Größe und Struktur der Räume der OP-Einheit begrenzt. Die Größe des Reinigungsteams eines zentralen OP-Bereichs richtet sich nach der Anzahl OP-Einheiten und nach dem geplanten Operationsprogramm. Bei einem Operationsprogramm mit längeren Eingriffszeiten kann Reinigungspersonal OP-Einheit übergreifend eingesetzt werden. Die Wahrscheinlichkeit einer solchen Ressourcenoptimierung steigt mit der Anzahl der zum OP-Bereich gehörenden OP-Einheiten und der Länge der einzelnen Eingriffe. Eine auf dieser Möglichkeit basierende Einsparung von Reinigungspersonal birgt jedoch das Risiko von Verzögerungen für den Arbeitsablauf des OP-Teams. Kurzfristige Verschiebungen im OP-Programm müssen dann auch in der Dienstplanung des Reinigungs-personals berücksichtigt werden. Angesichts der hohen Kostenunterschiede der Berufs-gruppen werden in der Praxis in der Regel Leerlaufzeiten des Reinigungspersonals hinge-nommen. Die Kosten der Zwischenreinigung bedeuten also

---

[2] Stundensatz für OP-Reinigung im Regelbetrieb laut einer Rechnung für Dezember 2006 eines zur Stichprobe der Auswertung dieser Arbeit gehörenden Klinikums

einerseits einen fixen Aufwand je Operation, andererseits werden die Vorhaltekosten des Reinigungsteams für die Zeit des Regelbetriebs der Funktionsstelle Operation durch die Dauer der einzelnen Operationen mit-bestimmt. Diese Situation kann bei der Zuordnung der Kosten je Patient berücksichtigt werden, wenn ein Teil der Kosten entsprechend der Operationszeit und ein Teil in Abhängig-keit von der Operationszahl verrechnet wird. Prozessauslöser für die OP-Schlussreinigung ist normalerweise das Ende des Operations-programms. Für eine verursachergerechte Zuordnung von Kosten kann der Aufwand dafür anteilig auf die geleisteten Operationen des Tagesprogramms verrechnet werden. Dabei bietet sich die Umlage der Kosten in Abhängigkeit der Dauer der einzelnen Operationen an.

Die Summe der gesamten Reinigungskosten im OP-Saal lässt sich entsprechend in einen fixen Anteil, der über die Operationszahl der Funktionsstelle verrechnet wird, und in einen variablen, zeitabhängigen Anteil aufteilen. Mathematisch kann dieser Zusammenhang in der folgenden Formel ausgedrückt werden:

$$KostenHP_{17,4,x_0} = f\big(P1_{17,4}(x_0)\big) + f\big(P2_{17,4}(x_0)\big) = f\big(t_{OPS_{x_0}}\big) + f(Operationszahl)$$

wobei

$HP_{17,4}$	Hauptprozess 17 zum Produkt Reinigung im OP-Bereich des Geschäftsprozesses 4: Bereitstellung der Funktionsstelle OP-Bereich
P1	Prozessgröße 1: Operationsdauer
P2	Prozessgröße 2: Operationszahl
x_0	Patient
t_{OPS}	Operationsdauer eines Eingriffs nach Prozedurenkode (OPS)

Laut Angabe eines OP-Koordinators[3] zur Bemessung des OP-Reinigungsteams im Bezug zur Anzahl Operationseinheiten der Funktionsstelle und in Abhängigkeit der angesetzten Operationsdauern des geplanten Operationsprogramms wird für das Modell dieser Arbeit vereinfachend angenommen, dass die Hälfte der Reinigungskosten der Funktionsstelle OP-Bereich in Abhängigkeit zur Anzahl Operationen stehe und die zweite Hälfte abhängig von der Operationsdauer sei.

4.3.7 Definition Wäscheversorgung im OP-Bereich

Der Prozess zum Produkt Wäscheversorgung gliedert sich in mehrere Prozessphasen. Im Zentrum steht ein Prozesskreislauf, der aus den Teilprozessen Frischwäschelieferung ein-

---

[3] Telefoninterview im Januar 2009

schließlich Einsortierung, Nutzung, Schmutzwäscheentsorgung und Reinigung besteht ([Diez, 2007] S. 86). Prozessgröße zur Verrechnung der Leistungen der Wäscheversorgung ist das Wäschegewicht ([DKG, 2007] Anlage 9, S. 257).

Im OP-Bereich umfasst die Wäscheversorgung die Bereitstellung der OP-Bereichskleidung für das gesamte OP-Personal. Neben der OP-Bereichskleidung beinhaltet das Leistungsspektrum der Wäscheversorgung thematisch die Bereitstellung und Aufbereitung steriler Abdecktücher sowie die Bereitstellung der sterilen Schutzkleidung für das Operationsteam, sofern es sich um Mehrwegmaterialien handelt.

Im Gegensatz zur Bereichskleidung handelt es sich bei den Abdecktüchern und der Schutzkleidung jedoch nicht um Wäsche, sondern um Medizinprodukte. „Der Zweck von OP-Abdeckungen und -Mänteln ist zum einen der Schutz des Krankenhauspersonals vor Infektionen und zum anderen die Reduktion von post-operativen Wundinfektionen und somit der Schutz des Patienten. Sie werden gemäß allgemein akzeptierter Regelauslegung als nicht-aktive Medizinprodukte der Risikoklasse 1 bzw. 1s (s für „steril") klassifiziert" ([Eiff, 2007] S. 9). Die damit verbundenen Anforderungen bezüglich Ausführung, Verwendung und Aufbereitung sind in DIN EN 13795 [DIN EN 13795-1, 2003] festgelegt.

Aus dieser Abgrenzung ergeben sich Unschärfen für die Verrechnung der Leistungen und Kosten im OP-Bereich. Werden im OP-Bereich Einwegprodukte verwendet, müssen die Kosten für die Beschaffung als medizinische Sachkosten gebucht werden, die Entsorgungskosten finden sich bei den FM Kosten beim Prozess Abfallbeseitigung wieder. Werden Mehrwegprodukte verwendet, finden sich die Beschaffungskosten ebenfalls bei den medizinischen Sachkosten, die Kosten der sterilen Aufbereitung sind als Leistungen des Facility Managements beim Prozess Sterilgutversorgung zu buchen. Dieser Zusammenhang ist in Abbildung 26 dargestellt. Für die Leistungsbestimmung des Hauptprozesses Wäscheversorgung ist allein die Bereitstellung der OP-Bereichskleidung von Bedeutung.

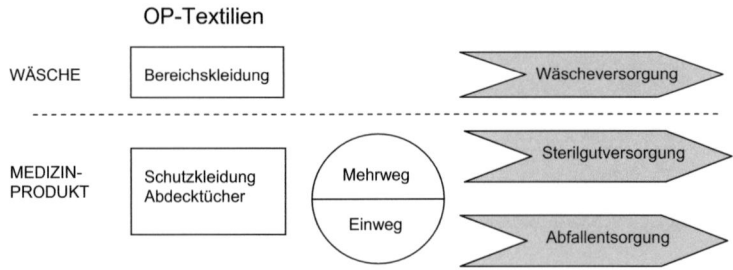

Abbildung 26: Abgrenzung Prozess Wäscheversorgung

Quelle: eigene Darstellung

Die OP-Bereichskleidung setzt sich im Normalfall aus Hose und Kasack oder Kittel zusammen. Bei der Einschleusung in den OP-Bereich wird die Bereichskleidung durch das OP-Personal angelegt. Sollte ein Mitarbeiter den OP-Bereich zwischenzeitlich verlassen, bedeutet dies die Ausschleusung und erneute Einschleusung, bei der frische OP-Bereichskleidung angelegt werden muss. Auch nach „erfolgtem Toilettenbesuch wird eine hygienische Händedesinfektion durchgeführt und neue Bereichskleidung angelegt" [RKI, 2000]. Außerdem sollte entsprechend der Empfehlung des Robert-Koch Institutes für Hygiene [RKI, 2000] im OP-Bereich die Bereichskleidung auch gewechselt werden, wenn eine Durchfeuchtung während der Operation stattgefunden hat. Diese kann von innen, aber auch von außen bei stark flüssigkeitsfreisetzenden Operationen wie z.B. einer Hüft-TEP (Ersatz eines Hüftgelenks) erfolgen ([Eiff, 2007_1] S. 44). Das Wäschegewicht der OP-Bereichskleidung als Bestandteil der Prozessgröße des Hauptprozesses ist also abhängig von der Anzahl Mitarbeiter im OP-Bereich, sowie von der Anzahl der persönlichen Schleusungen bzw. Wäschewechsel der einzelnen Mitarbeiter je Dienstschicht.

Abbildung 27 zeigt beispielhaft Operateure im Waschraum des OP-Bereichs bei der Händedesinfektion. Die Bereichskleidung bestehend aus Hose und Kittel ist gut sichtbar.

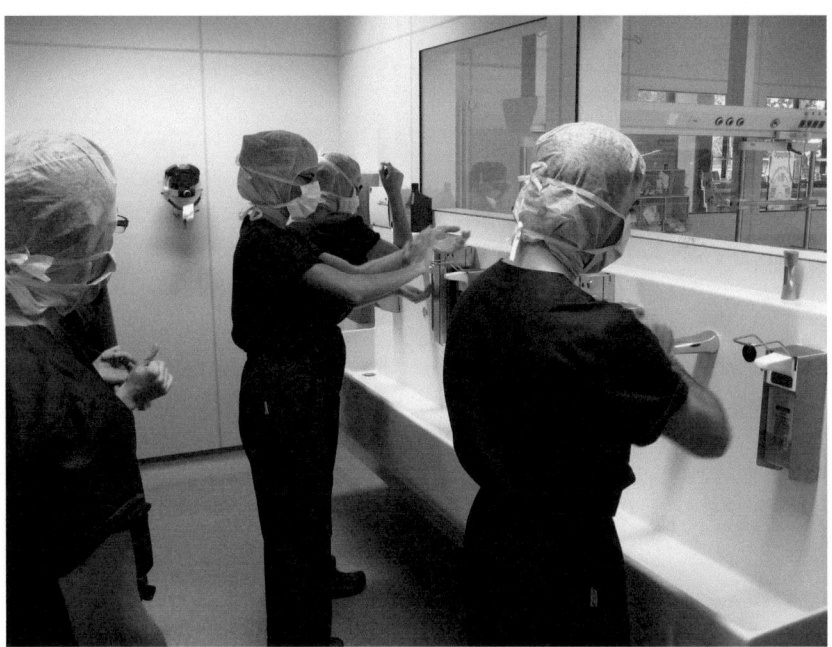

Abbildung 27: Operateure im Waschraum beim Händewaschen und desinfizieren

Quelle: Experimental-OP Tübingen

Ziel eines optimierten OP-Ablaufs ist die möglichst nahtlose Aneinanderreihung von Operationen ohne Leerlaufzeiten. Es wird angenommen, dass das Verlassen des OP-Bereichs und erneute Einschleusen von OP-Personal daher als Verzögerungsfaktor innerhalb einer Dienstschicht auf das Notwendigste beschränkt ist. Außerdem wird davon ausgegangen, dass Unterbrechungen einer laufenden Operation, die den Wechsel der Bereichskleidung und zusätzlich der Schutzkleidung erfordern, weitgehend die Ausnahme sind. Wird der Wäscheverbrauch der OP-Bereichskleidung nicht nach Gewicht dokumentiert, ist eine Abschätzung aufgrund der durch Individualität geprägten Anzahl persönlicher Schleusungen der Mitarbeiter je Dienstschicht insgesamt schwierig.

Der eindeutige Bezug des Wäschegewichts zum Primärprozess Operation ist durch Unsicherheit geprägt. Für das Modell dieser Arbeit wird die Verbrauchsmenge der OP-Bereichskleidung im OP-Bereich daher zusammengesetzt betrachtet. Ein Teil der Kosten wird als fixer Betrag angenommen, der in linearer Abhängigkeit zur Anzahl Operationen steht. Der zweite Teil wird als variabler Kostenanteil in Abhängigkeit der Operationsdauer betrachtet. Prozessgröße für den Hauptprozess Wäscheversorgung ist somit einerseits die Durchführung und andererseits die Dauer einer Operation.

Mathematisch kann dieser Zusammenhang in der folgenden Formel ausgedrückt werden:

$$KostenHP_{28,4,x_0} = f\left(P1_{28,4}(x_0)\right) + f\left(P2_{28,4}(x_0)\right) = f\left(t_{OPS\,x_0}\right) + f(Operationszahl)$$

wobei

$HP_{28,4}$	Hauptprozess 28 zum Produkt Wäscheversorgung im OP-Bereich des Geschäftsprozesses 4: Bereitstellung der Funktionsstelle OP-Bereich
P1	Prozessgröße 1: Operationsdauer
P2	Prozessgröße 2: Operationszahl
x_0	Patient
t_{OPS}	Operationsdauer eines Eingriffs nach Prozedurenkode (OPS)

Vereinfachend wird für das Modell dieser Arbeit angenommen, dass die Hälfte der Kosten der Wäscheversorgung der Funktionsstelle OP-Bereich in Abhängigkeit zur Anzahl Operationen stehe und die zweite Hälfte abhängig von der Operationsdauer sei.

4.3.8 Definition Sterilgutversorgung im OP-Bereich

Der FM Hauptprozess zum Produkt Sterilgutversorgung im OP-Bereich wird durch die (zentrale) Sterilgutversorgungsabteilung ((Z)SVA) im Krankenhaus durchgeführt. Hauptaufgabe der ZSVA für den OP-Bereich mit einem Arbeitsaufwandsanteil von etwa 80% ist die

Aufbereitung und Sterilisation der zur Operation benötigten Instrumente und Textilien ([DKG, 2007] S. 106). Die entsprechenden Abläufe, technische und hygienische Anforderungen und Definitionen sind in DIN 58395-8 [DIN 58953-8, 2003] festgelegt.

Der Prozess der Sterilgutversorgung im OP-Bereich ist sehr eng mit dem Primärprozess verknüpft und bedarf einer hohen Abstimmung zwischen den Beteiligten. Die unmittelbare Bereitstellung von Sterilgut für eine Operation wird von der OP-Pflege (Instrumentierende(r) oder Springer(in)) bei Standardoperationen eigenverantwortlich oder ansonsten nach Absprache mit dem Operateur durchgeführt ([Luce, 2006] S. 6ff). Die OP-Pflege greift dazu auf ein zentrales oder dezentrales Sterilgutlager im OP-Bereich zu, in das das notwendige Sterilgut aus der ZSVA geliefert wurde. Abbildung 28 zeigt einen Patienten im OP-Saal, der für eine anstehende Operation vorbereitet wurde. Auf dem Wagen im Vordergrund sieht man einen geöffneten, metallenen Sterilisierbehälter. Der Deckel des Behälters befindet sich auf dem unteren Wagenboden. Auf dem Behälter ist eine Sterilisiersiebschale abgestellt. Zwei weitere Siebschalen mit Instrumenten befinden sich auf dem benachbarten Ablagetisch. Ablagetisch, sonstiges Mobiliar und Patient werden bis auf das Operationsfeld mit sterilen OP-Tüchern abgedeckt.

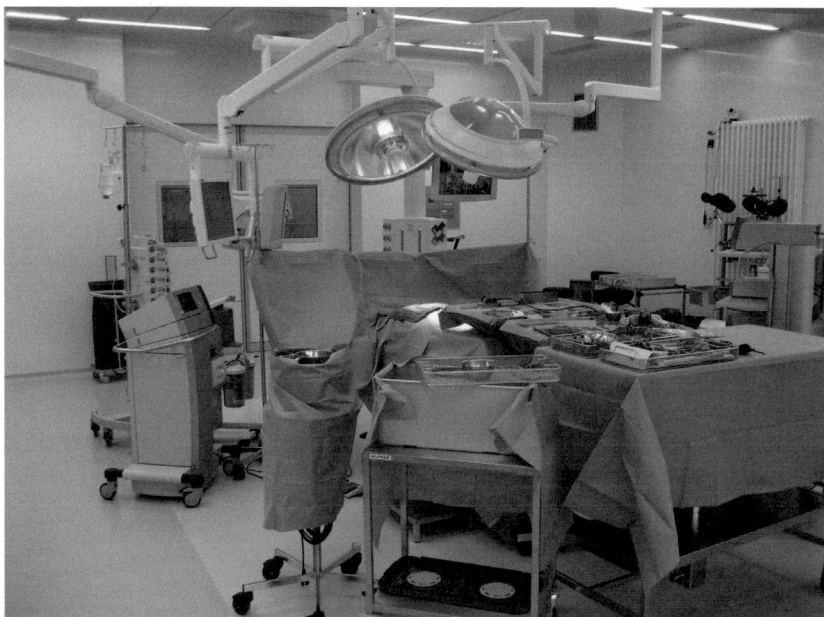

Abbildung 28: Für eine Operation vorbereiteter Patient im OP-Saal einschließlich bereitge-stellter Instrumente und Abdecktücher

Quelle: Experimental-OP Tübingen

Abbildung 29 zeigt das Prozessmodell der Sterilgutversorgung. Der Teilprozess der Instandhaltung gehört zum Aufgabenbereich der ZSVA. Er ist jedoch als Leistung des Prozesses Instandhaltung Medizintechnik vom Hauptprozess Sterilgutversorgung abzugrenzen.

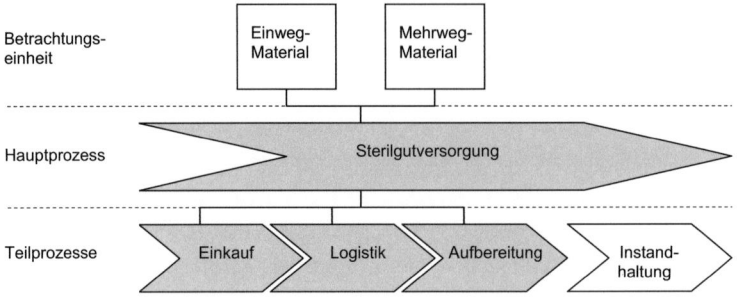

Abbildung 29: Prozessmodell Sterilgutversorgung

Quelle: eigene Darstellung

Sterilgut kann in Einweg und Mehrweg-Materialien unterteilt werden. Der Prozess der Sterilgutversorgung beschränkt sich für Einwegmaterialien neben dem Einkauf auf den Logistikprozess und die Entsorgung, für die Mehrweg-Materialien steht der Aufbereitungs-prozess im Zentrum. Die Aufbereitung umfasst die Teilprozesse Reinigung und Sterilisation. Es kann davon ausgegangen werden, dass in Deutschland mehr als 86% der Versorgung mit sterilen Mehrweg-OP-Textilien extern erbracht wird ([Eiff, 2007_1] S. 16f). Die Haupt-aufgabe der ZSVA liegt daher allgemein in der Aufbereitung der Instrumente. Entsprechend den Betrachtungseinheiten wird der Prozess der Sterilgutversorgung in zwei Teilprozesse untergliedert, die Sterilgutversorgung mit Instrumenten und die Sterilgutversorgung mit OP-Textilien. Die beiden Teilprozesse werden im Folgenden einzeln untersucht.

4.3.8.1 Hauptprozess Sterilgutversorgung – Teilprozess Instrumentenaufbereitung

Auslöser des Hauptprozesses Sterilgutversorgung ist die Durchführung eines operativen Eingriffs an einem Patienten. Dieser Eingriff ist durch einen Prozedurenkode entsprechend dem Amtlichen Operationen- und Prozedurenschlüssel (OPS) spezifizierbar. Entsprechend dieser Kodierung benötigt der Operateur spezielle Instrumente. Die Instrumente werden nach der Reinigung auf einer oder mehreren Sterilisiersiebschalen nach hausindividuellen Standards als OP-Siebe zusammengestellt, verpackt, sterilisiert und danach an die

Funktionsstelle Operation geliefert. Abbildung 30 zeigt beispielhaft den Inhalt eines „Kleinen Grundsiebs", das in der Allgemeinchirurgie verwendet wird. Die beiden Sterilisiersiebschalen werden übereinander in einem Sterilisierbehälter angeordnet und bilden eine Sterilguteinheit.

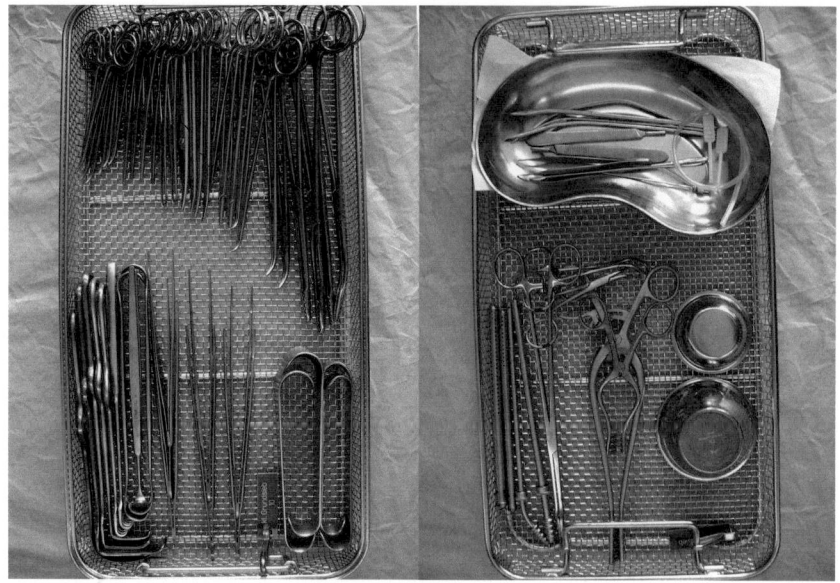

Abbildung 30: Kleines Grundsieb Allgemeinchirurgie

Quelle: Siebdokumentation eines Beispielkrankenhauses

Prozessgröße für die innerbetriebliche Leistungsverrechnung der Leistungen der Sterilgutversorgung ist laut Kalkulationshandbuch ([DKG, 2007] S. 256) die Anzahl der gelieferten Sterilguteinheiten (STE). Eine STE ist ein Packmaß und entspricht einer Größe von 60x30x30 cm. Die DIN 58953-9 [DIN 58953-9, 2002] beschränkt sich bezüglich des Inhalts von Sterilguteinheiten auf allgemeine Aussagen. „Instrumente werden auf Sterilisiersiebschalen nach DIN 58953-3 im Sterilisierbehälter sterilisiert." Sterilisiersiebschalen gibt es in unterschiedlicher Größe. Entsprechend kann eine Sterilguteinheit ein oder mehrere Siebe beinhalten, die übereinander angeordnet werden können. In Abbildung 31 ist beispielhaft ein Schnitt durch eine STE mit zwei übereinander gepackten Sterilisiersiebschalen skizziert. Das Volumen einer STE kann aber auch weiter in Einheiten unterteilt werden, wenn einzelne Instrumente oder Einzelteile wie z.B. eine Schere oder OP-Lampengriffe einzeln verpackt und sterilisiert werden, oder wenn Sterilisierbehälter mit einer Grundfläche von z.B. nur 30x30 cm eingesetzt werden.

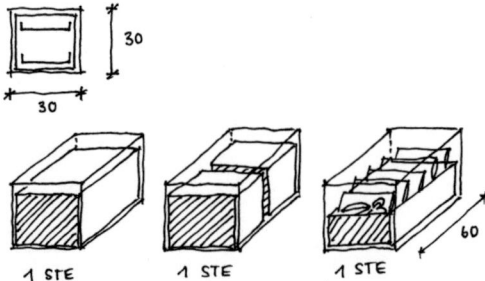

Abbildung 31: Skizze zu Volumen und Inhalt einer Sterilguteinheit

Quelle: eigene Darstellung

Es wird unterschieden zwischen Grundsieben und Zusatzsieben. „Das Grundsieb enthält einen Satz chirurgischer Instrumente auf einer Sterilisiersiebschale, der mit oder ohne Zusatzsieb für verschiedene Operationen geeignet ist. [...] Das Zusatzsieb enthält einen Satz chirurgischer Instrumente zur Ergänzung des Grundsiebes." [DIN 58953-1, 1987]. In der OP-Pflege werden analog nach operativen Fachbereichen gegliedert Grundinstrumentarien und Spezialinstrumentarien definiert. Diese können verschiedenen Eingriffen zugeordnet werden ([Luce, 2006]). Eine allgemeingültige Zuordnung von Instrumentenstandards zu Standardeingriffen ist in Deutschland jedoch nicht verfügbar. Jede Klinik verfügt über klinikinterne individuelle Standards.

Eine Sterilguteinheit ist hinsichtlich der Größe definiert, der Inhalt kann sich jedoch sehr stark unterscheiden. Entsprechend sind die Kosten für die Aufbereitung einer STE je nach Inhalt unterschiedlich. Dabei ist der maschinelle Sterilisiervorgang selbst nicht der entscheidende Kostenfaktor. Entscheidender Kostenfaktor ist vielmehr die Zeit, die das Personal für die Vor- und Nachbereitung der einzelnen Instrumente benötigt. Ein unerwünschter Faktor kommt hinzu, wenn steril verpackte Siebe geöffnet werden, jedoch nur einzelne Teile aus einer größeren Anzahl benutzt werden. Auch der unbenutzte Inhalt muss neu sterilisiert und gepackt werden. Um dies zu vermeiden, bedarf es der Abstimmung zwischen Operateuren, OP-Pflege und Zentralsterilisation, so dass entsprechend des Bedarfs für Standardoperationen auch geeignete Sterilgutzusammenstellungen zur Verfügung stehen. Zeit- und damit kostenintensiv sind insbesondere Instrumente, die aus mehreren Teilen bestehen und als Teil des Aufbereitungsprozesses auseinandergebaut und wieder zusammengesetzt werden müssen. Entsprechend ist die innerbetriebliche Leistungsverrechnung für Sterilgut über die Größe STE kritisch zu hinterfragen.

Auf anderer Ebene schreibt der Gesetzgeber vor, dass der Einsatz der bei einer Operation verwendeten Instrumente am Patienten dokumentiert werden muss, so dass im Falle einer Infektion zurückverfolgt werden kann, ob die Vorschriften hinsichtlich Hygiene eingehalten wurden [MPBetreibV, 1998]. Theoretisch müsste es daher möglich sein, diese Dokumentation auch im Rahmen der Kostenverrechnung zu nutzen. Nach Einschätzung der Geschäftsführung der Deutschen Gesellschaft für Sterilgutversorgung e.V. (DGSV)[4] ist in den meisten Krankenhäusern in Deutschland jedoch wenig Transparenz hinsichtlich einer gezielten Kosten- und Leistungsverrechnung der Sterilgutversorgung gegeben. Mögliche Schnittstellen zum Kerngeschäft bleiben allgemein ungenutzt.

Ziel dieser Arbeit ist es, die Leistungsmengen und Kosten der Sterilgutversorgung in Abhängigkeit zu Leistungsdaten des Primärprozesses Operation zu stellen. Dabei ist das Streben nach Genauigkeit mit der Verfügbarkeit von Informationen abzuwägen.

Im folgenden Kapitel sollen daher die Zusammenhänge zwischen den instrumentbezogen geschätzten Kosten der Aufbereitung eines OP-Siebes, der Verrechnungsgröße Anzahl STE und der Operationsdauer beispielhaft an den Daten eines Referenzkrankenhauses für eine Auswahl von neun unterschiedlichen Operationen mittels einer linearen Regression analysiert werden und daraus ein für das Modell dieser Arbeit geeigneter Kostentreiber abgeleitet werden. Das Maß zur Bewertung einer linearen Beziehung zwischen Merkmalswerten ist dabei die Bestimmtheit. Das Bestimmtheitsmaß R^2 beschreibt den Anteil der durch die lineare Regression erklärten Varianz an der Gesamtvarianz einer Stichprobe. Das Bestimmtheitsmaß kann Werte zwischen 0 und 1 annehmen. Liegt das Bestimmtheitsmaß nahe dem Wert 1, bedeutet dies, dass der lineare Zusammenhang zwischen Merkmalswerten und Kosten annähernd exakt ist ([Bol, 2004] S. 137ff).

4.3.8.2 Kostentreiberanalyse auf Basis der Untersuchung eines Referenzkrankenhauses

Grundlage der Untersuchung sind die OP-Siebpacklisten zu 16 Operationssiebstandards eines Beispiel-Krankenhauses, die mit vertretbarem Aufwand für diese Arbeit verfügbar gemacht werden konnten. Die Kosten der Aufbereitung der OP-Siebe wurden durch einen Dienstleister aus dem Bereich der Sterilgutversorgung auf Vollkostenbasis entsprechend des durchschnittlichen Zeitaufwandes je Instrument auf Grundlage der Daten der zentralen Sterilgutabteilung eines Referenzkrankenhauses im Rahmen einer Vollkostenkalkulation für das Jahr 2007 geschätzt. Der Inhalt jedes OP-Siebs wird dabei in aufwendig und einfach aufzubereitende Artikel unterschieden und gezählt. Zusätzlich wird berücksichtigt, ob Instrumente für mikroinvasive Techniken (MIC) benötigt werden. Aufgrund dieser Zuordnung

---

[4] Telefoninterview April 2008

wird jedem OP-Sieb ein Preis für die Aufbereitung zugeordnet. Alle OP-Siebe der Stichprobe entsprechen einem Packvolumen von 1 STE. Tabelle 9 gibt dazu einen Überblick.

Tabelle 9: Übersicht zu den durch einen Dienstleister instrumentenbezogen abgeschätzten Aufbereitungskosten zu den 16 OP-Siebstandards eines Beispielkrankenhauses

Bezeichnung OP-Sieb	Inhalt [Anzahl Artikel]			Kosten [€]	Anzahl STE
	einfach	aufwendig	MIC		
1-Großes Grundsieb	113	2		40,03	1
2-Gallekiste (einschl. Gallezusatzsieb)	48	1		24,02	1
3-Lap. Galle	95	6	X	44,61	1
4-Lap. Galle Zusatz	29	2		21,73	1
5-Magen Darm	42	1		24,02	1
6-Überlange Instrumente	22			17,16	1
7-Diagn. Hys u. Abrasio u. Salpingographie	46	1	X	24,02	1
8-Infrarotkoagulator	1	2		17,16	1
9-Sectio	77	1		30,88	1
10-Cystoskop blau	53	2	X	26,31	1
11-Bandscheibensieb 1	89		X	30,88	1
12-Kleines Grundsieb	87	5		40,03	1
13-AV Shuntsieb	92	3		35,46	1
14-Aorteninstrumente	13			17,16	1
15-Gefäßsieb	87	7	X	44,61	1
16-Dermatom	37	1		21,73	1

Den OP-Sieben 6, 8 und 14 wurden die niedrigsten Aufbereitungskosten von 17,16 Euro zugeordnet. Die OP-Siebe 3 und 15 wurden mit 44,61 Euro mit dem höchsten Preis bewertet. Damit ergibt sich für diese Stichprobe eine Kostenspanne zwischen etwa 17,- und 45,- Euro für die Aufbereitung einer Sterilguteinheit. Die Abweichung ist mit 28,- Euro rund 1,6 Mal höher als die Kosten der günstigsten STE. Diese Analyse legt nahe, die Aufbereitungskosten der OP-Siebe eines Krankenhauses inhaltsbezogen zu schätzen und im Rahmen von festgelegten Preisspannen zu clustern. Entsprechend könnten dann über die standardisierte Zuordnung der OP-Siebe zu den durchgeführten Operationen im OP-Bereich die Aufbereitungskosten direkt verursachergerecht zugeordnet werden.

Diese detaillierte Zuordnung ist derzeit in den meisten Krankenhäusern in Deutschland nicht möglich. Daher soll im Weiteren auf das gröbere Maß „Anzahl Sterilguteinheiten" zurückgegriffen und untersucht werden, ob durch eine durchschnittliche Zuordnung der Anzahl STE je Eingriff mit weitaus geringerem Aufwand die OP-Siebaufbereitungskosten verursachergerecht verrechnet werden können. Nach Abschätzung der Vertretbarkeit des Aufwands wurden dazu einer Stichprobe von neun verschiedenen Operationen nach OPS die benötigten OP-Siebe und die Anzahl Sterilguteinheiten durch eine verantwortliche Mitarbeiterin aus der Zentralen Sterilgutversorgungsabteilung im Referenzkrankenhaus standardmäßig zugeordnet. Die Summe der Aufbereitungskosten für die jeweiligen OP-Siebe bildet den Kostenkennwert der jeweiligen Operation. Tabelle 10 zeigt die Auswahl der neun

Operationen mit den zugeordneten OP-Siebbezeichnungsnummern, die Kostensumme der Aufbereitungskosten und die Anzahl Sterilguteinheiten.

Tabelle 10: Übersicht über die Prozeduren und die OP-Siebaufbereitungskosten

OPS	Prozedurbezeichnung	Siebe	Kosten [€]	Anzahl STE
5-749	Andere Sectio caesarea („Kaiserschnitt")	9	30,88	1
5-560	Transurethrale und perkutan-transrenale Erweiterung des Ureters („Harnleitererweiterung")	10	26,31	1
5-511	Cholezystektomie („Entfernung der Gallenblase")	1, 2 oder 3, 4	65,20	2
5-831	Exzision („Entfernen") von erkranktem Bandscheibengewebe	11	30,88	1
5-392	Anlegen eines arteriovenösen Shuntes („Kurzschlussverbindung von Gefäßen")	12, 13	75,49	2
5-469	Andere Operationen am Darm	1, 5, 6, 7, 8	122,39	5
5-399	Andere Operationen an Blutgefäßen	1, 14, 15	101,8	3
5-895	Radikale und ausgedehnte Exzision von erkranktem Gewebe an Haut u. Unterhaut	12, 16	61,76	2
5-653	Salpingoovariektomie („Entfernung eines Eierstocks und Eileiter")	7	24,02	1

In der Übersicht wird deutlich, dass für diese Stichprobe je nach Prozedur ein OP-Siebstandard, aber zum Beispiel auch 2, 3 oder 5 verschiedene Siebstandards benötigt werden. Die Prozedur 5-511 („Entfernung der Gallenblase") kann durch zwei unterschiedliche operative Methoden durchgeführt werden. Je nachdem werden im Referenzkrankenhaus jeweils zwei andere OP-Siebe benötigt. Die Summe der OP-Siebaufbereitungskosten bleibt dabei jedoch dieselbe. Strobel ([Strobel, 2004] S. 148ff) ordnet einer der beiden Eingriffsmethoden im Gegensatz zur vorliegenden Zuordnung zwei Endoskopiesiebe, sowie ein Grund- und ein Spezialinstrumentensieb, also insgesamt 4 OP-Siebe zu. Dies zeigt beispielhaft, dass Bezeichnung und Inhalt von OP-Sieben für denselben Eingriff je nach Krankenhaus unterschiedlich sein können.

In Abbildung 32 sind die Aufbereitungskosten je Prozedur der Größe Anzahl Sterilguteinheiten in einem Streuungsdiagramm gegenübergestellt. Wird ein linearer Zusammenhang der beiden Größen unterstellt, lässt sich eine Regressionsgerade bilden, die ebenfalls in der Abbildung dargestellt ist. Das Bestimmtheitsmaß R^2 für die lineare Regression ist 0,91. Damit können die Sterilgutaufbereitungskosten für die Auswahl der neun Operationen als positiv korreliert mit der Anzahl zugeordneter Sterilguteinheiten bezeichnet werden.

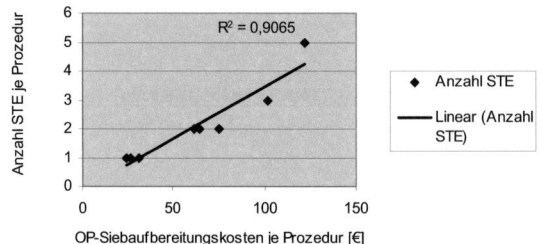

Abbildung 32: Korrelation Ist-Kosten – Anzahl Sterilguteinheiten je Prozedur

Quelle: eigene Darstellung

Alternativ soll nun untersucht werden, mit welcher Bestimmtheit die instrumentbezogen geschätzten OP-Siebaufbereitungskosten mit der Größe „Operationsdauer" korrelieren. Die den neun Prozeduren zugeordnete mittlere Operationsdauer basiert auf der Auswertung der Prozesszeiten einer Stichprobe von 1550 Operationen, die im Referenzkrankenhaus im Jahr 2005 durchgeführt wurden (vergleiche dazu auch Kapitel 5.1.3; Krankenhaus 1). In Tabelle 11 sind die Prozessgrößen und die Anzahl Operationen je Prozedur, auf der die statistische Bestimmung der mittleren Operationsdauer beruht, dargestellt.

Tabelle 11: Vergleich der Prozessgrößen

OPS	Kurzbezeichnung	Kosten OP-Siebaufbereitung [€]	Mittlere OP-Gesamtzeit [min]	Anzahl Operationen
5-749	Kaiserschnitt	30,88	90	239
5-560	Harnleitererweiterung	26,31	86	31
5-511	Gallenblasenentfernung	65,20	144	271
5-831	Bandscheibengewebeentfernung	30,88	139	155
5-392	Verbindung von Gefäßen	75,49	129	19
5-469	Darmoperation	122,39	159	161
5-399	Blutgefäßoperation	101,8	88	99
5-895	Hautoperation	61,76	128	513
5-653	Entfernung Eierstock u. Eileiter	24,02	106	62

Die mittlere OP-Gesamtzeit für die Auswahl an Prozeduren reicht von 86 bis 159 Minuten. Dabei verhalten sich die OP-Siebaufbereitungskosten sehr unterschiedlich. Für Eingriffe am Bandscheibengewebe mit der Kodierung 5-831 werden bei zirka 31,- Euro OP-Siebaufbereitungskosten im Mittel 90 Minuten Operationszeit benötigt. Die Prozedur 5-399 bezeichnet einen Eingriff an Blutgefäßen, der im Mittel 88 Minuten Operationszeit benötigt, die Siebaufbereitungskosten liegen jedoch bei rund 102,- Euro. Bei annähernd gleicher Operationsdauer entstehen somit für diese Prozedur mehr als dreimal so hohe OP-Siebaufbereitungskosten.

In Abbildung 33 sind die OP-Siebaufbereitungskosten je Prozedur der Operationsgesamtzeit je Prozedur in Minuten in einem Streuungsdiagramm gegenübergestellt. Das Bestimmtheitsmaß R^2 für die lineare Regression ist 0,19. Damit können die Sterilgutaufbereitungskosten für die Auswahl der neun Operationen als weitgehend unabhängig von der Operationsdauer bezeichnet werden.

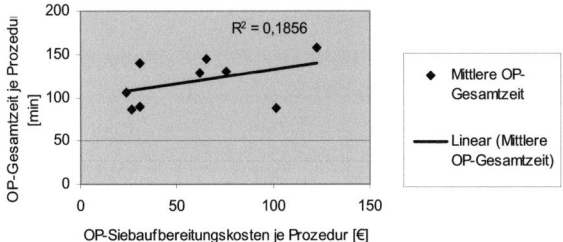

Abbildung 33: Korrelation OP-Siebaufbereitungskosten – Operationszeit je Prozedur

Quelle: eigene Darstellung

Zusammenfassend kann aus der Untersuchung der Stichprobe der neun Prozeduren abgeleitet werden, dass die Anzahl Sterilguteinheiten in Abhängigkeit der Operationsart eine geeignete Größe zur Verrechnung der Kosten des FM Prozesses Sterilgutversorgung in der Funktionsstelle Operation ist. Die Dauer der Operation spielt als Kostentreiber eine untergeordnete Rolle. Entscheidend für die Anzahl Sterilguteinheiten, die für einen Eingriff verwendet werden, ist der operative Eingriff, differenziert durch den OPS-Kode. Die Prozessgröße „Anzahl Sterilguteinheiten" steht also in linearer Abhängigkeit zur Anzahl Operationen einer bestimmten Eingriffsart. Durch die Zuordnung von Sterilgutstandards je Eingriffsart kann der Aufwand für den Teilprozess Instrumente des Hauptprozesses Sterilgutversorgung anhand der Anzahl Operationen abgeschätzt werden.

Mathematisch kann dieser Zusammenhang in der folgenden Formel ausgedrückt werden:

$$TPi_{22,4} \mapsto f(AnzahlSTE_{OPS})$$

mit

$$KostenTPi_{22,4,x_0} = f(P_{22,4}(x_0)) = f(AnzahlSTE_{OPS_{x_0}})$$

wobei

$TPi_{22,4}$ Teilprozess Instrumente des Hauptprozesses 22 zum Produkt
Sterilgutversorgung des Geschäftsprozesses 4: Bereitstellung der
Funktionsstelle OP-Bereich

P   Prozessgröße $AnzahlSTE_{OPS}$ = Anzahl Sterilguteinheiten je Operationsart
nach OPS

x_0 Patient

Da krankenhausübergreifend keine einheitlichen Sieb- bzw. STE Standards je Prozedur verfügbar sind, wird für diese Arbeit die individuelle STE Zuordnung der einzelnen Krankenhäuser bzw. eine Auswertung der STE Zuordnung von Referenzkrankenhäusern verwendet (vergleiche Kapitel 4.3.8.4). Diese Zuordnung muss bei Anwendung des Modells für eine differenzierte Kostenschätzung individuell je Krankenhaus überprüft werden.

4.3.8.3   Hauptprozess zum Produkt Sterilgutversorgung – Teilprozess Bereitstellung von OP-Textilien

Der Hauptprozess Sterilgutversorgung beinhaltet als weiteren Teilprozess die Aufbereitung und Bereitstellung steriler OP-Textilien (vergleiche Kapitel 4.3.7). Dies umfasst zum einen die sterile Schutzkleidung für die aktiv an einer Operation beteiligten Personen je Operation. Dies sind Operateur(in), Assistent(inn)en, und Instrumentierende(r). Springer(in) und Anästhesiepersonal können unsteril verbleiben ([Luce, 2006] S. 65). Die Schutzkleidung besteht aus einem sterilen Kittel oder OP-Mantel. Nach Beendigung einer Operation wird die Schutzkleidung noch im OP-Saal abgelegt und entsorgt bzw. in den Aufbereitungszyklus gegeben [RKI, 2000]. Zum anderen bezieht sich die Bereitstellung steriler OP-Textilien auf die für eine Operation verwendeten Abdecktücher. Nachdem der narkotisierte Patient in Position gebracht und desinfiziert wurde, werden Abdecktücher zum Schutz der übrigen Körperregionen außerhalb des Operationsfeldes angebracht. Diese werden nach der Operation wie die Schutzkleidung entsorgt bzw. in den Aufbereitungszyklus gegeben ([Eiff, 2007_1] S. 40f). Der Waschvorgang für sterile Textilien wird im Normalfall nicht in der ZSVA durchgeführt, sondern in einer auf sterile Textilien spezialisierten Abteilung einer Wäscherei. Die Anzahl OP-Mäntel und die Anzahl Abdecktücher als Prozessgrößen der Teilprozesse zum Produkt textile Sterilgutversorgung können eindeutig der Operation als Leistungsgrößen zugeordnet werden. Sie ist abhängig von der Anzahl der Personen des sterilen Operationsteams sowie der Art der Abdeckung, die für den Eingriff notwendig ist. Dazu gibt es in jedem Krankenhaus hauseigene Standards je Operation. Die Abweichungen in der Zusammenstellung der benötigten Textilien können jedoch als relativ gering eingeschätzt werden. Die

Dauer der Operation hat keinen direkten Einfluss auf die Menge der OP-Textilien. Dienstleister aus dem Bereich der sterilen Textilversorgung bieten Mehrweg-Standardsets an, die wahlweise 3 bzw. 4 OP-Mäntel und eine Standardanzahl von 4-6 Abdecktüchern verschiedener Größe enthalten. Darüber hinaus werden einzeln verpackte sterile OP-Mäntel und Tücher als variable Zusatzmenge angeboten.[5]

In einem vereinfachenden Ansatz wird für den Teilprozess Sterilgutversorgung Textilien die Durchführung einer Operation unabhängig von der Operationsart als Prozessgröße bestimmt. Mathematisch kann dieser Zusammenhang in der folgenden Formel ausgedrückt werden:

$$TPt_{22,4} \mapsto f(Operation)$$

mit

$$KostenTPt_{22,4,x_0} = f(P_{22,4}(x_0)) = f(Operation) = f(1)$$

wobei

TPt$_{22,4}$ Teilprozess Textilien des Hauptprozesses 22 zum Produkt Sterilgutversorgung des Geschäftsprozesses 4: Bereitstellung der Funktionsstelle OP-Bereich

P   Prozessgröße = Operation = 1 je Operation

x$_0$ Patient

4.3.8.4 Zuordnung Sterilguteinheiten je Eingriff – empirische Datenerhebung

Nach Aussagen der Geschäftsführung der Deutschen Gesellschaft für Sterilgutversorgung e.V. (DGSV) sind in Deutschland keine Standards für die Zuordnung der Kosten für die Aufbereitung von Sterilgut je Eingriff verfügbar.[6] Die Spanne der dazu notwendigen Datenverfügbarkeit ist krankenhausindividuell sehr groß. Im Idealfall werden instrumentenseitig standardisierte Siebe je Eingriff verwendet, für deren Siebinhalt Kostendaten entsprechend dem Aufwand für die Aufbereitung der einzelnen Teile vorliegen. Dasselbe gilt für Kostendaten hinsichtlich der Aufbereitung steriler Textilien. Dieses Vorgehen würde eine sehr genaue patientenbezogene, verursachergerechte Zuordnung der Kosten erlauben. In einem großen Teil der Krankenhäuser in Deutschland beschränkt sich die Dokumentation der Leistungen der ZSVA jedoch auf die Gesamtanzahl Sterilguteinheiten, die an den OP-Bereich geliefert werden. Eine Verknüpfung zur Primärleistung Operation besteht nicht.

---

[5] Angaben gemäß Interview mit einem Dienstleister im Bereich der sterilen OP-Textilienversorgung 2007
[6] Telefoninterview April 2008

Die Ausführungen in Kapitel 4.3.8.2 zeigen, dass die Größe „Anzahl STE" je Operation ein sinnvolles Maß für die verursachergerechte Kostenverrechnung der Sterilgutversorgung für den Teilprozess Instrumente darstellt, und gleichzeitig relativ niedrigen Ansprüchen an Dokumentation gerecht wird. Daher wird für die knapp 100 häufigsten Operationsprozeduren der Stichprobe der vier Krankenhäuser dieser Arbeit eine Datenerhebung durchgeführt mit dem Ziel, Kennzahlen für das Kostenmodell dieser Arbeit zu erarbeiten (vergleiche dazu Kapitel 1). Inhalt der Erhebung ist die Zuordnung der durchschnittlichen Anzahl STE je Eingriff. Dabei werden die Teilprozesse Aufbereitung Instrumente und Textilien vereinfachend zusammengefasst betrachtet. Die Zuordnung liegt für eine Stichprobe von fünf Krankenhäusern in Deutschland vor und wurde durch die DGSV unterstützt.

In Abbildung 34 ist die hausindividuelle Zuordnung der Anzahl STE je Operation für die Stichprobe in einem Streuungsdiagramm dargestellt. Die Operationen sind entsprechend der Kodierung nach dem Amtlichen Operationen- und Prozedurenschlüssel (OPS) bezeichnet. Aus Gründen der Darstellung ist nur jede fünfte Operation auf der Abszisse bezeichnet. Die Operationen sind entsprechend der Anzahl zugeordneter Sterilguteinheiten in Krankenhaus 5, in dem eine Zuordnung für alle Eingriffe vorliegt, aufsteigend angeordnet.

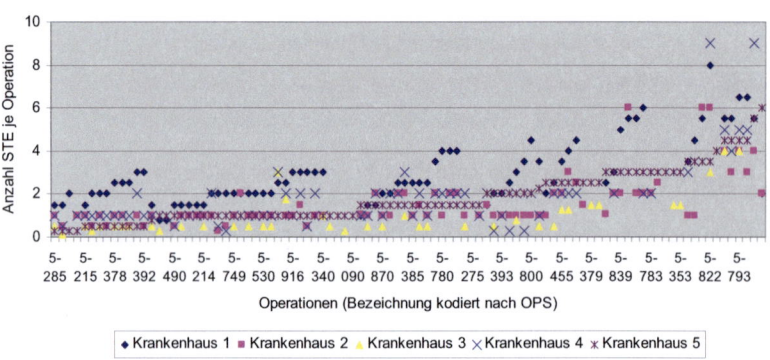

Abbildung 34: Zuordnung hausindividuelle Anzahl STE je Operation für eine Stichprobe von fünf Krankenhäusern

Quelle: eigene Darstellung

Tabelle 12 gibt zusätzlich eine Übersicht über statistische Kennwerte zur Sterilgutzuordnung der beteiligten Krankenhäuser.

Tabelle 12: Vergleich der Zuordnung der Anzahl STE für eine Stichprobe von fünf Krankenhäusern

Krankenhaus	1	2	3	4	5
Anzahl bewertete Operationen	79	81	40	73	96
Anzahl STE: Mittelwert	2,9	1,6	1,0	1,8	1,8
Anzahl STE: Median	2,5	1,0	0,5	1,0	1,5
Anzahl STE: Maximum	8,0	6,0	4,0	9,0	6,0
Anzahl STE: Minimum	0,75	0,25	0,13	0,25	0,25

Die 96 ausgewählten Operationen konnten nur von Krankenhaus 5 vollständig bewertet werden. Für einzelne Operationen liegt daher eine minimale Zuordnung von zwei Werten vor, wenn diese in den übrigen Krankenhäusern nicht durchgeführt werden. Der Vergleich der Häuser zeigt, dass gewisse Abweichungen in der Zuordnung vorliegen. Eine Tendenz, dass für bestimmte Operationen verhältnismäßig eine höhere Anzahl STE benötigt wird als für andere, ist über alle Häuser aus dem Streuungsdiagramm einheitlich ablesbar. Allerdings unterscheiden sich die Häuser in den absoluten Zahlen deutlich. In Krankenhaus 1 wird bei einem Median von 2,5 STE je Operation durchschnittlich die höchste Anzahl Sterilguteinheiten benötigt, während Krankenhaus 3 bei einem Median von 0,5 STE je Operation fast überall die niedrigste Anzahl STE benötigt. Dies liegt daran, dass in den Häusern zu unterschiedlichem Anteil Einwegmaterialien, insbesondere auch Einwegtextilien verwendet werden. In Krankenhaus 1 wurde der Aufwand für die Sterilisation von Mehrwegtextilien bei der Zuordnung mit berücksichtigt. Diese wurden unter Verwendung eines speziellen Sterilisierbehälters, der als Tupfertrommel bezeichnet wird, durch die hauseigene ZSVA intern sterilisiert und verursachen im Vergleich zu einem Krankenhaus, in dem Einwegtextilien verwendet werden, einen zusätzlichen Aufwand von etwa einer STE je Operation. Allgemein spielt es zudem eine Rolle, wie dicht eine STE gepackt wird, bzw. wie viele OP-Siebe enthalten sind, und wie dicht wiederum diese OP-Siebe gepackt werden.

Unter der Annahme, dass im jeweiligen Klinikum einheitliche Bedingungen für den Aufbereitungsumfang und die Bepackung bestehen, kann für den übergeordneten Vergleich der Zuordnungen der Häuser die Abweichung der Anzahl STE je Operation bezogen auf den krankenhausindividuellen Median herangezogen werden. Die Vorgehensweise soll durch ein Beispiel verdeutlicht werden. Der Median der Sterilgutzuordnung über alle Operationen in Krankenhaus 1 liegt bei 2,5. Die Kodierung 5-749 bezeichnet eine Kaiserschnitt-Operation (sectio caesarea), für die im Normalfall in diesem Krankenhaus 2 STE benötigt werden. Dabei enthält 1 STE das für die Operation notwendige OP-Sieb, die zweite STE enthält die Tupfertrommel. Die Differenz zwischen hausindividuellem Median und dem Wert 2 beträgt 0,5. Die Abweichung einer Kaiserschnitt-Operation vom Median in Krankenhaus 1 beträgt also -0,5.

In Abbildung 35 sind die Abweichungen der Anzahl STE je Operation zum hausindividuellen Median für die fünf Häuser der Stichprobe in einem Streuungsdiagramm dargestellt.

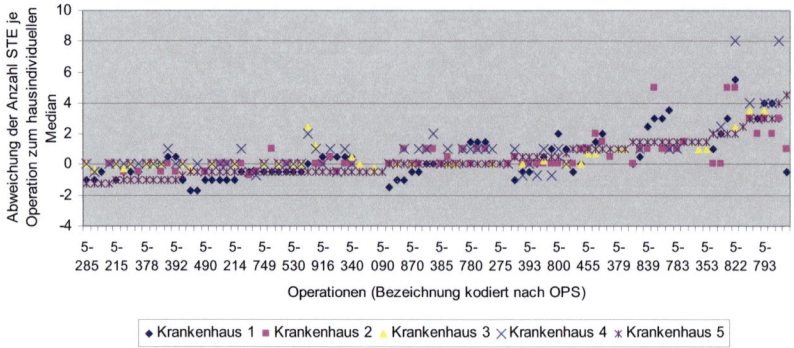

Abbildung 35: Abweichung der Anzahl STE je Operation zum hausindividuellen Median

Quelle: eigene Darstellung

Aus dieser Darstellung wird ersichtlich, dass die Abweichungen zum hausindividuellen Median für einen großen Teil der Operationen in den einzelnen Krankenhäusern tendenziell ähnlich sind. Für einige Operationen ergeben sich jedoch auch deutliche Unterschiede.

Die Zuordnung der durchschnittlich benötigten Anzahl Sterilguteinheiten zur Operation nach OPS ist Grundlage für das Modell dieser Arbeit. Falls eine krankenhausindividuelle Zuordnung nicht vorliegt, kann als Annäherung der Median der Anzahl Sterilguteinheiten je Operation aus der Stichprobe der Krankenhäuser herangezogen werden. In Abbildung 36 ist die auf dem Median basierende Zuordnung für die Auswahl von 96 Operationen dargestellt.

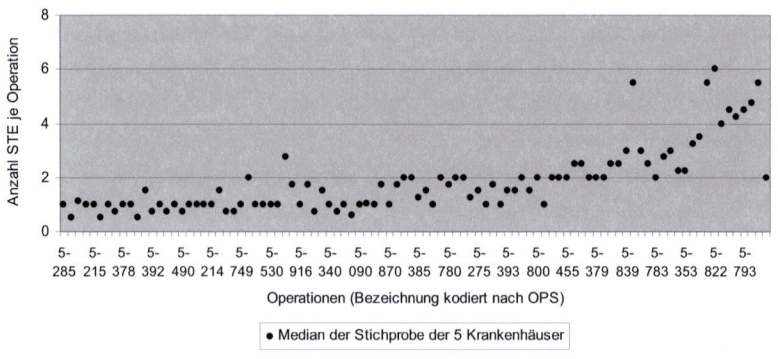

Abbildung 36: Median der Anzahl STE je Operation für eine Stichprobe von fünf Krankenhäusern

Quelle: eigene Darstellung

Mit dieser Zuordnung können die Kosten des Produkts Sterilgutversorgung in Abhängigkeit zum Primärprozess Operation durch das Modell abgeschätzt werden, auch wenn keine hausindividuellen Kennzahlen vorliegen. Zumindest tendenziell können dann Aussagen zur Varianz der Produktmengen der Sterilgutversorgung in Abhängigkeit zum Primärprozess getroffen werden.

4.3.8.5 Zusammenfassung Hauptprozess zum Produkt Sterilgutversorgung

Zusammenfassend kann der Hauptprozess zum Produkt Sterilgutversorgung, bei dem die Teilprozesse Instrumente und Textilien zusammengefasst betrachtet werden, in der folgenden mathematischen Formel beschrieben werden:

$$KostenHP_{22,4,x_0} = KostenTPi_{22,4,x_0} + KostenTPt_{22,4,x_0} = f\left(OPS_{x_0}\right) = f\left(OPS_{x_0} \cdot P_{OPS}\right)$$

wobei

$TPt_{22,4}$ Teilprozess Textilien des Hauptprozesses 22 zum Produkt Sterilgutversorgung des Geschäftsprozesses 4: Bereitstellung der Funktionsstelle OP-Bereich

$TPi_{22,4}$ Teilprozess Instrumente des Hauptprozesses 22 zum Produkt Sterilgutversorgung des Geschäftsprozesses 4: Bereitstellung der Funktionsstelle OP-Bereich

OPS_{x0} Eingriff nach Prozedurenkode eines Patienten x_0

P_{OPS} Prozessgröße „Anzahl STE je Eingriff nach OPS" basierend auf dem Median der Stichprobe von 5 Krankenhäusern oder als hausindividuelle Kennzahl.

4.3.9 Definition Verwaltung, Controlling, Sonstiges im OP-Bereich

Schmidt-Rettig ([Eichhorn, 1999] S. 58) stuft Verwaltungsbereiche als grundsätzlich zentralisierte Einheiten ein, für deren Leistung kein eindeutiges Mengengerüst definiert werden kann. Auch Fleßa ([Fleßa, 2008] S. 129) stuft die „Aktivitäten und Kosten der Führung" als „typische Beispiele" für leistungsmengenneutrale Prozesse ein. Kostenumlagen des Hauptprozesses Verwaltung, Controlling, Sonstiges auf die direkten Kostenstellen im Krankenhaus erfolgen daher in der Regel nicht über messbare empfangene Leistungen, sondern über abstrakte Verrechnungsschlüssel, wie z.B. die Mitarbeiterzahl einer Kostenstelle. Die Kosten für den Hauptprozess Verwaltung, Controlling, Sonstiges, die auf die Funktionsstelle OP-Bereich verrechnet werden, werden daher in dieser Arbeit als reine Fixkosten betrachtet und nicht weiter auf einen Bezug zum Primärprozess hin untersucht.

5 Empirische Datenerhebung und Analyse

Im Rahmen des Forschungsprojektes OPIK – Optimierung und Analyse von Prozessen in Krankenhäusern – an der Universität Karlsruhe (TH) wurde in Form von Abfragen der kostenstellenbezogenen Kostenaufstellungen nach Krankenhausbuchführungsverordnung [KHBV, 1978] in Kombination mit persönlichen Interviews eine Datenerhebung zu den Facility Management Kosten und den Primärleistungsdaten der Funktionsstelle OP-Bereich für das Bezugsjahr 2005 bzw. 2006 unter vier Krankenhäusern durchgeführt (vergleiche dazu [Diez, 2007_1], [Diez, 2007_2]). Die Daten der vier Krankenhäuser bilden die Grundlage für die Ausarbeitung des Modells dieser Arbeit für die Funktionsstelle OP-Bereich. Im Folgenden wird zunächst die Stichprobe der vier Krankenhäuser als Grundlage für die statistische Untersuchung beschrieben und eingeordnet. Danach werden aus der Analyse der Daten individuelle Kennzahlen für die beispielhafte Anwendung des Modells für die vier Krankenhäuser gebildet. Zusätzlich wird eine allgemeine Formel basierend auf den Durchschnittskennzahlen der Stichprobe dargestellt.

5.1 Umfang der Datenerhebung

Die Daten der Stichprobe der vier Krankenhäuser sind wie in Abbildung 37 dargestellt in drei Ebenen strukturiert. Die erste Ebene bilden Grunddaten, anhand derer die Betriebsstruktur der Krankenhäuser abgelesen werden kann. Die zweite Ebene bezieht sich auf die Primärleistungsdaten der Krankenhäuser. Auf dritter Ebene werden die FM Kostendaten betrachtet.

Grunddaten

Primärleistungsdaten

FM Kostendaten

Abbildung 37: Ebenen der Datenerhebung

Quelle: eigene Darstellung

Die Daten zur betrieblichen Struktur der Häuser wurden in Form eines Fragebogens abgefragt (siehe Anhang 1). Darüber hinaus wurden für den zentralen Operationsbereich die

Grundrisse der Funktionsstellen aufgenommen und die Flächenanteile gegliedert nach Funktion erfasst. Zusätzlich wurden die regulären Betriebszeiten der Funktionsstellen abgefragt.

Auf Ebene der Primärleistung wurde eine Aufstellung aller abgerechneten Fälle nach DRG-Fallpauschalen einschließlich der zugehörigen Verweildauern der Patienten nach Vorbild des nach Krankenhausentgeltgesetz erforderlichen jährlichen Leistungsnachweises erhoben. Darüber hinaus wurden die Leistungen der zur Betrachtung gehörenden OP-Bereiche durch eine Aufstellung aller im Bezugsjahr durchgeführten Operationen mit Angaben zu OP-Ablaufzeiten, OP-Saal und durchgeführten Prozeduren nach amtlichem Operationen- und Prozedurenschlüssel (OPS) erhoben, mit den DRG-Daten in einer Datenbank abgelegt und wie in Abbildung 38 dargestellt verknüpft.

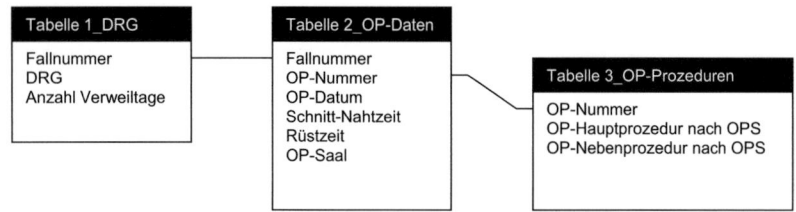

Abbildung 38: Gliederung der Primärleistungsdaten und Verknüpfung

Quelle: eigene Darstellung

Auf der dritten Ebene wurden die FM Kostendaten nach 30 FM Hauptprozessen gegliedert für die Funktionsstelle OP-Bereich erhoben. Dazu wurde die Aufstellung der durch innerbetriebliche Leistungsverrechnung (IBLV) gebuchten Sachkosten der Kostenarten der medizinischen und nicht medizinischen Infrastruktur nach Krankenhausbuchführungs-verordnung jedes Hauses genutzt. Weiterhin wurden die anteiligen Personalkosten des Klinischen Hauspersonals, des Funktionsdienstes, des Technischen Dienstes und des Versorgungs- und Verwaltungsdienstes in Bezug zu den FM Hauptprozessen erfasst (siehe Anhang 2). In drei der vier Krankenhäuser, in denen die IBLV nicht standardmäßig für alle Leistungen durchgeführt wird, wurde die innerbetriebliche Leistungsverrechung auf Grundlage der Daten für das gesamte Krankenhaus durch die Verfasserin für die fehlenden FM Prozesse durchgeführt. Dabei wurden die Leistungsdaten des OP-Bereichs in Interviews mit dem jeweils zuständigen Personal der Krankenhäuser erhoben und anteilig verrechnet.

5.1.1 Grundlagen: betriebliche Strukturdaten

Tabelle 13 gibt einen Überblick über die betrieblichen Strukturdaten der Stichprobe.

Tabelle 13: Allgemeine betriebliche Strukturdaten der Stichprobe

Krankenhaus	1	2	3	4
Bezugsjahr	2005	2005	2006	2006
Bettenzahl	555	310	1023	1184
Institute und Fachabteilungen	16	13	26	29
Anzahl OP-Säle	11	4	18 (13)	11
Case Mix Index	1,08	0,92	1,15	1,49

Krankenhaus 1 verfügt im Bezugsjahr 2005 über 555 Betten und 16 Fachabteilungen. Sein Case Mix Index (Mittelwert aller Kostengewichte der abgerechneten Fälle des Bezugsjahrs, vergleiche dazu auch Kapitel 2.3.4) liegt bei 1,08. Die 11 Operationssäle des zentralen OP-Bereichs verteilen sich auf zwei Geschosse mit 6 bzw. 5 Operationssälen.

Krankenhaus 2 hat mit 310 Betten bei 13 Fachabteilungen die niedrigste Bettenzahl der Krankenhäuser der Stichprobe. Der Case Mix Index ist 0,92. Dies bedeutet, dass der Mittelwert der Kostengewichte der abgerechneten Fälle in Haus 2 unter dem Fallpauschalen-durchschnitt von 1,0 liegt und im Vergleich zu den Häusern der Stichprobe der niedrigste ist. Vier OP-Säle sind in einer zentralen Funktionseinheit zusammengefasst. Die Datenlieferung für Haus 2 bezieht sich ebenfalls auf das Jahr 2005.

Krankenhaus 3 verfügt im Bezugsjahr 2006 über 1023 Betten und 26 Fachabteilungen. In diesem Jahr liegt der Case Mix Index des Hauses bei 1,15. Der zentrale Operationsbereich umfasst 18 Operationssäle, die auf zwei übereinander liegenden Geschossen in einem zentralen Neubau untergebracht sind. Der Operationsbereich war im Verlauf des Jahres 2005 in Betrieb gegangen. Dabei stellte sich jedoch heraus, dass die Kapazität des OP-Bereichs hinsichtlich der Operationsleistung des Krankenhauses überdimensioniert war. Im Bezugsjahr 2006 sind 2 OP-Säle zu 100% außer Betrieb. In weiteren 6 OP-Sälen wird nur tageweise operiert, so dass diese zu etwa 50% außer Betrieb waren. Effektiv entspricht dies einer regulären Nutzung von nur 13 der 18 vorhandenen OP-Säle. Mögliche Einschrän-kungen hinsichtlich der Vergleichbarkeit von Krankenhaus 3 mit den übrigen Häusern der Stichprobe werden bei der weiteren Untersuchung ausführlich diskutiert.

Krankenhaus 4 hat im Bezugsjahr 2006 mit 1184 Betten und 29 Fachabteilungen das breiteste Leistungsspektrum der Stichprobe. In diesem Jahr liegt der Case Mix Index bei 1,49 und ist damit der höchste der Häuser der Stichprobe. Die Datenerfassung beschränkt sich in Haus 4 auf die Kosten- und Leistungsdaten des zentralen Operationsbereichs, der 11 Operationssäle umfasst.

Die unterschiedlichen Bezugsjahre 2005 und 2006 ergeben sich daher, dass in den Krankenhäusern 3 und 4 im Verlauf des Jahres 2005 jeweils ein neues Dokumentationssystem im OP-Bereich eingeführt wurde. Eine einheitliche und verlässliche Datenlieferung zur Operationsleistung war in den beiden Häusern erst für das Jahr 2006 möglich. Wie sich an der Stetigkeit des amtlichen Operationen- und Prozedurenschlüssels (OPS) zeigt, verändern sich die Abläufe in der Medizin im Verlauf eines Jahres nur unwesentlich. Daher wird davon ausgegangen, dass die Primärprozessabläufe in den Funktionsstellen OP-Bereich der vier Krankenhäuser der Stichprobe über die Jahre 2005 und 2006 hinweg vergleichbar sind.

Die unterschiedlichen Bezugsjahre spielen hinsichtlich der FM Kostenermittlung jedoch eine Rolle, da sich Preise am Markt innerhalb eines Jahres deutlich verändern können. Daher wurden alle Kostendaten für das Bezugsjahr 2005 auf das Jahr 2006 indiziert und durch einen Aufschlag von 4,7% entsprechend der Preisentwicklung für gewerbliche Produkte ([Destatis, 2006] S. 8) hochgerechnet. Einheitliches Bezugsjahr für die Kosten ist damit das Jahr 2006 (vergleiche dazu auch Kapitel 5.1.4). Dies wurde ebenfalls hinsichtlich der Abrechnung der Leistungen nach Fallpauschalen berücksichtigt und die Erlösvorgaben des Fallpauschalenkatalogs 2005 auf das Bezugsjahr 2006 angepasst.

Neben der Preisentwicklung muss die jährliche inhaltliche Weiterentwicklung des Fallpauschalenkatalogs berücksichtigt werden. Der Fallpauschalenkatalog 2005 [InEK, 2005_1] enthält 843 bewertete Fallpauschalen, der Katalog für 2006 [InEK, 2006_1] wurde um 67 Fallpauschalen auf insgesamt 910 bewertete Fallpauschalen erweitert. Dies bedeutet, dass teilweise identische Operationen jahresabhängig unterschiedlichen Fallpauschalen zugeordnet sind. Entsprechend kommt es zu einer veränderten Erlössituation. Da die Veränderungen im Fallpauschalenkatalog zwar direkten Einfluss auf Gewinn oder Verlust, den ein Krankenhaus erwirtschaftet, nicht jedoch auf Leistungen und Kosten haben, können die Daten der Stichprobe über die Bezugsjahre hinweg verglichen werden. Bei der beispielhaften Abschätzung von Gewinn oder Verlust hinsichtlich der FM Kosten in der Funktionsstelle OP-Bereich für ausgesuchte Operationen wird die unterschiedliche Zuordnung zu den Fallpauschalen jahresbezogen transparent dargestellt und diskutiert (vergleiche dazu Kapitel 6.1).

5.1.2 Flächenstruktur der Funktionsstellen

Die Struktur von OP-Bereichen unterscheidet sich in der Anordnung der Funktionseinheiten, die den Prozessablauf beeinflusst. Dabei spielen das Erschließungssystem und die Frage, wo ein- und ausgeleitet wird, eine wichtige Rolle. Clausdorff [Clausdorff, 2004] unterscheidet danach fünf folgende OP-Systeme:

- System USA
- System Prä-/Post
- System Riethmüller
- System Opterbecke
- System Großraum.

Reusch ([Reusch, 2007] S. 449f) führt die OP-Gestaltung auf unterschiedliche bauliche Entwicklungsschritte zurück. Die Erschließung und die Anordnung der Ein- und Ausleitungsräume bilden dabei ebenfalls einen Schwerpunkt für die Unterscheidung. In Abbildung 39 sind die fünf verschiedenen Systeme und die grundsätzlichen Bewegungsabläufe für die Durchführung einer Operation beispielhaft skizziert.

Das System USA unterscheidet sich von den anderen Systemen darin, dass es durch einen Flur erschlossen wird und dass wegen der fehlenden separaten Ein- und Ausleiträume im OP-Saal selbst aus- und eingeleitet wird. Bei diesem System kann die Reinigung des OP-Saals erst nach der Ausleitung des Patienten beginnen.

Die übrigen OP-Systeme zeichnen sich durch erweiterte Flursysteme und eine vom OP-Saal abgetrennte Ein- und Ausleitung aus. Im System Opterbecke werden die OP-Einheiten von zwei Seiten durch einen Patienten- und einen Personalflur erschlossen. Waschraum und Sterilgutversorgung sind dem OP-Saal zum Personalflur hin angegliedert. Auf der anderen Seite befinden sich die Ein- und Ausleitungsräume. So kommt es zu einer räumlichen Trennung der Abläufe, die der Operation vor- bzw. nachgelagert sind, nach Personengruppen. Der Bereich jenseits der OP-Säle bleibt dem OP-Personal vorbehalten.

Im System Prä-Post sind die OP-Einheiten ebenfalls durch zwei Flure erschlossen. Dem OP-Saal sind dabei zum Präoperativen Flur hin ein Einleitungs-, ein Wasch- und ein Sterilgutversorgungsraum angelagert. Auf der Rückseite des OP-Saals befinden sich ein Ausleitungs- und ein Entsorgungsraum, die an den Postoperativen Flur anschließen. Der Gesamtablauf der Operation verläuft so in einer Richtung als Durchlauf.

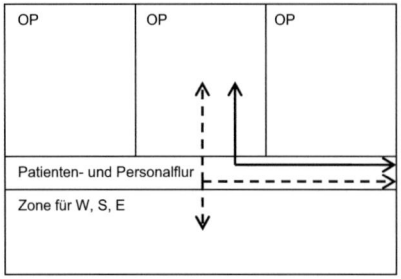
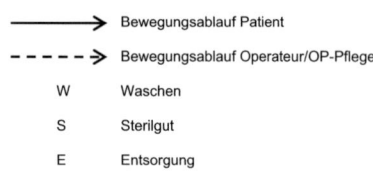

System „USA"

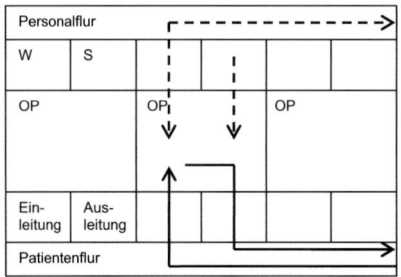

System „Opterbecke"

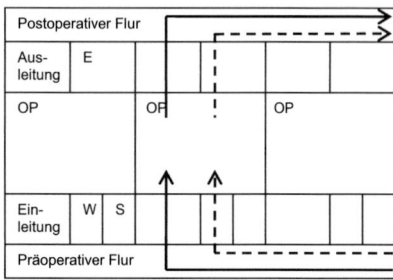

System „Prä-Post"

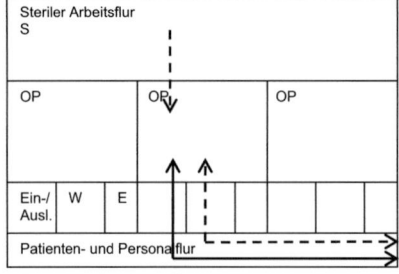

System „Riethmüller"

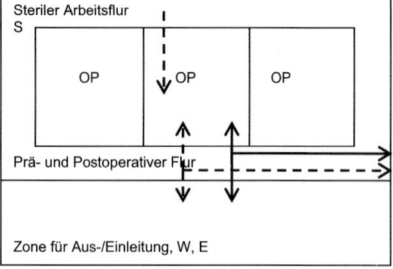

System „Großraum"

Abbildung 39: OP-Systeme

Quelle: eigene Darstellung in Anlehnung an Clausdorff [Clausdorff, 2004] und Reusch ([Reusch, 2007] S. 449f)

Im System Riethmüller ist die OP-Einheit für Patient und Operateur ähnlich wie im System USA einseitig durch einen Flur erschlossen. Zwischen OP-Saal und Flur liegen jedoch vom OP-Saal getrennt ein Ein- und Ausleitungsraum sowie ein Wasch- und Entsorgungsraum.

Darüber hinaus befindet sich auf der Rückseite des OP-Saals ein steriler Arbeitsflur, über den die Sterilgutversorgung räumlich getrennt von den übrigen Prozessen erfolgt.

Im System Großraum findet eine Trennung zwischen OP-Saal und übrigen Funktionen statt. Dabei bilden die OP-Säle einzeln oder in Gruppen eine Insel. Räumlich davon unabhängig liegt eine Zone, in der Ein- und Ausleitung, Waschen und Entsorgung untergebracht sind. Die Sterilgutversorgung erfolgt über einen sterilen (Arbeits-) Flur. Während in den übrigen Systemen jeweils Funktionseinheiten gebildet werden, in denen z.b. ein Einleitungsraum eindeutig einem oder eventuell auch zwei benachbarten OP-Sälen zugeordnet ist, können die vor- und nachbereitenden Abläufe im System Großraum variabel erfolgen.

Im Folgenden werden die Funktionsstellen OP-Bereich der vier Krankenhäuser kurz beschrieben und entsprechend der Anordnung der einzelnen funktionalen Teilbereiche systematisch eingeordnet.

5.1.2.1 Krankenhaus 1

Krankenhaus 1 verfügt bei einer Nutzfläche einschließlich technischer Funktionsflächen von 1198,7 m² über 11 Operationssäle ausschließlich der Anästhesieflächen, die auf zwei Geschossen zwei prinzipiell unabhängige Teilstellen bilden. Teilstelle 1 umfasst 6 OP-Säle, die nach dem System Opterbecke organisiert sind ([Clausdorff, 2004] S. 191, [Chai, 2000] S. 2-95ff).

Teilstelle 2 umfasst 5 OP-Säle, die durch einen OP-Flur einseitig erschlossen werden. Zwei Sälen ist jeweils ein separater Vorbereitungsraum angeschlossen, in dem die Einleitung und Ausleitung des Patienten erfolgen kann, in den übrigen Sälen muss dies im OP-Saal selbst erfolgen. Einheit 2 kann damit als Variante des Systems USA eingeordnet werden ([Clausdorff, 2004] S. 194, [Chai, 2000] S. 2-92ff).

5.1.2.2 Krankenhaus 2

Die Funktionsstelle OP-Bereich in Krankenhaus 2 umfasst vier Operationseinheiten und ist mit einer Nutzfläche einschließlich der technischen Funktionsfläche von 608,2 m² aus-schließlich der Fläche des Aufwachraumes nach dem System Riethmüller organisiert ([Clausdorff, 2004] S. 193, [Chai, 2000] S. 2-95ff).

5.1.2.3 Krankenhaus 3

In Krankenhaus 3 umfasst die Funktionsstelle OP-Bereich 18 OP-Säle, die auf übereinander liegenden Geschossen zwei unabhängige Teilstellen mit jeweils 9 Operationssälen bilden. Beide Teilstellen sind nach dem System Großraum organisiert ([Chai, 2000] S. 2-86, [Clausdorff, 2004] S. 195). Die Nutzfläche einschließlich der technischen Funktionsfläche der gesamten Funktionsstelle beträgt 3.291 m². Von den 18 OP-Sälen waren im Bezugsjahr 2006 nur 13 Säle effektiv in Betrieb.

5.1.2.4 Krankenhaus 4

In Krankenhaus 4 umfasst die Funktionsstelle OP-Bereich 11 OP-Säle, die in zwei Teilstellen auf übereinander liegenden Geschossen unterschiedlich organisiert sind. Teilstelle 1 umfasst 8 Operationseinheiten, die einseitig erschlossen sind. Jedem OP-Saal ist ein Einleitungsraum vorgelagert. Zusätzlich sind vier Sälen Ausleitungsräume zugeordnet. Von der Organisation der Ein- und Ausleiträume her könnte die Teilstelle dem System Riethmüller zugeordnet werden, jedoch fehlt ein steriler Arbeitsflur ([Clausdorff, 2004] S. 194, [Chai, 2000] S. 2-92ff).

Teilstelle 2 umfasst 3 OP-Säle, die ebenfalls zentral durch einen Flur einseitig erschlossen sind. Den 3 OP-Sälen sind 2 Operationsvorbereitungsräume zugeordnet. Wenn die drei OP-Säle parallel betrieben werden, muss sehr wahrscheinlich in einem Saal vor Ort ein- und ausgeleitet werden. Die Teilstelle kann als Mischform aus System USA und System Riethmüller, bei dem der sterile Arbeitsflur fehlt, angesehen werden ([Clausdorff, 2004] S. 194, [Chai, 2000] S. 2-92ff). Die Funktionsstelle umfasst eine Nutzfläche einschließlich der technischen Funktionsflächen von 2.003,8 m².

5.1.2.5 Zusammenfassung

Tabelle 14 gibt eine Übersicht über die baulichen Kenndaten der Funktionsstellen der Stichprobe. Die Nettogrundfläche wird dabei nach DIN 277 [DIN 277-2, 2005] untergliedert betrachtet und im Bezug zur Anzahl OP-Säle der Funktionsstellen verglichen. Der Vergleich der durchschnittlichen OP-Saalflächen der Stichprobe zeigt, dass die Medianwerte mit etwa 44 bis 47 m² nah beieinander liegen. Die Mittelwerte schwanken zwischen etwa 39 und 49 m² deutlich stärker. Dabei liegt der Mittelwert in Krankenhaus 1 und 4 unterhalb des Medianwerts. Dies liegt an der Trennung der Funktionsstelle Operation in zwei Teilstellen in den beiden Häusern. Dabei sind die OP-Säle jeweils einer Teilstelle deutlich kleiner als in der zweiten. In Krankenhaus 2 und 3 liegt der Mittelwert der OP-Saalfläche oberhalb des Medianwerts. Die OP-Säle sind in diesen Funktionsstellen einheitlich relativ groß.

Tabelle 14: Strukturdaten zu den Funktionsstellen OP-Bereich

Krankenhaus	1	2	3	4
Anzahl OP-Säle	11	4	13 (18)	11
Fläche gesamt (NF 1-7, TF) [m²]	1.198,7	608,2	3.291,0	2.003,8
NF 6 gesamt [m²]	704,85	443,9	1.266,2	922,9
VF gesamt [m²]	551,7	234,2	1.345,3	495,7
Ø (Mittelwert) OP-Saalfläche [m²]	39,3	48,9	46,9	40,9
Median OP-Saalfläche [m²]	43,9	46,5	46,22	44,1
Ø Fläche je OP-Saal (NF 1-7, TF) [m²]	109,0	152,0	182,8	182,2
Ø NF 1-5,7 je OP-Saal [m²]	44,9	41,1	112,5	98,3
Ø NF 6 je OP-Saal [m²]	64,1	111,0	70,3	83,9
Ø VF je OP-Saal [m²]	50,2	58,6	74,7	45,1
OP-Flächensystem	Opterbecke /USA	Riethmüller	Großraum	(Riethmüller) /USA

Erläuterung zu den Flächenbezeichnungen nach DIN 277 [DIN 277-2, 2005]:

1 Nutzfläche (NF) 1: Wohnen und Aufenthalt

2 Nutzfläche (NF) 2: Büroarbeit

3 Nutzfläche (NF) 3: Produktion, Hand und Maschinenarbeit, Experimente

4 Nutzfläche (NF) 4: Lagern, Verteilen und Verkaufen

5 Nutzfläche (NF) 5: Bildung, Unterricht und Kultur

6 Nutzfläche (NF) 6: Heilen und Pflegen

7 Nutzfläche (NF) 7: Sonstige Nutzflächen

8 Technische Funktionsfläche (TF): Technische Anlagen

9 Verkehrsfläche (VF): Verkehrserschließung und -sicherung

Die durchschnittliche Fläche je OP-Saal, in der die Nutzflächen (NF) 1-7 und die Technische Funktionsfläche (TF) ausschließlich Aufwachraum zusammengefasst sind, liegt zwischen 109 und 183 m². Die Schwankungsbreite ist mit den Werten einer Untersuchung zu 41 Operationsbereichen von Chai vergleichbar, bei der die durchschnittliche Fläche je OP-Saal bei 163 m² lag ([Chai, 2000] S. 2-85). Die Schwankungsbreiten der Flächen sind deutlich in Abbildung 40 ersichtlich. Dabei zeigt sich, dass Krankenhaus 3 für die Erschließung der OP-Säle im System Großraum vergleichsweise viel Verkehrsfläche benötigt. Allerdings kann durch OP-Saal unabhängig zusammengefasste Ein- und Ausleitzonen die Nutzfläche 6 Heilen und Pflegen trotz großzügiger OP-Säle reduziert werden. Krankenhaus 2 hat im System Riethmüller als kleinste Funktionsstelle die 4 durchschnittlich größten OP-Säle und gleichzeitig die größte Nutzfläche 6 je Saal.

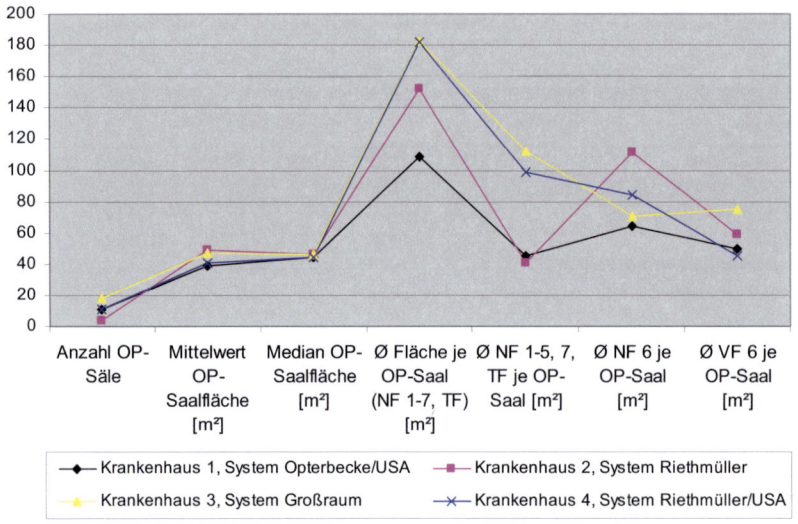

Abbildung 40: Vergleich der Flächenanteile je OP-Saal nach Nutzung

Quelle: eigene Darstellung

5.1.3 Übersicht Primärleistungsdaten Operation

In den Funktionsstellen OP-Bereich der Stichprobe wurden im Jahr 2005 bzw. 2006 insgesamt 39.714 Operationen durchgeführt. Mit 15.152 Operationen wurden davon etwa 38% in der Funktionsstelle von Krankenhaus 3 durchgeführt. Tabelle 15 gibt eine Übersicht über die Primärleistungsdaten der Stichprobe. Krankenhaus 1 und 4 führten jeweils rund ein Viertel der Operationen durch. Dabei ist bemerkenswert, dass hinsichtlich der Operationsdauer bei gleicher Operationsanzahl ein großer Unterschied besteht. Krankenhaus 4 benötigte für eine geringfügig kleinere Anzahl Operationen eine insgesamt weitaus längere OP-Gesamtzeit und insbesondere längere Schnitt-Nahtzeiten. Dies ist auf die durchschnittliche Schnitt-Nahtzeit je Operation zurückzuführen. Diese ist in den Häusern 1 und 2 mit 66 bzw. 62 Minuten sehr ähnlich. In Haus 3 liegt sie etwas niedriger, in Haus 4 ist sie jedoch mit 130 Minuten mehr als doppelt so hoch.

Tabelle 15: Datenübersicht Primärleistung

Krankenhaus	1	2	3	4	Gesamt/Ø
Anzahl OP-Säle	11	4	13 (18)	11	46
Anzahl Operationen	9.784	5.217	15.152	9.561	39.714
Anteil in %	25	13	38	24	100
Σ Schnitt-Nahtzeit [min]	604.995	274.523	731.063	1.073.224	2.683.805
Anteil in %	23	10	27	40	100
Σ OP-Gesamtzeit [min]	1.179.102	535.097	1.728.221	1.970.879	5.413.299
Anteil in %	21,5	10	32	36,5	100
Σ Rüstzeit [min]	574.109	260.574	997.158	897.655	2.729.494
Anteil in %	21	9,5	36,5	33	100
Rüstzeit: Mittelwert (MW) je OP [min]	59,5	52,7	67,4	91,7	71,9
Schnitt-Nahtzeit: MW je OP [min]	66,5	62,3	50,6	130,5	84,1
Schnitt-Nahtzeit je OP-Saal pro Werktag [h]	3,67	4,58	3,75	6,50	4,62
Case Mix Index	1,08	0,92	1,15	1,49	1,16

Der Vergleich der Werte zur „Schnitt-Nahtzeit je OP-Saal pro Werktag" gibt einen guten Überblick hinsichtlich der Kapazitätsnutzung der OP-Bereiche. Zur Bestimmung der Werte wurden die Leistungsminuten auf die in Betrieb stehende OP-Säle für 250 Werktage im Jahr verrechnet. Es zeigt sich, dass die Nutzung der OP-Säle in Krankenhaus 4 mit 6,5 Stunden (h) Schnitt-Nahtzeit pro Werktag am intensivsten ist. Dies liegt daran, dass in diesem Haus viele Notfalloperationen durchgeführt werden, die auch nachts oder am Wochenende durchgeführt werden müssen. Die Schnitt-Nahtleistung pro Werktag ist in Krankenhaus 1 und 3 mit 3,67 und 3,75 h ähnlich. Für die Berechnung des Wertes wurden für Krankenhaus 3 nur die 13 effektiv in Betrieb stehenden OP-Säle herangezogen. Die Schnitt-Nahtleistung in Krankenhaus 2 liegt bei 4,58 h pro Werktag und damit um fast 1 h höher als in den Häusern 1 und 3, jedoch um etwa 2 h niedriger als in Krankenhaus 4.

Da die Primärprozesszeiten in Abhängigkeit zum Operationsspektrum eines Krankenhauses stehen, soll für die Interpretation der unterschiedlichen Primärprozessanteile eine Auswertung der relativen Häufigkeit der operativen Prozeduren je Krankenhaus klassiert nach Fachgebiet wie in Abbildung 41 dargestellt herangezogen werden. Für die Auswertung des Operationsspektrums wurde die thematische Einteilung nach amtlichem Operationen- und Prozedurenschlüssel (OPS) gewählt. Aus der Grafik wird deutlich, dass Haus 1 und 2 jeweils fast 50% ihres Prozedurenvolumens als Operationen am Verdauungstrakt oder am Bewegungsapparat durchführen. In Haus 3 und 4 verteilt sich das Prozedurenvolumen deutlich anders. In Haus 3 ist das Fachgebiet Augen mit 30% dominant, in Haus 4 haben die Prozeduren für Operationen am Herzen einen Anteil von über 20%.

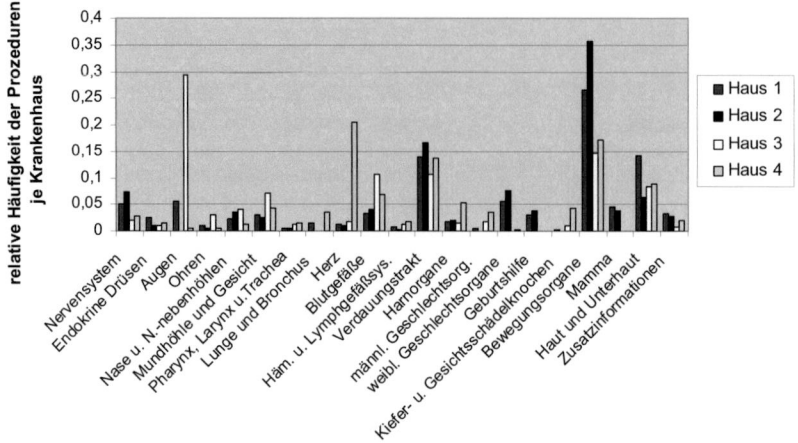

Prozeduren klassiert nach Fachgebiet

Abbildung 41: Relative Häufigkeit der Prozeduren nach Fachgebiet je Krankenhaus

Quelle: eigene Darstellung

Vergleicht man die Prozesszeiten über alle Häuser der Stichprobe beispielsweise für Operationen der Fachgebiete Augen, Herz und des Bewegungsapparates wie in Tabelle 16 dargestellt, zeigen sich deutliche Unterschiede. Die sehr viel kürzeren mittleren Schnitt-Naht- und Rüstzeiten für Operationen an den Augen, die einen großen Anteil des Operations- spektrums in Haus 3 bilden, erklären die Abweichungen bei der Gesamtbetrachtung der Zeiten dieses Hauses nach unten im Verhältnis zur hohen Operationsanzahl. Für den großen Anteil an Operationszeit in Haus 4 können hingegen die vergleichsweise deutlich längeren Schnitt-Nahtzeiten bei Herzoperationen als Grund herangezogen werden.

Tabelle 16: Beispielhafte durchschnittliche Prozesszeiten über alle Krankenhäuser der Stichprobe für eine Auswahl von Operationen nach Fachgebiet

Prozedurenkode	Fachgebiet	Schnitt-Nahtzeit Mittelwert [min]	Rüstzeit Mittelwert [min]	Anzahl Prozeduren
5-080…5-169	Augen	30,3	48,8	4.886
5-350…5-379	Herzen	190,4	81,6	4.219
5-780…5-869	Bewegungsapparat	73,6	79,4	11.250

Die Verteilung der Primärprozesszeitanteile auf die Häuser und die Abweichung des jeweiligen Case Mix Index zum Wert 1 ist in Abbildung 42 zusammenfassend grafisch dargestellt.

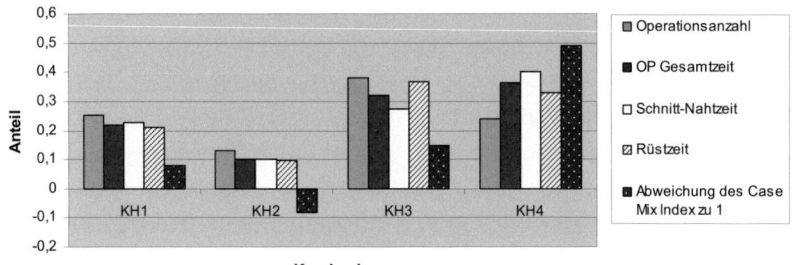

Abbildung 42: Vergleich der Primärprozesszeitanteile und der Abweichung des Case Mix Index

Quelle: eigene Darstellung

In der Darstellung wird eine Abhängigkeit von Case Mix Index und Schnitt-Nahtzeitanteil deutlich. Dabei erscheint es einleuchtend, dass lange und damit oftmals komplexe Operationen auch entsprechend höher vergütet werden.

In den Häusern 1 und 2 verhalten sich die Anteile aller Primärprozesszeiten im Vergleich zueinander sehr ähnlich. Dies lässt sich auf das ähnliche Prozedurenspektrum zurückführen und lässt vergleichbare Abläufe in beiden Häusern vermuten. Bei Haus 3 verschiebt sich das Verhältnis etwas. Der Anteil an der Summe der Schnitt-Nahtzeiten ist relativ gering, obwohl in diesem Haus die meisten Operationen durchgeführt werden. Gleichzeitig ist der Anteil der Rüstzeit relativ gesehen der höchste. Dies lässt sich dadurch erklären, dass in Haus 3 vergleichsweise viele, von der Schnitt-Nahtzeit gesehen sehr kurze Operationen im Bereich des Fachgebiets Augen durchgeführt werden.

Bei Haus 4 verschieben sich die Verhältnisse vollständig. Sein Anteil der Schnitt-Nahtzeit an der Gesamtsumme der Häuser liegt bei ca. 40%. Gleichzeitig liegen der Anteil an den Operationen nur bei 24%, der Anteil an der Operationsgesamtzeit bei 36,5% und der Anteil an der Rüstzeit bei 33%. Die Schnitt-Nahtzeit betrifft die eigentliche, zentrale Aktivität des Arztes am Patienten. Der große Anteil an der Summe der Schnitt-Nahtzeiten in Haus 4 erklärt sich durch das spezifische Operationsspektrum mit einem Schwerpunkt im Fachgebiet der Herzoperationen.

Zwischen Schnitt-Nahtzeit und Operationsgesamtzeit besteht grundsätzlich ein Zusammenhang, da die Operationsgesamtzeit als Summe von Schnitt-Nahtzeit und Rüstzeit definiert ist. Die Schnitt-Nahtzeit wird primär durch die durchgeführte Prozedur bestimmt (vergleiche Kapitel 4.1.4). Die Rüstzeit ist aufgrund ihrer unterschiedlichen Bestandteile nur teilweise durch die Prozedur bestimmt. Sie ist im Sinne eines optimierten OP-Ablaufmanagements zu gewissen Anteilen unabhängig von der Prozedur beeinflussbar. Auf Ebene des

113

Empirische Datenerhebung und Analyse

Prozesszeitenvergleichs je Fallpauschale konnten in einer Untersuchung innerhalb des Forschungsprojektes OPIK statistisch begründete Zusammenhänge zwischen Schnittnahtzeiten und Rüstzeiten für verschiedene Fallgruppen festgestellt werden ([Lennerts, 2007]). Im Weiteren soll untersucht werden, ob allgemeingültige Zusammenhänge zwischen den Prozesszeiten aus der beispielhaften Untersuchung ausgewählter Prozeduren nach OPS aus der Stichprobe der vier Krankenhäuser abgeleitet werden können. Dabei wird dieselbe Auswahl an Prozeduren wie für die Untersuchung der Siebkosten in Kapitel 4.3.8.2 verwendet. Zusätzlich werden die Eingriffe 5-470 (Appendektomie (Blinddarmentfernung)) und 5-820 (Operation einer Hüftgelenksprothese durch Implantation einer Total-Endo-Prothese) als Beispiele für stark standardisierte Operationen in die Untersuchung eingeschlossen. Bei der Analyse soll insbesondere überprüft werden, ob sich die in Kapitel 5.1.2.5 beschriebenen unterschiedlichen OP-Systeme unterschiedlich auf die Rüstzeiten je Operation auswirken. Tabelle 17 gibt eine Übersicht über die 10 Operationen und die Primärprozesszeiten, die beispielhaft für die Grundgesamtheit der Daten der Stichprobe verglichen werden.

Tabelle 17: Übersicht Prozesszeiten der Stichprobe für ausgewählte Prozeduren

Krankenhaus 1

OPS	Kurzbezeichnung	Anzahl	Schnitt-Nahtzeit [min]			Rüstzeit [min]		
			MW	Median	s	MW	Median	s
5-749	Kaiserschnitt	239	37,2	35	10,2	47,0	45	15
5-560	Harnleiter-erweiterung	31	26,7	20	25,6	52,7	60	34,4
5-511	Gallenblasen-entfernung	271	75,5	67	33,9	59,5	56	18,3
5-470	Blinddarm-OP	206	50,6	47,5	19,0	52,4	50	14,2
5-392	Gefäßverbindung	19	59,5	51	25,6	79,7	89	28,6
5-469	Darm-OP	161	106,5	89	61,9	69,9	71	20,8
5-399	Gefäß-OP	99	43,8	40	22,8	52,0	50	16,3
5-820	Hüft-OP	388	73,9	72	20,5	82,1	81	14,8
5-831	Bandscheibenge-webeentfernung	155	59,7	49	36,2	68,7	68	16,6
5-895	Haut-OP	513	54,0	50	34,8	44,2	40	25,4
5-653	Eierstock-OP	62	105,8	82	70,1	74,1	69,5	23,5

Krankenhaus 2

OPS	Kurzbezeichnung	Anzahl	Schnitt-Nahtzeit [min]			Rüstzeit [min]		
			MW	Median	s	MW	Median	s
5-749	Kaiserschnitt	134	37,7	37	11,4	34,1	33	14,9
5-560	Harnleiter-erweiterung	0						
5-511	Gallenblasen-entfernung	200	54,5	49	27,9	54,6	53	26
5-470	Blinddarm-OP	198	40,3	35	19,0	43,4	40	11,7
5-392	Gefäßverbindung	26	59,7	52,5	21,8	63,7	72,5	18
5-469	Darm-OP	167	96,4	87	51,7	57,5	53	40,8
5-399	Gefäß-OP	64	43,2	31	34,6	42,1	47	36,6
5-820	Hüft-OP	153	85,2	85	17,7	72,8	71,5	15,5
5-831	Bandscheibenge-webeentfernung	157	55,6	50	21,1	62,4	61	12,2
5-895	Haut-OP	25	29,2	22	17,5	45,6	51	47,3
5-653	Eierstock-OP	71	66,0	60	31,2	53,8	51	42,7

Krankenhaus 3

OPS	Kurzbezeichnung	Anzahl	Schnitt-Nahtzeit [min]			Rüstzeit [min]		
			MW	Median	s	MW	Median	s
5-749	Kaiserschnitt	0						
5-560	Harnleiter-erweiterung	0						
5-511	Gallenblasen-entfernung	145	83,6	79	36,8	82,1	74	23,6
5-470	Blinddarm-OP	89	51,7	49	17,8	56,8	50	21,7
5-392	Gefäßverbindung	72	62,2	52,5	31,9	78,9	80	34,4
5-469	Darm-OP	55	104,7	96	54,4	75,0	68	25
5-399	Gefäß-OP	504	31,5	27	20,9	71,2	68	37,4
5-820	Hüft-OP	69	99,3	95	30,1	107,6	107	20,8
5-831	Bandscheibenge-webeentfernung	112	91,3	83	34,2	85,8	83,5	19,1
5-895	Haut-OP	45	44,6	36	29,1	76,5	86	20
5-653	Eierstock-OP	0						

Krankenhaus 4

OPS	Kurzbezeichnung	Anzahl	Schnitt-Nahtzeit [min]			Rüstzeit [min]		
			MW	Median	s	MW	Median	s
5-749	Kaiserschnitt	1	80	80		60	60	
5-560	Harnleiter-erweiterung	9	74,4	65	62,1	77,8	55	38
5-511	Gallenblasen-entfernung	138	112,7	90	73,6	96,5	90	34,7
5-470	Blinddarm-OP	76	58,2	55	39,4	57,1	55	18,5
5-392	Gefäßverbindung	46	88,0	82,5	50,8	72,1	67,5	18,9
5-469	Darm-OP	207	118,1	105	73,8	92,3	75	53,9
5-399	Gefäß-OP	158	44,2	30	45,6	58,5	57,5	20,3
5-820	Hüft-OP	56	106,2	100	47,5	116	110	49,2
5-831	Bandscheibenge-webeentfernung	32	141,3	127,5	76,5	149,2	130	78,5
5-895	Haut-OP	62	100,7	72,5	88,6	102,9	77,5	69,1
5-653	Eierstock-OP	8	98,1	97,5	36,5	54,4	57,5	39

Die Standardabweichung s der Schnitt-Nahtzeiten ist je nach Eingriff unterschiedlich und teilweise sehr hoch. Für Kaiserschnitt Operationen mit der OPS Kodierung 5-749 in Krankenhaus 1 ist die Standardabweichung der Schnitt-Nahtzeiten bei einem arithmetischen Mittelwert ($\bar{x}$) von 37,2 Minuten zum Beispiel 10,2.

Bei symmetrischen, eingipfeligen Verteilungen („Normalverteilung") liegen etwa

68% der Werte im Intervall $\left[\bar{x} - s, \bar{x} + s\right]$,

95% der Werte im Intervall $\left[\bar{x} - 2s, \bar{x} + 2s\right]$,

99% der Werte im Intervall $\left[\bar{x} - 3s, \bar{x} + 3s\right]$

([Bol, 2004] S. 85). Die Aussagekraft von Mittelwert und Standardabweichung zur Beschreibung nicht symmetrischer Verteilungen ist jedoch eingeschränkt. Beispielhaft wird im Folgenden die Häufigkeitsverteilung der Schnitt-Nahtzeiten für die Operationen mit dem Prozedurenkode 5-895, 5-749 und 5-511 nach OPS für Krankenhaus 1 in Abbildung 43 dargestellt. Während die Schnitt-Nahtzeiten der Stichprobe für die Prozedur 5-749 (Kaiserschnitt) annähernd symmetrisch verteilt sind, können die Verteilungen für die Prozeduren 5-895 (Haut-OP) und 5-511 (Entfernung der Gallenblase) als rechtsschief und mehrgipfelig bezeichnet werden.

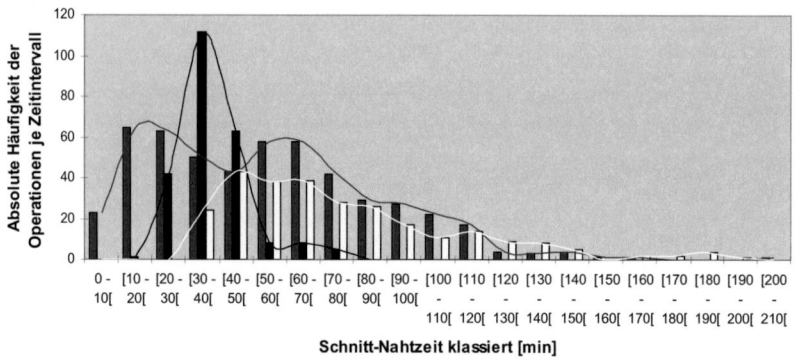

Abbildung 43: Häufigkeitsverteilung der Schnitt-Nahtzeiten für ausgewählte Operationen nach OPS in Krankenhaus 1

Quelle: eigene Darstellung

Zum Vergleich sind in Abbildung 44 die Häufigkeitsverteilungen zu den Rüstzeiten für dieselbe Auswahl Operationen in Krankenhaus 1 dargestellt. Die Verteilung der Rüstzeiten kann für alle drei Prozeduren als annähernd symmetrisch bezeichnet werden.

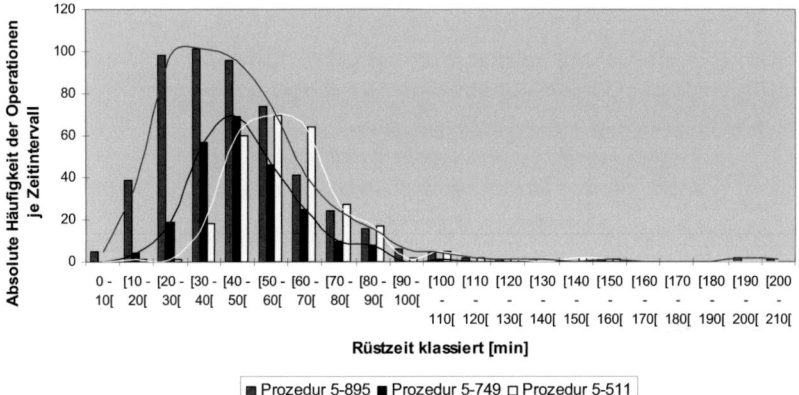

Abbildung 44: Häufigkeitsverteilung der Rüstzeiten für ausgewählte Operationen nach OPS in Krankenhaus 1

Quelle: eigene Darstellung

Um die Prozesszeiten krankenhausübergreifend zu vergleichen, erscheint es sinnvoll, die Mediane und nicht die arithmetischen Mittelwerte der krankenhausindividuellen Verteilungen heranzuziehen. So bleiben Ausreißer weitgehend aus der Betrachtung ausgeschlossen. Abbildung 45 zeigt die krankenhausindividuellen Medianwerte der Schnitt-Nahtzeiten je Prozedur für die vier Häuser der Stichprobe grafisch. Darüber hinaus ist als krankenhausübergreifend gültiger Wert je Prozedur der Medianwert der vier krankenhausindividuellen Werte als Linie dargestellt. Die Operationen nach OPS sind auf der Abszisse von links nach rechts ansteigend zu diesem Wert angeordnet. Es ergibt sich eine Rangfolge von 1 bis 11. Rang 1 wird dabei von Prozedur 5-399 mit einem Wert von 30,5 Minuten Schnitt-Nahtzeit eingenommen. Die Prozedur 5-469 liegt mit 92,5 Minute auf Rang 11.

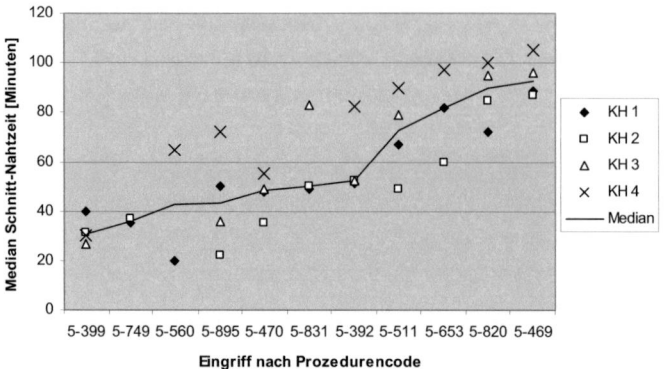

Abbildung 45: Prozedurabhängiger Vergleich der Schnitt-Nahtzeit

Quelle: eigene Darstellung

Die krankenhausindividuellen Schnitt-Nahtzeit Mediane des Prozedurenspektrums decken eine Spanne von 20 bis 105 Minuten ab. Für die Prozeduren 5-399 (Gefäß-OP), 5-392 (Gefäßverbindung) und 5-469 (Darm-OP) liegen die Mediane von Krankenhaus 1, 2 und 3 sehr dicht beieinander. Dies gilt auch für die Prozedur 5-749 (Kaiserschnitt), wobei diese in Krankenhaus 3 nicht durchgeführt wurde. Die Werte von Krankenhaus 4 liegen außer für die Operation 5-399 für alle Prozeduren zwischen 5 und 44,5 Minuten höher als der Wert des am nächsten gelegenen Vergleichshauses. Prozedur 5-749 (Kaiserschnitt) wurde in Krankenhaus 4 mit einer Schnitt-Nahtzeit von 80 Minuten nur einmal durchgeführt. Da dieser Wert bei der Betrachtung der Mediane als nicht repräsentativ eingeschätzt werden kann, wurde er nicht mit dargestellt. Die Abbildung zeigt, dass die Anordnung der Operationen nach OPS nach steigendem Schnitt-Nahtzeit Median tendenziell krankenhausübergreifend übereinstimmt. Das relative Verhältnis zwischen den Medianwerten verschiedener Prozedurengruppen ist in den meisten Fällen ähnlich. So beträgt das Verhältnis der Mediane für die Operationen 5-399 (Gefäß-OP) und 5-469 (Darm-OP) in

- Krankenhaus 1   0,45
- Krankenhaus 2   0,36
- Krankenhaus 3   0,28
- Krankenhaus 4   0,29.

Die Übereinstimmung der krankenhausindividuellen Reihenfolge der Prozeduren hinsichtlich des Merkmals Schnitt-Nahtzeit mit der Reihenfolge der krankenhausübergreifenden Medianwerte kann durch den Rangkorrelationskoeffizienten ρ_R nach Spearman ([Schulze, 1998] S. 121f) ausgedrückt werden. Dieser ist durch die folgende Formel gegeben:

$$\rho_R = 1 - \frac{6\sum_{i=1}^{N}(R_i - R_i')^2}{N(N^2 - 1)}$$

wobei

R_i Rangnummer eines Merkmalswerts i

N Anzahl Merkmalswerte

Der Wertebereich von ρ_R liegt zwischen +1 und -1. Bei ρ_R = +1 verlaufen die Rangnummern völlig gleichsinnig, d.h. $R_i = R_i'$ für jedes i.

Der Rangkorrelationskoeffizient für Krankenhaus 1 liegt für die 11 Prozeduren, die untersucht wurden, bei 0,93. Für Krankenhaus 2 liegt er für die 10 Prozeduren, für die in diesem Haus Schnitt-Nahtzeitwerte vorliegen, bei 0,90. In Krankenhaus 3 ergibt sich bei 8 Prozeduren ein Rangkorrelationskoeffizient von 0,93, und in Krankenhaus 4 liegt der Wert bei 10 Prozeduren bei 0,95. Die Übereinstimmung der krankenhausindividuellen Reihenfolge der Prozeduren hinsichtlich des Merkmals Schnitt-Nahtzeit gegenüber der Reihenfolge der krankenhausübergreifenden Medianwerte kann also als relativ groß bezeichnet werden.

Zusammenfassend kann die Höhe des Medianwerts der Schnitt-Nahtzeit für eine Prozedur dieser Analyse zu Folge als krankenhausspezifischer Wert eingestuft werden. Das relative Verhältnis im Bezug zu anderen Prozeduren erscheint jedoch krankenhausübergreifend zumindest näherungsweise vergleichbar.

Die Verteilung der Schnitt-Nahtzeitmedianwerte insgesamt ist in Abbildung 46 in Form eines Boxplots einschließlich Datentabelle beschrieben. 50% der Medianwerte liegen in einer Zeitspanne von 42,5 Minuten zwischen 36,8 bis 79,3 Minuten. 90% der Werte streuen in einer Spanne von 64,7 Minuten.

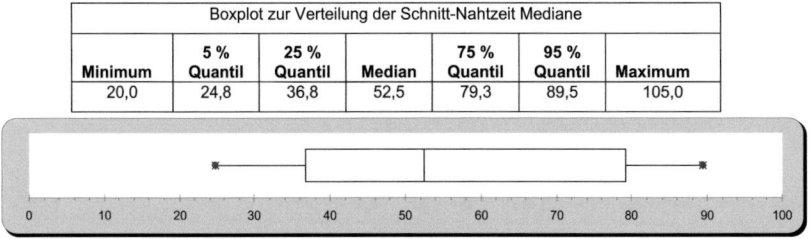

	Boxplot zur Verteilung der Schnitt-Nahtzeit Mediane					
Minimum	**5 % Quantil**	**25 % Quantil**	**Median**	**75 % Quantil**	**95 % Quantil**	**Maximum**
20,0	24,8	36,8	52,5	79,3	89,5	105,0

Abbildung 46: Boxplot zur Verteilung der Schnitt-Nahtzeitmediane

Quelle: eigene Darstellung

Analog zum krankenhausübergreifenden Vergleich der Schnitt-Nahtzeiten ist in Abbildung 47 der krankenhausindividuelle Median der Rüstzeit je Prozedur für die vier Häuser der Stichprobe einschließlich des Medians der vier Werte, der als Linie gekennzeichnet ist, dargestellt. Die Operationen nach OPS sind auf der Abszisse von links nach rechts ansteigend zu diesem Wert angeordnet. Dabei entsteht eine andere Reihenfolge als für die Medianwerte der Schnitt-Nahtzeit. Rang 1 wird bei einem Wert von 45 Minuten von Prozedur 5-749 eingenommen. Rang 11 wird durch Prozedur 5-820 bei einer Rüstzeit von 94 Minuten belegt.

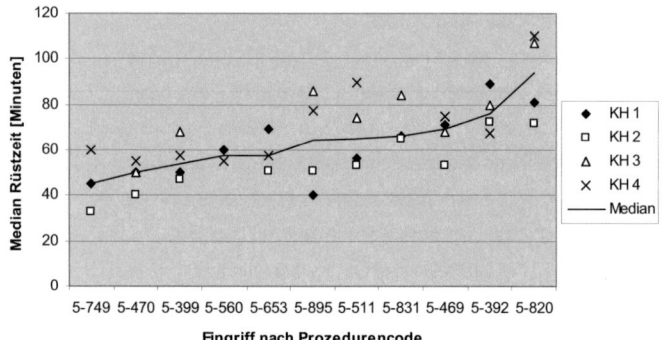

Abbildung 47: Prozedurabhängiger Vergleich der Rüstzeit

Quelle: eigene Darstellung

Die Spanne der Rüstzeitmediane reicht von 33 bis 110 Minuten und ist damit etwas geringer als bei den Schnitt-Nahtzeiten. Der Einfluss der Prozedur auf die primäre Prozessgröße Rüstzeit scheint im Vergleich zur Schnitt-Nahtzeit weniger ausgeprägt zu sein. Krankenhaus 2 hat für 8 von 9 Prozeduren den niedrigsten Rüstzeitmedianwert. Die höchsten Werte verteilen sich uneinheitlich auf die übrigen Häuser. Dabei schneidet Haus 4 mit 5 Maximalwerten am schlechtesten ab. Die vergleichsweise kurzen Rüstzeiten in Krankenhaus 2 könnten der Kompaktheit dieses OP-Bereichs mit nur 4 OP-Sälen und daher kurzen Wegen zu verdanken sein. Die räumliche Anordnung nach dem System Riethmüller liefert zudem durch den OP-Sälen vorgelagerte Ein- und Ausleiträume und dem rückseitigen sterilen Arbeitsflur die räumlichen Voraussetzungen für eine optimierte Ablauforganisation (vergleiche dazu Kapitel 5.1.2).

Die Übereinstimmung der krankenhausindividuellen Reihenfolge der Prozeduren hinsichtlich des Merkmals Rüstzeit mit der Reihenfolge der krankenhausübergreifenden Medianwerte wird wie bereits für die Schnitt-Nahtzeiten beschrieben durch den Rangkorrelations-koeffizienten ρ_R nach Spearman ([Schulze, 1998] S. 121f) überprüft.

Der Rangkorrelationskoeffizient für Krankenhaus 1 liegt für die 11 Prozeduren, die untersucht wurden, bei 0,76. Für Krankenhaus 2 liegt er für die 10 Prozeduren, für die in diesem Haus Rüstzeitwerte vorliegen, bei 0,95. In Krankenhaus 3 ergibt sich bei 8 Proze-duren ein Rangkorrelationskoeffizient von 0,56 und in Krankenhaus 4 liegt der Wert bei 10 Prozeduren bei 0,78. Die Übereinstimmung der krankenhausindividuellen Reihenfolge der Prozeduren hinsichtlich des Merkmals Rüstzeit gegenüber der Reihenfolge der kranken-hausübergreifenden Medianwerte ist durchschnittlich kleiner als für das Merkmal Schnitt-Nahtzeit.

Die Verteilung der Rüstzeitmedianwerte insgesamt ist in Abbildung 48 in Form eines Boxplots einschließlich Datentabelle beschrieben. 50% der Medianwerte liegen in einer Spanne von 50,8 bis 71,1 Minuten. Diese Spanne ist mit 20,3 Minuten nur halb so groß wie die der Schnitt-Nahtzeiten von 42,5 Minuten. 90% der Werte streuen in einer Spanne von 40,5 Minuten und damit deutlich weniger als die Medianwerte der Schnitt-Nahtzeiten.

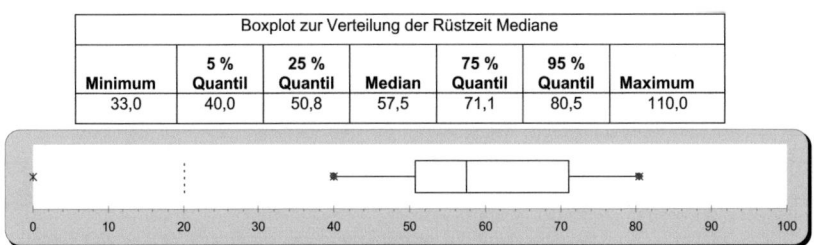

Boxplot zur Verteilung der Rüstzeit Mediane						
Minimum	5 % Quantil	25 % Quantil	Median	75 % Quantil	95 % Quantil	Maximum
33,0	40,0	50,8	57,5	71,1	80,5	110,0

Abbildung 48: Boxplot zur Verteilung der Rüstzeitmediane

Quelle: eigene Darstellung

Der Einfluss der Prozedur auf die Prozessgröße Rüstzeit scheint ausgehend von der Analyse dieser Stichprobe vorhanden, jedoch weniger ausgeprägt als auf die Schnitt-Nahtzeit zu sein. Das einzelne Krankenhaus scheint ebenfalls weniger Einfluss auf die Rüstzeit als auf die Höhe der Schnitt-Nahtzeit zu haben. Die Existenz eines gewissen krankenhaus-abhängigen Optimierungspotentials zeigt sich jedoch durch das mehrheitlich positive Abschneiden von Krankenhaus 2. Sein Rüstzeitmedianwert liegt bei 8 Operationen der Stichprobe mit einer Spanne von 1 bis 18 Minuten durchschnittlich 7,9 Minuten unter dem nächstliegenden Wert der Vergleichshäuser.

5.1.4 FM Kostendaten der Funktionsstellen OP-Bereich

Tabelle 18 gibt einen Überblick über die FM Kostendaten der Funktionsstellen OP-Bereich der Stichprobe. Die Kosten der FM Produkte zu den Hauptprozessen wurden durch innerbetriebliche Leistungsverrechnung zugeordnet. Die für das Jahr 2005 gebuchten Kostenwerte in Krankenhaus 1 und 2 wurden durch einen Aufschlag von 4,7% entsprechend der Preisentwicklung für gewerbliche Produkte auf das Bezugsjahr 2006 hochgerechnet ([Destatis, 2006] S. 8). Einheitliches Referenzjahr für die Kosten der Stichprobe der vier Krankenhäuser ist damit das Jahr 2006. Die Kosten des Produkts Verwaltung, Controlling, Sonstiges sind in der Tabelle für Krankenhaus 1 und 4 fiktiv dargestellt. Bei der Datenerhebung konnten die entsprechenden Kosten nur für Haus 2 und 3 geliefert werden. In diesem Haus hatte der Prozess einen Anteil von 10% bzw. 7,1% an den gesamten FM Kosten der Funktionsstelle OP-Bereich. Es wird angenommen, dass in den übrigen Häusern ein Betrag in ähnlicher Höhe hinzugerechnet werden müsste, um die gesamten FM Kosten abzubilden. Daher wird ein Zusatzbetrag zu den bestehenden FM Kosten in Höhe des Mittelwerts der Häuser 2 und 3 von 8,7% für Haus 1 und 4 in der Tabelle dargestellt. Da die Kosten für das Produkt Verwaltung, Controlling, Sonstiges keinen Bezug zum Primärprozess der Funktionsstelle OP-Bereich haben, werden Sie im Weiteren jedoch von der Betrachtung ausgenommen (vergleiche Kapitel 4.3.9 Definition Verwaltung, Controlling, Sonstiges).

Die Kosten der Hauptprozesse, deren Anteil an den Gesamtkosten im Durchschnitt 5% unterschreiten, sind zusammengefasst abgebildet. Zusätzlich sind aber die Kosten der Hauptprozesse Instandhaltung Technische Anlagen (IH Techn. Anlagen) und Technische Serviceleistungen (T. Serviceleistungen) abgebildet, da diese mit dem Hauptprozess Instandhaltung Gebäude thematisch eine Einheit bilden. Auf eine Unterscheidung der zur Instandhaltung gehörenden Hauptprozesse „Technische Serviceleistungen", „Instandhaltung Technische Anlagen" und „Instandhaltung Gebäude" wird im Weiteren verzichtet, da der Bezug zum Primärprozess gleichermaßen definiert wurde. Die Kosten dieser drei Hauptprozesse werden unter dem Begriff Instandhaltung zusammengefasst. Die Instandhaltung der Medizintechnik wird jedoch separat betrachtet.

Die absoluten FM Kostensummen für die Kostenstelle OP-Bereich der Stichprobe sind sehr unterschiedlich. Krankenhaus 3 mit der flächenmäßig größten Funktionsstelle und 18 OP-Sälen führt den Vergleich der Facility Management Kosten mit ca. 2,76 Millionen Euro an. Krankenhaus 4 verbucht bei 11 OP-Sälen mit 1,55 Millionen Euro die zweit höchsten FM Kosten, gefolgt von Haus 1 (ebenfalls 11 OP-Säle) mit 1,14 Millionen Euro. Die geringsten FM Kosten hat die mit 4 OP-Sälen kleinste Funktionsstelle der Stichprobe – Haus 2 mit rund 570.000 Euro.

Tabelle 18: Übersicht FM Kostendaten

Bezugsjahr 2006	Krankenhaus 1		Krankenhaus 2		Krankenhaus 3		Krankenhaus 4	
Σ FM Kosten OP-Bereich [€/Jahr]	1.135.412,90		569.252,50		2.761.164,93		1.547.483,04	
FM Kosten je m² NGF [€/Monat]	54,06		56,31		49,63		51,59	
FM Kosten je OP-Saal [€/Monat]	8.601,61		11.859,43		12.783,17		11.723,36	
FM Produkt	Kosten [€/Jahr]	Kosten-anteil [%]	Kosten [€/Jahr]	Kosten-anteil [%]	Kosten [€/Jahr]	Kosten-anteil [%]	Kosten [€/Jahr]	Kosten-anteil [%]
IH Gebäude	11.731	1,0	14.911	2,6	124.850	4,5	75.000	4,8
IH Techn. Anlagen	15.012	1,3	10.777	1,9	49.137	1,8	25.137	1,6
T. Serviceleistungen			22.435	3,9	941	0		
IH Medizintechnik	167.635	14,8	70.049	12,3	445.707	16,1	264.586	17,1
Reinigung	240.717	21,2	83.400	14,7	651.280	23,6	276.313	17,9
Sterilgutversorgung	464.287	40,9	237.547	41,7	1.011.326	36,6	640.844	41,4
Wäscheversorgung	70.364	6,2	30.623	5,4	179.111	6,5	84.414	5,5
Verwaltung, Controlling, Sonstiges	80.000	7,0	39.030	6,9	196.252	7,1	109.000	7,0
FM Produkte < 5%	85.667	7,5	60.481	10,6	102.561	3,7	72.190	4,7

Bezogen auf die Nettogrundfläche (NGF) der Funktionsstellen nach DIN 277 [DIN 277-2, 2005] ergeben sich durchschnittliche monatliche FM Kosten je m² zwischen 50,- und 56,- Euro. Alternativ können die FM Kosten monatlich auf die OP-Säle der Funktionsstellen verrechnet werden. Dabei ergeben sich FM Kostenbeträge zwischen 8.602,- und 12.783,- Euro pro Monat. Diese Spanne ist mit rund 4.000,- Euro sehr hoch. Werden die Kosten in Krankenhaus 3 nur auf die 13 OP-Säle umgelegt, die tatsächlich in Betrieb waren, ergibt sich ein Betrag von 17.670,- Euro pro Monat und Saal.

Die Kosten eines FM Produkts errechnen sich aus der Leistungsmenge, die mit einem Preis je Leistungseinheit multipliziert wird. Dieser Zusammenhang ist in Abbildung 49 dargestellt. Die Leistungsmenge ist je nach Produkt und den entsprechenden FM Prozessen von verschiedenen Faktoren abhängig. Je nach Bezugsgröße ergeben sich fixe und variable Leistungsmengenanteile.

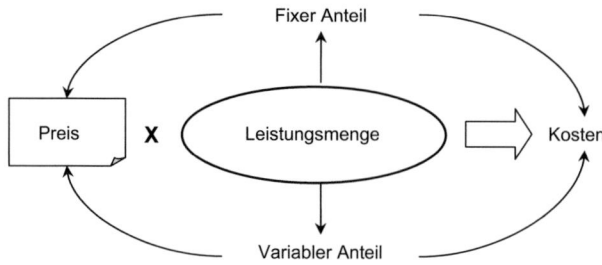

Abbildung 49: Zusammenhang FM Leistungsmengen und Kosten

Quelle: eigene Darstellung

Kostenabweichungen begründen sich entsprechend auf den Ebenen Leistungsmenge, Fixkostenanteil, variabler Kostenanteil und Preis. Entsprechend müssen die Kostenabweichungen spezifisch je FM Produkt näher untersucht werden. Tabelle 19 gibt eine Übersicht über die Kosten je OP-Saal pro Werktag (250 Werktage pro Jahr) der Funktionsstellen OP-Bereich der Stichprobe unterschieden nach FM Produkt.

Tabelle 19: Kosten je OP-Saal pro Werktag unterschieden nach FM Produkt

Krankenhaus	1	2	3	4
	Kosten je OP-Saal [€/Werktag]			
Instandhaltung	9,72	48,12	38,87	36,41
IH Medizintechnik	60,96	70,05	99,05	96,21
Reinigung	87,53	83,40	144,73	100,48
Sterilgutversorgung	168,83	237,55	224,74	233,03
Wäscheversorgung	25,59	30,625	39,80	30,70
Verwaltung, Controlling, Sonstiges	29,09	39,03	43,61	39,64
FM Produkte < 5%	31,15	60,48	22,79	26,25

In Abbildung 50 sind die Kosten je OP-Saal pro Werktag unterschieden nach Produkt grafisch dargestellt. Die FM Gesamtkosten in Krankenhaus 3 sind am höchsten und betragen 614,- Euro pro Werktag. Krankenhaus 1 hat je OP-Saal die niedrigsten Kosten mit 413,- Euro. Die Spanne zwischen diesen beiden Häusern beträgt 200,- Euro.

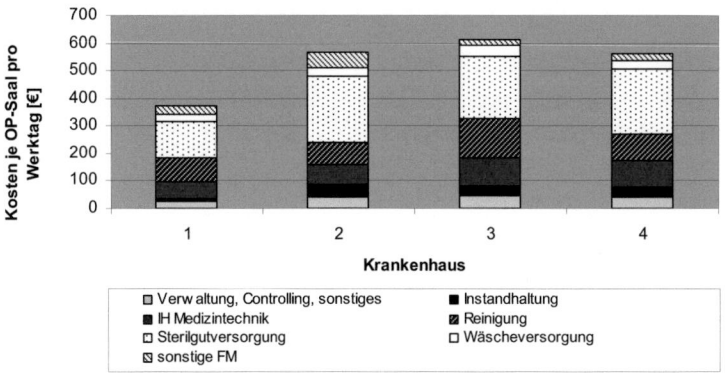

Abbildung 50: Durchschnittliche FM Kosten je OP-Saal pro Werktag unterschieden nach Produkt

Quelle: eigene Darstellung

Im Folgenden werden die FM Produkte einzeln unter den vier Krankenhäusern der Stichprobe verglichen. Dabei werden die Kosten in Bezug zur durchschnittlich erbrachten Operationsleistung je OP-Saal pro Werktag gesetzt. Alternativ werden die Kosten in Bezug zur Nettogrundfläche pro Monat betrachtet und verglichen. In die Diskussion der Kostenunterschiede fließen zusätzlich produktspezifisch relevante Kennwerte der Krankenhäuser mit ein.

5.1.4.1 Kosten des Produkts Verwaltung, Controlling, Sonstiges je OP-Saal

Die Kosten des Produkts Verwaltung, Controlling, Sonstiges je OP-Saal schwanken unter den Krankenhäusern zwischen 29,- und 44,- Euro pro Werktag. Dabei ist zu berücksichtigen, dass die Kosten in Krankenhaus 1 und 4 als pauschaler Aufschlag in Referenz zum Kostenanteil dieses Produktes in den Häusern 2 und 3 angesetzt sind. Als primärprozessneutrale Kosten werden sie nicht weiter erläutert. Der mittlere Kostenanteil an den Gesamtkosten der Funktionsstelle OP-Bereich der Stichprobe beträgt 7 %.

5.1.4.2 Kosten des Produkts Instandhaltung je OP-Saal

Die Kosten des Produkts Instandhaltung je OP-Saal sind in Tabelle 20 einschließlich der anteilig enthaltenen Kosten des Produkts Instandhaltung Technische Anlagen dargestellt. Die Gesamtkosten schwanken unter den Krankenhäusern zwischen 10,- und 48,- Euro pro

125

Werktag. Während Krankenhaus 1 mit 10,- Euro extrem niedrige Kosten hat, liegen die Werte in den übrigen Häusern mit 36,- bzw. 39,- und 48,- Euro deutlich höher. In Kapitel 4.3.2 wurde bereits ausgeführt, dass die Instandhaltungskosten von Gebäuden bezogen auf ein Jahr nur schwer vergleichbar sind und durch zahlreiche Faktoren beeinflusst werden, die nicht im Bezug zur Operationsleistung stehen.

Tabelle 20: Kosten der Instandhaltung

Krankenhaus	1	2	3	4
	Kosten je OP-Saal [€/Werktag]			
Instandhaltung (zusammengefasst)	9,72	48,12	38,87	36,41
IH Technische Anlagen	5,46	10,78	10,92	9,14
	Kosten je Nettogrundfläche der Funktionsstelle [€/m² Monat]			
Instandhaltung (zusammengefasst)	1,54	5,59	3,84	4,14
IH Technische Anlagen	0,71	1,07	0,88	0,84

Die Kosten des Produkts Instandhaltung Technische Anlange betragen in Krankenhaus 1 5,46 Euro. Dieser Betrag ist rund halb so groß wie in den übrigen Häusern, in denen die Kosten zwischen 9,- und 11,- Euro liegen. Die Abweichung dabei ist deutlich geringer als bei der Gesamtbetrachtung der Instandhaltungskosten. Die Instandhaltung der technischen Anlagen erfolgt meist in kürzeren Zyklen, so dass eine bessere Vergleichbarkeit pro Jahr gegeben ist (vergleiche Kapitel 4.3.3).

Zur Überprüfung der Abweichungen sind die Kosten der Produkte Instandhaltung und Instandhaltung der Technischen Anlagen in Tabelle 20 bezogen auf die Nettogrundfläche der Funktionsstellen OP-Bereich pro Monat dargestellt. Auch bei dieser Kostenbezugsgröße zeigen sich deutliche Abweichungen zwischen den Häusern. Dabei schneidet wiederum Krankenhaus 1 mit Kosten von 1,54 Euro bzw. 71 Cent pro m² Nettogrundfläche der Funktionsstelle im Monat am günstigsten ab und Krankenhaus 2 mit Kosten von 5,59 Euro bzw. 1,07 Euro am höchsten. Die Kostenspanne liegt mit 4,05 Euro bzw. 36 Cent jedoch verhältnismäßig niedriger.

Für eine gründliche Analyse der Ursachen der unterschiedlichen Instandhaltungskosten der Funktionsstellen der Stichprobe müssten die Kosten detailliert hinsichtlich der Art und Anzahl Maßnahmen einschließlich der Personal- und Sachkostenanteile und Preise ausgewertet werden. Darüber hinaus müssten beispielsweise Faktoren wie Gebäudealter, Instandhaltungsverrechnungsschlüssel und Witterungseinflüsse berücksichtigt werden. Dies würde den Rahmen dieser Arbeit sprengen. Daher wird die Kosten-Abweichung a priori als erklärbar hingenommen und nicht weiter untersucht. Der mittlere Anteil der Kosten der Instandhaltung beträgt ca. 6% der Gesamtkosten der Funktionsstelle OP-Bereich.

5.1.4.3 Kosten des Produkts Instandhaltung Medizintechnik je OP-Saal

In Tabelle 21 sind die Kosten der Instandhaltung Medizintechnik je OP-Saal pro Werktag abgebildet. Krankenhaus 3 hat mit 99,05 Euro die höchsten Kosten der Stichprobe, dicht gefolgt von Krankenhaus 4 mit 96,21 Euro. Krankenhaus 2 hat deutlich niedrigere Kosten mit etwa 70,- Euro je Saal. In Krankenhaus 1 sind die Kosten nochmals um etwa 9,- Euro niedriger und liegen bei rund 61,- Euro je Saal. Vergleicht man die Kostenverteilung mit der Verteilung der Schnitt-Nahtleistung nur unter den Häusern 1, 2 und 4, erscheint eine Abhängigkeit zwischen den beiden Merkmalen zu bestehen. Berücksichtigt man jedoch auch die Werte von Krankenhaus 3 fällt auf, dass dieses mit dem Maximalwert von rund 99,- Euro gleichzeitig den niedrigsten Wert von 2,7 Stunden Schnitt-Nahtleistung pro Werktag verzeichnet. Diese geringe durchschnittliche Leistungszahl ist darauf zurückzuführen, dass 2 OP-Säle der Funktionsstelle OP-Bereich in Krankenhaus 3 überhaupt nicht und 6 weitere OP-Säle nur zeitweise im Bezugsjahr genutzt wurden. Da Krankenhaus 3 trotz der niedrigen OP-Leistungszahl die höchsten Kosten für die Instandhaltung der Medizintechnik hat, scheint die Durchführung des Primärprozesses Operation keinen unmittelbaren Einfluss auf die Instandhaltungskosten der Medizintechnik zu haben.

Tabelle 21: Kosten der Instandhaltung Medizintechnik

Krankenhaus	1	2	3	4
	Kosten je OP-Saal [€/Werktag]			
Instandhaltung Medizintechnik	60,96	70,05	99,05	96,21
	Kosten je Nettogrundfläche der Funktionsstelle [€/m² Monat]			
Instandhaltung Medizintechnik	7,98	6,93	8,01	8,82
	Vergleichsgrößen			
Case Mix Index	1,08	0,92	1,15	1,49
Schnitt-Nahtleistung je Saal [h/Werktag]	3,7	4,6	2,7	6,5

Werden die Kosten der Instandhaltung Medizintechnik auf die Nettogrundfläche der Funktionsstellen monatlich bezogen, ergibt sich eine deutlich geringere Abweichung zwischen den Krankenhäusern. Die Kosten schwanken in einer Spanne von 1,90 Euro zwischen 6,93 Euro in Krankenhaus 2 und 8,82 Euro je m² und Monat in Krankenhaus 4. Die Streuung der Werte spiegelt dabei die Verteilung der Case Mix Indices der Krankenhäuser wider. Dies bestätigt die Vermutung, dass der medizintechnische Ausstattungsgrad eines OP-Bereichs signifikanter Auslöser für die Kosten der Instandhaltung der Medizintechnik ist. Dabei können die Kosten als weitgehend unabhängig von den im Rahmen dieser Stichprobe realisierten Schnitt-Nahtzeitunterschieden angesehen werden. Der mittlere Anteil der Kosten der Instandhaltung Medizintechnik beträgt ca. 15% der Gesamtkosten der Funktionsstelle OP-Bereich.

5.1.4.4 Kosten des Produkts Reinigung je OP-Saal

In Tabelle 22 sind die Kosten der Reinigung je OP-Saal pro Werktag für die Krankenhäuser der Stichprobe dargestellt. Die Kosten in Krankenhaus 1 und 2 sind mit 87,53 Euro und 83,40 Euro je OP-Saal sehr ähnlich. In Krankenhaus 4 liegen sie mit 100,48 Euro rund 15,- Euro höher. Die Kosten in Krankenhaus 3 übersteigen diesen Wert jedoch nochmals deutlich um etwa 44,- Euro und liegen bei 144,73 Euro je OP-Saal.

Die Betrachtung der Kosten im Bezug zur Nettogrundfläche der Funktionsstellen ergibt eine deutlich geringere Abweichung der Werte. Krankenhaus 2 hat mit 9,70 Euro die niedrigsten monatlichen Reinigungskosten je m² gefolgt von Krankenhaus 4, in dem die Kosten bei 11,42 Euro je m² liegen. Die flächenbezogenen Kostensätze in Krankenhaus 1 und 3 liegen mit 13,86 Euro und 14,29 Euro dicht beieinander. Die Annahme, dass die Flächengröße einen Einfluss auf die Reinigungskosten einer Funktionsstelle hat, wird durch diese Auswertung bestätigt.

Für den Prozess der Reinigung konnten in den Häusern der Stichprobe Vergleichswerte zum durchschnittlichen Personalkostensatz und zur durchschnittlichen Größe des Reinigungsteams zur Verfügung gestellt werden, die zur Diskussion der Kosten in Tabelle 22 dargestellt sind. In Krankenhaus 1 beträgt der Stundensatz für das Reinigungspersonal während der täglichen Regelbetriebszeit der Funktionsstelle 13,97 Euro und ist damit der niedrigste. Allerdings wird das Reinigungspersonal an Sonntagen durchschnittlich für 3 Stunden pro Tag im OP-Bereich eingesetzt, wobei genau wie an Feiertagen Tarifzuschläge bezahlt werden. Der Stundensatz beträgt dann 24,45 Euro.

In Krankenhaus 2 wird das Reinigungspersonal während der Regelbetriebszeit des OP-Bereichs eingesetzt und zusätzlich regelmäßig abends mit einem einheitlichen Stundensatz von 15,40 Euro. Notfalloperationen, die in der Nacht oder am Wochenende durchgeführt werden müssen, sind in diesem Haus eher selten und können durch die vier gereinigten OP-Säle der Funktionsstelle zuzüglich einem ambulanten fünften OP-Saal aufgefangen werden. Das Reinigungspersonal wird daher ausschließlich zu Zeiten eingesetzt, in denen keine Tarifzuschläge gezahlt werden müssen.

In Krankenhaus 3 liegt der durchschnittliche Personalkostensatz bei 21,28 Euro je Stunde. In diesem Betrag sind Zuschläge für Nacht- und Wochenenddienste bereits enthalten.

Der Stundensatz des Reinigungspersonals in Krankenhaus 4 liegt während der Regelbetriebszeit des OP-Bereichs bei durchschnittlich 15,85 Euro und ähnelt damit dem Stundensatz in Krankenhaus 2. Darüber hinaus ist an 365 Tagen im Jahr Reinigungspersonal nachts mit einem Arbeitspensum von 9 h im Einsatz, und an den Wochenenden zusätzlich mit einem täglichen Aufwand von 14 Arbeitsstunden. Für diese Zeiten werden Zuschläge in Höhe von 1,- bis 1,25 Euro bezahlt, so dass ein durchschnittlicher Aufwand von 17,- Euro pro Stunde entsteht.

Tabelle 22: Kosten der Reinigung

Krankenhaus	1	2	3	4
	Kosten je OP-Saal [€/Werktag]			
Reinigung	87,53	83,40	144,73	100,48
	Kosten je Nettogrundfläche der Funktionsstelle [€/m² Monat]			
Reinigung	13,86	9,70	14,29	11,42
	Vergleichsgrößen			
Ø Personalkostensatz [€/h]	13,97 (24,45)	15,40	21,28	15,85 (17,-)
Ø Größe des Reinigungsteams (VK)	5-6	2,5	14	5
Ø Größe des Reinigungsteams pro Saal	0,5	0,6	0,8	0,5
Anzahl Operationen je Saal pro Werktag	3,6	5,2	2,6	3,5
OP-Gesamtzeit je Saal [h/Werktag]	7,2	8,9	6,4	11,9

In Verbindung mit dem durchschnittlichen Personalkostensatz bestimmt die Größe des Reinigungsteams während der Regelbetriebszeit und zusätzliche Einsatzzeiten maßgeblich die Kosten der OP-Reinigung. Das Reinigungsteam ist mit 14 Vollkräften bzw. 0,8 Vollkräften je OP-Saal in Krankenhaus 3 am größten. Diese Zahl steht der niedrigsten durchschnittlichen Operationszahl je OP-Saal pro Werktag von 2,6 und der gleichermaßen niedrigsten werktäglichen OP-Gesamtzeit von 6,4 Stunden gegenüber. Daher ist anzunehmen, dass die Anpassung bzw. Bemessung des OP-Reinigungsteams in Relation zum geplanten OP-Programm bzw. der OP-Leistung in Krankenhaus 3 durch die vergleichsweise große Fläche der Funktionsstelle maßgeblich überlagert wird.

Krankenhaus 2 hat mit 2,5 Vollkräften bzw. 0,6 Vollkräften je OP-Saal verhältnismäßig das zweitgrößte Reinigungsteam der Stichprobe. Ein erhöhter Personaleinsatz erscheint plausibel, da in Krankenhaus 2 die meisten Operationen pro Werktag, und entsprechend die Teilprozesse der OP-Zwischenreinigung am häufigsten durchgeführt werden müssen. Die resultierenden Kosten sind dennoch, sowohl bezogen auf die Fläche als auch bezogen auf den OP-Saal pro Werktag, am geringsten. Dabei profitiert Krankenhaus 2 eindeutig davon, dass das Reinigungspersonal nur im Regeldienst ohne Nacht- oder Wochenenddienstzuschläge eingesetzt wird.

In Krankenhaus 1 und Krankenhaus 4 besteht das Reinigungsteam aus 5 bis 6 Vollkräften bzw. aus 0,5 Vollkräften je OP-Saal. Die durchschnittliche Anzahl Operationen pro Werktag ist mit 3,6 bzw. 3,5 ähnlich. Dabei liegt die OP-Leistung je OP-Saal in Krankenhaus 4 bei 11,9 Stunden OP-Gesamtzeit pro Tag um 3,7 Stunden höher als in Krankenhaus 1. Krankenhaus 4 hat auch insgesamt gesehen die höchste OP-Leistungsdauer. Dies begründet sich daraus, dass standardmäßig auch außerhalb der Regelbetriebszeit zumindest in einzelnen OP-Sälen operiert wird. Entsprechend wird standardmäßig Reinigungspersonal vorgehalten. Allerdings wird das Reinigungspersonal nur durch vergleichsweise geringe Zuschläge zusätzlich entlohnt. Daher ergibt es sich, dass die Kosten der Reinigung je OP-Saal zwar deutlich höher sind als in Krankenhaus 1 und 2, aber dennoch weit unter den Kosten in Krankenhaus 3 bleiben. Im Bezug zur Nettogrundfläche der Funktionsstelle rutschen die monatlichen Reinigungskosten in Krankenhaus 4 mit 11,42 Euro sogar auf den zweit-niedrigsten Rang hinter Krankenhaus 2. Insgesamt liegt der mittlere Anteil der Kosten der Reinigung bei ca. 19% der Gesamtkosten der Funktionsstelle OP-Bereich.

5.1.4.5 Kosten des Produkts Sterilgutversorgung je OP-Saal

In Tabelle 22 sind die Kosten der Sterilgutversorgung je OP-Saal pro Werktag für die Krankenhäuser der Stichprobe dargestellt. Die Kosten liegen in Krankenhaus 2, 3 und 4 mit einer Spanne von 14,- Euro zwischen 224,- und 238,- Euro relativ dicht beieinander. Krankenhaus 1 hat mit 168,83 Euro deutlich geringere Kosten.

Die Leistungsmenge der Sterilgutversorgung, die im OP-Bereich zur Durchführung der Operationen an einem Werktag benötigt wird, ist eindeutig vom Operationsprogramm abhängig. Nach diesem Programm richtet sich die Anzahl der benötigten Sterilguteinheiten (STE). Die Leistungsmenge steigt einerseits mit der Anzahl Operationen, andererseits ist sie vom krankenhausindividuell festgelegten, standardmäßig für die jeweilige Operation zur Verfügung gestellten Sterilgutumfang hinsichtlich der Instrumente und Textilien abhängig. Um die Kostenbeträge der Stichprobe besser einschätzen zu können sind in Tabelle 23 die durchschnittliche Anzahl Operationen je OP-Saal pro Werktag, der Median und der Mittelwert der Anzahl STE je Operation, die durchschnittlichen Kosten je STE, die durchschnittlichen Kosten je Operation (sowohl in Bezug zum Median der Anzahl STE als auch in Bezug zum Mittelwert der Anzahl STE je Operation) und der Case Mix Index dargestellt.

Beim Vergleich der Kenngrößen zeigt sich, dass der Maximalwert der Kosten der Sterilgut-versorgung im Bezug zum OP-Saal in Krankenhaus 2 mit der höchsten Anzahl Operationen pro Werktag der Stichprobe übereinstimmt. Den zweithöchsten Kosten in Krankenhaus 4 mit 233,03 Euro steht zwar nur eine durchschnittliche werktägliche Auslastung von 3,5 Operationen pro OP-Saal gegenüber, allerdings führt dieses Haus den Case Mix Index, der Hinweis auf die Komplexität des Operationsprogramms gibt, mit dem Maximalwert von 1,49 an. Die Auswertung lässt daher vermuten, dass der Aufwand für die Sterilgutaufbereitung in Krankenhaus 4 für Teile des Operationsspektrums erhöht sein könnte. Dies zeigt sich auch bei der Betrachtung der Medianwerte zur Anzahl Sterilguteinheiten je Operation, der in Krankenhaus 4 bei 2,5 liegt. Der Wert liegt nur in Krankenhaus 1 ebenfalls bei 2,5 STE je Operation. Es fällt auf, dass in Krankenhaus 4 der Mittelwert der Anzahl STE je Operation niedriger ist als der Medianwert. Dies begründet sich daraus, dass in diesem Haus ein großer Anteil des Operationsspektrums mit vergleichsweise geringem Sterilgutaufwand von nur 1 STE oder nur 0,5 STE je OP durchgeführt wird. Gleichzeitig beinhaltet das Operations-spektrum aber auch Operationen mit einem Aufwand von bis zu 15 STE je OP. In Krankenhaus 1 werden im Gegensatz zu den übrigen Häusern der Stichprobe neben den Instrumenten auch sterile Textilien als Mehrwegmaterialien aufbereitet, die jeweils eine zusätzliche STE je Operation verursachen. In den anderen Häusern werden Einwegtextilien verwendet.

Tabelle 23: Kosten der Sterilgutversorgung

Krankenhaus	1	2	3	4
	Kosten je OP-Saal [€/Werktag]			
Sterilgutversorgung	168,83	237,55	224,74	233,03
	Vergleichsgrößen			
Anzahl Operationen je Saal pro Werktag	3,6	5,2	2,6	3,5
Median Anzahl STE je Operation	2,5	2	1	2,5
Mittelwert Anzahl STE je Operation	3,26	2,21	1,39	2,13
Ø Kosten je STE [€]	15,51	20,08	49,95	26,74
Ø Kosten je OP (Median Anzahl STE je OP) [€]	38,78	40,16	49,95	66,85
Ø Kosten je OP (Mittelwert Anzahl STE je OP) [€]	50,56	44,38	69,43	56,96
Case Mix Index	1,08	0,92	1,15	1,49

Krankenhaus 3 erscheint zunächst mit dem Betrag von 224,74 Euro je OP-Saal unauffällig. Allerdings stehen diesem Wert durchschnittlich nur 2,6 Operationen pro Werktag gegenüber. Während der Median der Anzahl Sterilguteinheiten je Operation beim niedrigsten Wert der Stichprobe von 1 liegt, entsprechen die Kosten der Aufbereitung je STE mit 49,95 Euro dem Maximalwert der Stichprobe. Auch wenn der Case Mix Index in diesem Haus mit 1,15 der zweithöchste der Stichprobe ist, kann ein komplexes Operationsspektrum allein nicht Grund für die vergleichsweise hohen Kosten sein. Nach Aussagen des OP-Koordinators der Funktionsstelle können die OP-Sieb Standards in Krankenhaus 3 als vergleichsweise umfangreich beurteilt werden[7]. Ausschlaggebend für die hohen Kosten scheint jedoch vielmehr eine zu niedrige Auslastung der zentralen Sterilgutversorgungsabteilung (ZSVA) im Bezugsjahr gewesen zu sein. Der OP-Bereich ist im Normalfall im Krankenhaus Haupt-abnehmer der Leistungen der ZSVA. Die Dimensionierung der Anlagentechnik, der Flächen und des Personals steht unmittelbar in Bezug zur Funktionsstelle Operation. In Krankenhaus 3 wurden von 18 OP-Sälen der Funktionsstelle nur effektiv 13 Säle, also rund 72% regulär betrieben. Es ist sehr wahrscheinlich, dass die ZSVA entsprechend im Bezugsjahr viel zu niedrig ausgelastet war, so dass hohe Fixkostenanteile die Kosten negativ beeinflusst haben.

---

[7] Telefoninterview mit dem in 2006 zuständigen OP-Koordinator von Krankenhaus 3 im Januar 2009

Krankenhaus 1 hat mit 168,83 Euro um etwa 60,- Euro niedrigere Kosten für die Sterilgutaufbereitung je OP-Saal als die übrigen Krankenhäuser. Während die Anzahl Operationen von 3,6 pro Werktag und OP-Saal mit dem Wert in Krankenhaus 4 verglichen werden kann, ähnelt das Operationsspektrum Krankenhaus 2 (vergleiche dazu auch Kapitel 5.1.3). Die niedrigen Kosten finden beim Vergleich dieser beiden Häuser ihre Entsprechung in der geringeren Anzahl Operationen pro Tag. Die Kosten der Aufbereitung einer STE liegen mit 15,51 Euro insgesamt am niedrigsten. Dabei ist zu berücksichtigen, dass auch Textilien aufbereitet werden, die im Vergleich zu Instrumenten bei ähnlichem Aufbereitungsaufwand ein größeres Packvolumen haben. Eine Kostenabweichung pro STE nach unten erscheint daher plausibel.

Zusammenfassend zeigen die Kennwerte „durchschnittliche Kosten der Sterilgutversorgung je Operation" als Produkt der Kosten je STE und des Mittelwerts bzw. alternativ des Medians der Anzahl STE je OP, dass einerseits die Durchführung einer Operation Kostentreiber ist, und gleichzeitig der Operationsinhalt eine Rolle spielt. Die Werte bezogen auf den Median liegen mit 38,78 Euro in Krankenhaus 1 und 40,16 Euro in Krankenhaus 2 entsprechend dem vergleichbaren Operationsspektrum dicht beieinander. Der durchschnittliche Wert von 66,85 Euro je Operation liegt in Krankenhaus 4 angesichts des anspruchsvolleren Operationsspektrums höher. Der Wert von 49,95 Euro in Krankenhaus 3 erscheint entsprechend dem Case Mix Index zunächst plausibel. Werden die Kosten in Bezug zum Mittelwert der Anzahl STE je OP verglichen, ergibt sich ein leicht verändertes Bild. Die Werte in Krankenhaus 1 und 2 liegen mit 50,56 Euro und 44,38 Euro weniger dicht beieinander, sind jedoch weiterhin vergleichbar und niedriger als in den beiden anderen Häusern. Die Kosten in Krankenhaus 4 sind höher und liegen bei 56,96 Euro. Die Abweichung zu den Häusern 1 und 2 ist deutlich geringer als beim Vergleich der Kostenwerte bezogen auf den Median. Insgesamt auffällig ist jedoch, dass Krankenhaus 3 bei der Betrachtung bezogen auf den Mittelwert mit 69,43 Euro die höchsten Kosten für Sterilgut je Operation verbuchen muss. Ein gewisser Anteil der Kosten kann durch die vergleichsweise umfangreichen OP-Siebstandards in diesem Haus erklärt werden. Weiterhin kann ein Anteil durch das Operationsspektrum bedingt sein. Darüber hinaus erscheint es jedoch plausibel, dass die Kosten je STE durch eine zu geringe Auslastung der ZSVA in die Höhe getrieben wurden. Insgesamt liegt der mittlere Anteil der Kosten der Sterilgutversorgung bei ca. 40% der Gesamtkosten der Funktionsstelle OP-Bereich.

5.1.4.6   Kosten des Produkts Wäscheversorgung je OP-Saal

In Tabelle 24 sind die Kosten der Wäscheversorgung je OP-Saal und Werktag für die Krankenhäuser der Stichprobe dargestellt. Die Kosten schwanken zwischen 25,59 Euro in Krankenhaus 1 und 39,80 Euro in Krankenhaus 3 um mehr als 14,- Euro. In Krankenhaus 2 und Krankenhaus 4 sind die Kosten in einem mittleren Bereich von 30,63 Euro bzw. 30,70 Euro annähernd dieselben. Diesen Beträgen steht mit 5,2 bzw. 3,5 Operationen pro Werktag eine höhere Anzahl Operationen in Haus 2 gegenüber, andererseits ist die werktägliche OP-Gesamtzeit je Saal in Krankenhaus 4 um 2 Stunden länger als in Haus 2. Dies scheint die Annahme zu bestätigen, dass beide Größen einen Einfluss auf die Leistungsmengen und damit auf die Kosten der Wäscherversorgung haben.

Tabelle 24: Kosten der Wäscheversorgung

Krankenhaus	1	2	3	4
	Kosten je OP-Saal [€/Werktag]			
Wäscheversorgung	25,59	30,63	39,80	30,70
	Leistungskennzahlen OP-Saal			
Anzahl Operationen je OP-Saal pro Werktag	3,6	5,2	2,6	3,5
OP-Gesamtzeit je OP-Saal [h/Werktag]	7,2	8,9	6,4	11,9
Case Mix Index	1,08	0,92	1,15	1,49
Schmutzwäschepreis 2006 [€/kg]		0,89	1,83	

In Krankenhaus 1 liegen die Kosten der Wäscheversorgung im Bezug zum OP-Saal rund 5,- Euro niedriger als in den Häusern 2 und 4. In Hinblick auf die Faktoren Operationsdauer und Operationszahl scheint dies plausibel.

Krankenhaus 3 hat mit 39,80 Euro bei durchweg minimalen Leistungszahlen die höchsten Kosten für die Wäscheversorgung. Als Erklärung kann jedoch der für dieses Haus vorliegende durchschnittliche Schmutzwäschepreis, der mit 1,83 Euro pro Kilogramm sehr hoch liegt, herangezogen werden. Der durchschnittliche Schmutzwäschepreis beschreibt Kosten für die Reinigung und Aufbereitung unterschiedlicher Wäschearten im Krankenhaus. Dabei wird aufgrund von Unterschieden im Reinigungs- und Aufbereitungsprozess zwischen Formteilen und Flachwäsche unterschieden. Beispiele für Flachwäsche sind Bettlaken oder Bettbezüge; die OP-Bereichskleidung gehört zu den Formteilen und ist in der Aufbereitung etwas aufwendiger als Flachwäsche. Da keine separaten Kostendaten für die Aufbereitung der OP-Bereichsbekleidung vorliegen, wird zum Vergleich der Häuser der Stichprobe auf den zusammengefassten Schmutzwäschepreis zurückgegriffen. Dieser Preis basiert auf den Auswertungen zu den Kosten- und Leistungsdaten der Wäscheversorgungssysteme in 11 Krankenhäusern für das Bezugsjahr 2004, die im Rahmen des Forschungsprojektes OPIK durchgeführt wurden (vergleiche dazu [Diez, 2007]). Krankenhaus 2 und Krankenhaus 3

133

dieser Strichprobe waren Teil der Untersuchung. Während der durchschnittliche Schmutz-wäschepreis in Krankenhaus 2 im Jahr 2004 bei Versorgung durch einen externen Wäschedienstleister bei einem Wert von 0,88 Euro pro Kilogramm in einem mittleren Bereich der Strichprobe lag, konnte der Preis von 1,80 Euro pro Kilogramm in Krankenhaus 3 bei Versorgung durch eine krankenhauseigene Wäscherei als Ausreißer betrachtet werden.

Da sich an der Versorgungssituation in Krankenhaus 2 und 3 grundsätzlich im Jahr 2006 nichts geändert hatte, wurde der Schmutzwäschepreis auf das Bezugsjahr 2006 indiziert und ist in Tabelle 24 dargestellt.

Insgesamt liegt der mittlere Anteil der Kosten der Wäscheversorgung bei ca. 6% der Gesamtkosten der Funktionsstelle OP-Bereich.

5.1.4.7 Zusammenfassung der FM-Produktkosten

In Abbildung 51 ist die durchschnittliche Verteilung der Kostenanteile der Facility Management Produkte der Stichprobe grafisch dargestellt.

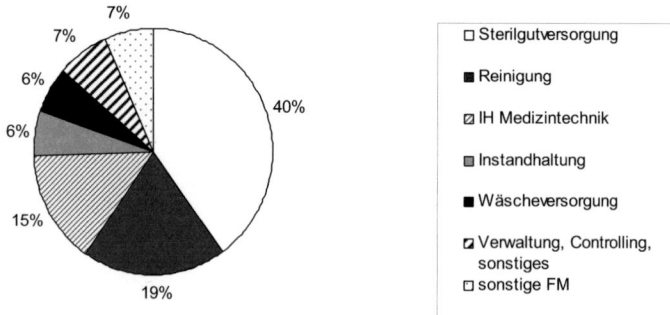

Abbildung 51: FM Produktanteile für den OP-Bereich

Quelle: eigene Darstellung

Der Hauptprozess zum Produkt Sterilgutversorgung ist für die Funktionsstelle OP-Bereich mit durchschnittlich 40% Anteil der FM Kosten dominant. Gemeinsam mit den Kosten der Hauptprozesse zu den Produkten der Reinigung (19%) und der Instandhaltung der Medizin-technik (15%) verursachen diese drei Hauptprozesse durchschnittlich etwa ein ¾ der FM

Kosten der Funktionsstelle OP-Bereich. Die Wäscheversorgung und die Instandhaltung haben jeweils im Mittel einen Anteil von ca. 6% der Kosten. Diese Hauptprozesse der Infrastruktur zusammengenommen beschreiben im Durchschnitt ca. 86% der Kosten der Funktionsstelle OP-Bereich. Sie werden im Weiteren als a posteriori relevante Hauptprozesse der Infrastruktur für die Funktionsstelle Operation definiert und im Modell abgebildet. Die Kosten der übrigen Hauptprozesse werden im Weiteren als Summe in Form eines prozentualen Kostensatzes in Höhe von 14% pauschal betrachtet.

5.2 Verknüpfung der Daten und Kennzahlenbildung für das Modell

In diesem Kapitel werden die Primärleistungsdaten und die FM Kostendaten der Krankenhäuser der Stichprobe entsprechend der in Kapitel 4.2 bestimmten Abhängigkeiten verknüpft und Kennzahlen für das Modell dieser Arbeit gebildet. Tabelle 25 gibt einen Überblick über die Prozessgrößen der fünf relevanten Hauptprozesse des FM Geschäftsprozesses 4: Bereitstellung Funktionsstelle OP-Bereich.

Tabelle 25: Prozessgrößen der relevanten FM Hauptprozesse in der Funktionsstelle OP-Bereich

Hauptprozess	Produktbezeichnung	Prozessgröße P_i
$HP_{4(8,10,12)}$	OP-Instandhaltung	Fixer und variabler Anteil zusammengefasst: Operationsdauer
$HP_{4,17}$	OP-Reinigung	TP1: Operationsdauer TP2: Operationszahl
$HP_{4,28}$	OP-Wäscheversorgung	TP1: Operationsdauer TP2: Operationszahl
$HP_{4,22}$	OP-Sterilgutversorgung	Anzahl STE je Eingriff nach OPS
$HP_{4,11}$	OP-IH Medizintechnik	Fix

Für den Hauptprozess Instandhaltung im OP-Bereich, der die Hauptprozesse 8 (Technische Serviceleistungen), 10 (Instandhaltung Gebäude) und 12 (Instandhaltung Technische Anlagen) beinhaltet, werden die fixen und variablen Kostenanteile zusammengefasst betrachtet. Dabei ist die Prozessgröße die Operationsdauer. Für die Reinigung und die Wäscheversorgung wird jeweils die Verwendung von zwei Prozessgrößen als sinnvoll betrachtet: die Operationsdauer und die Operationszahl. Vereinfachend wird dabei angenommen, dass jeweils die Hälfte der Kosten in Abhängigkeit zur Operationsdauer und die zweite Hälfte der Kosten in Abhängigkeit zur Operationszahl steht. Als Prozessgröße für die Sterilgutversorgung wird die Anzahl Sterilguteinheiten je Eingriff nach OPS-301 [DIMDI, 2003] festgelegt. Das Produkt Instandhaltung Medizintechnik wird als primärleistungs-mengenunabhängiger Fixkostenanteil betrachtet. Mathematisch können die Kosten des FM

135

Geschäftsprozesses Bereitstellung der Funktionsstelle OP-Bereich in Abhängigkeit von einem Patienten x dann durch die folgende Formel ausgedrückt werden:

$$KostenGPFM_4(x) = \sum_{i=1}^{4} \frac{\left(KostenHP_{4,i} + KostenanteilFix_{4,11}\right) \cdot P_i(x)}{P_i(X)}$$

wobei

GPFM$_4$ FM Geschäftsprozess 4: Bereitstellung der Funktionsstelle OP-Bereich

HP$_{4,i}$ relevante Hauptprozesse i aus der Menge I mit $i_1 = (8,10,12)$, $i_2 = 17$, $i_3 = 22$, $i_4 = 28$

P$_i$ Prozessgröße

x   Patient x aus der Summe der Patienten X

Dabei können die Kosten des fixen FM Produktes Instandhaltung Medizintechnik (Hauptprozess 11) des Geschäftsprozesses 4: Bereitstellung der Funktionsstelle OP-Bereich wie folgt ausgedrückt werden:

$$KostenHP_{4,11} = \sum_{i=1}^{4} KostenanteilFix_{4,i} \cdot P_i(X) = \sum_{i=1}^{4} \frac{KostenHP_{4,11} \cdot KostenHP_{4,i}}{KostenGPFM_4 - KostenHP_{4,11}} \cdot P_i(X)$$

mit I = {$i_1 = (8,10,12)$, $i_2 = 17$, $i_3 = 22$, $i_4 = 28$}

In dieser Formel sind die Kosten der FM Produkte, die a posteriori mit einer Summe von ca. 7% als nicht kostenrelevant bezeichnet werden können, und die Kosten für das Produkt Verwaltung, Controlling, Sonstiges von zusätzlich ca. 7% nicht enthalten.

In Tabelle 26 sind die Prozesskennzahlen entsprechend den Prozessgrößen für die fünf relevanten Hauptprozesse der Krankenhäuser der Stichprobe dargestellt, sowie der Median-wert über alle vier Häuser. Die Kennzahlen basieren auf der Umlage der Gesamtkosten der Produkte auf die im Bezugsjahr durchgeführte Anzahl Einheiten der Prozessgröße. Die Operationsdauer wird durch den Wert OP-Gesamtzeit dargestellt (vergleiche Kapitel 4.1.4).

Tabelle 26: Prozesskennzahlen ohne Fixkostenberücksichtigung

Produkt		Einheit	KH 1	KH 2	KH 3	KH 4	Median
Instandhaltung		€/min	0,02	0,09	0,10	0,05	0,07
Reinigung	TP1	€/min	0,10	0,08	0,19	0,07	0,09
Reinigung	TP2	€/Operation	12,30	7,99	21,49	14,45	13,38
Wäscheversorgung	TP1	€/min	0,03	0,03	0,05	0,02	0,03
Wäscheversorgung	TP2	€/Operation	3,60	2,93	5,91	4,41	4,01
Sterilgutversorgung		€/STE	15,51	20,08	49,95	26,74	23,41
Median Anzahl STE je Eingriff			2,5	2	1	2,5	2,25
IH Medizintechnik			fix	fix	fix	fix	

Die Abweichungen der Prozesskennzahlen sind teilweise sehr groß und geben die in Kapitel 5.1.4 produktspezifisch diskutierten Unterschiede in den Krankenhäusern wieder. Die Kostenunterschiede für die Reinigung liegen dabei besonders hoch.

Die Prozesskennzahl für die Wäscheversorgung liegt bei einem fixen Betrag zwischen 3,- und 6,- Euro je Operation zuzüglich eines variablen operationszeitabhängigen Anteils zwischen 2 und 5 Cent pro Minute. Von Eiff ([Eiff, 2007_1] S. 45) beziffert in einer in 2007 veröffentlichten Studie zum Vergleich von Mehrweg- und Einweg OP-Abdeckung und Mänteln die Kosten für die Bereichskleidung eines OP-Teams bestehend aus 4 Mitarbeitern mit 6,- Euro. Unter Berücksichtigung, dass zusätzlich zum OP-Team weiteres Personal in den allgemeinen OP-Betrieb eingebunden ist (z.B. OP-Koordination, OP-Pflege für die Patientenübergabe/Holdingarea, Assistenzärzte) erscheinen die Durchschnittswerte der Stichprobe plausibel.

Für die Sterilgutversorgung sind die durchschnittlichen Kosten für eine Sterilguteinheit und der Median der Anzahl STE je Operation über alle im Bezugsjahr durchgeführten Operationen dargestellt. Die Gesamtanzahl Sterilguteinheiten je Haus wurde im Bezug zur Anzahl der durchgeführten Operationen und der entsprechenden Zuordnung „STE je Eingriff" bestimmt. Für Krankenhaus 1 und 4 liegen individuelle Zuordnungen vor, für die Krankenhäuser 2 und 3 wurde dazu der Medianwert aus den zugeordneten Werten einer Stichprobe von 5 Krankenhäuser verwendet (vergleiche Kapitel 4.3.8.4). Die Zuordnung „STE je Eingriff" deckte dabei in den Krankenhäusern 1 und 2 80% bzw. 74% des Operationsspektrums ab. In Krankenhaus 3 deckte die Zuordnung 69% und in Haus 4 57% des Operationsspektrums ab. Der niedrige Prozentsatz in Krankenhaus 4 liegt daran, dass für 27% der 9.561 Operationen, die im Bezugsjahr durchgeführt und zu denen Zeitdaten dokumentiert wurden, die Dokumentation der durchgeführten Prozedur nach OPS fehlt.

Unter der Annahme, dass der Aufwand für Sterilgutversorgung für die nicht vollständig dokumentierten Operationen vergleichbar sei, wurde die Gesamtzahl Sterilguteinheiten linear hochgerechnet. Für die Kostenschätzung der Sterilgutversorgung für eine bestimmte

Operation werden der Kostensatz in Euro je STE und die Zuordnung Anzahl STE je Eingriff verwendet.

Die Kosten des Produktes Instandhaltung Medizintechnik (Hauptprozess 11) werden entsprechend der Verteilung der Gesamtkosten als Fixkostenanteil anteilig auf die variablen Prozesskostenkennzahlen aufgeschlagen. Damit erhöhen sich diese proportional zu ihrem individuellen Kostengewicht wie in Tabelle 27 dargestellt.

Tabelle 27: Prozesskennzahlen einschließlich Fixkostenanteil Medizintechnik

Produkt		Einheit	KH 1	KH 2	KH 3	KH 4	Median
Instandhaltung		€/min	0,03	0,11	0,12	0,06	0,08
Reinigung	TP1	€/min	0,12	0,09	0,23	0,09	0,11
Reinigung	TP2	€/Operation	14,87	9,39	26,24	17,92	16,40
Wäscheversorgung	TP1	€/min	0,04	0,03	0,06	0,03	0,03
Wäscheversorgung	TP2	€/Operation	4,35	3,45	7,22	5,47	4,91
Sterilgutversorgung		€/STE	18,75	23,60	60,99	33,16	28,38
Median Anzahl STE je Eingriff			2,5	2	1	2,5	2,25

Zirka 85% der Kosten des Facility Management Geschäftsprozesses „Bereitstellung der Funktionsstelle OP-Bereich" können durch die folgende Formel in Bezug zur Primärleistung Operation eines Patienten x dargestellt werden:

$$f_{FMKosten}(x_i) = \left(PK_{Ins\,tan\,dhaltung} + TPK_{Re\,inigung} + TPK_{W\ddot{a}scheversorgung}\right) \cdot Operationsdauer(x_i)$$
$$+ \left(TPK_{Re\,inigung} + TPK_{W\ddot{a}scheversorgung}\right) \cdot Operationszahl(x_i) + PK_{Steri\,lg\,utversorgung} \cdot AnzahlSTE(Eingriff(x_i))$$

wobei

PK   Prozesskennzahl einschließlich Fixkostenanteil

TPK   Teilprozesskennzahl einschließlich Fixkostenanteil

x_i Patient x_i aus der Menge der Patienten X mit $x_i = \{x_1, x_2, ..., x_m\}$

In Abbildung 52 sind die FM Kostenfunktionen fKH1(t_{xi}), fKH2(t_{xi}), fKH3(t_{xi}), fKH4(t_{xi}) für die vier Krankenhäuser und eine allgemeine Kostenfunktion fØ(t_{xi}) basierend auf dem Medianwert der Kennzahlen der Stichprobe in Abhängigkeit der Operationsdauer t für eine Operation eines Patienten x_i aus der Menge der Patienten X dargestellt. Je nach Eingriff nach OPS variiert der Fixkostenbetrag, der durch die Anzahl Sterilguteinheiten, die für den Eingriff benötigt werden, bestimmt ist. Entsprechend können Eingriffsgruppen mit gleichem Aufwand für Sterilgut gebildet werden, für die eine eindeutige zeitabhängige FM Kostenfunktion bestimmt werden kann. Es existiert also für jedes Krankenhaus eine Vielzahl von Funktionen, die sich allein durch einen unterschiedlichen Fixkostenbetrag für die Sterilgutversorgung je Eingriffsgruppe unterscheidet. In Abbildung 52 wurde beispielhaft die Funktion aus dem Bündel von Funktionen jedes Hauses dargestellt, die die FM Kosten der Eingriffsgruppe nach OPS beschreibt, der der hausindividuelle Medianwert der Anzahl Sterilguteinheiten je Eingriff zugeordnet ist.

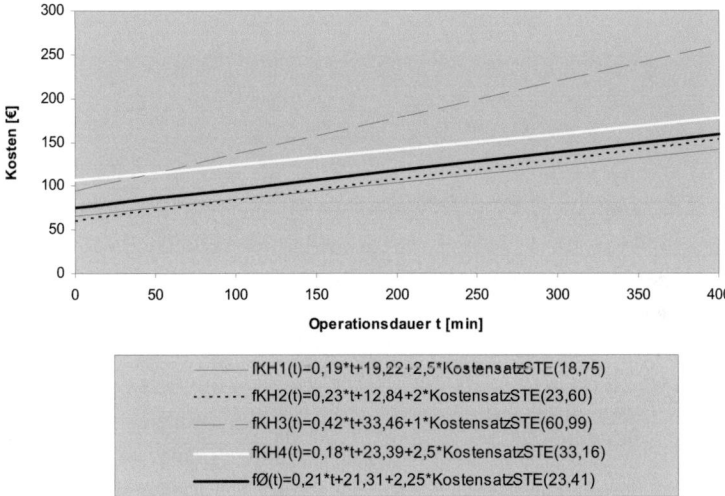

Abbildung 52: FM Kostenfunktionen je Operation in Abhängigkeit der Operationsdauer

Quelle: eigene Darstellung

Die Funktionen fKH1(t) des Krankenhauses 1 und fKH2(t) des Krankenhauses 2 verhalten sich in der Summe der einzelnen FM Kosten sehr ähnlich. Dabei liegt der zeitabhängige Kostensatz für Instandhaltung, Reinigung und Wäscheversorgung bei 19 bzw. 23 Cent je Minute. Der Fixkostensatz je Operation für Reinigung und Wäscheversorgung liegt mit 19,22 Euro in Krankenhaus 1 um 6,38 Euro höher als in Krankenhaus 2. Zusammengefasst mit den Kosten für die Sterilgutversorgung liegt der Fixkostenbetrag je Operation bei 66,- bzw. 60,- Euro. Die FM Kostenfunktion fKH4(t) von Krankenhaus 4 verläuft mit einem zeitabhängigen Kostensatz von 18 Cent je Minute flacher. Allerdings liegt der Fixkostensatz, der hauptsächlich auf einem höheren Aufwand für die Sterilgutversorgung je Operation beruht, beim maximalen Wert der Stichprobe von 106,- Euro. Die FM Kostenfunktion fKH3(t) in Krankenhaus 3 beinhaltet einen Fixkostensatz in Höhe von 94,- Euro je Operation. Im Gegensatz zu allen übrigen Häusern verläuft die Funktion wegen des zeitabhängigen Kostensatzes von 42 Cent pro Minute, der maßgeblich durch den vergleichsweise hohen Aufwand für Reinigung verursacht wird, deutlich steiler als die Funktionen der übrigen

Häuser. Die Funktion fØ(t) gibt den Kostenverlauf in Abhängigkeit der Zeit unter Verwendung des jeweiligen Medianwerts der einzelnen Kostenkennzahlen der Krankenhäuser der Stichprobe wieder.

In Abbildung 53 werden für Haus 4 beispielhaft eine Auswahl von 3 Funktionsverläufen aus dem Bündel der hausindividuellen FM Kostenfunktionen, die sich aufgrund der Fixkostenbeträge in Abhängigkeit der verwendeten Anzahl STE je Eingriffsgruppe unterscheiden, dargestellt.

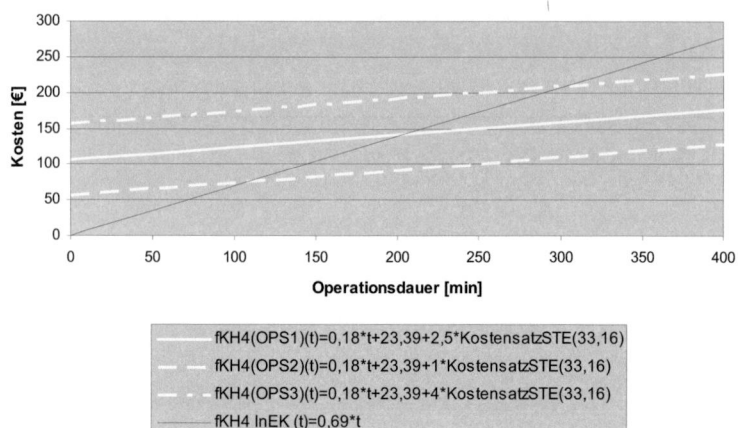

Abbildung 53: Kostenfunktionen für 3 Eingriffe mit unterschiedlicher Anzahl STE – Beispiel Krankenhaus 4

Quelle: eigene Darstellung

Beispielhaft sind die FM Kostenfunktionsverläufe für die Gruppe von Operationen nach OPS, bei denen durchschnittlich 2,5 STE benötigt werden (fKH4(OPS1)(t)), für die Gruppe von Operationen, bei denen 1 STE benötigt wird (fKH4(OPS2)(t)) und für die Gruppe von Operationen, bei denen 4 STE benötigt werden (fKH4(OPS3)(t)), abgebildet. Die Spanne der Anzahl Sterilguteinheiten je Operation nach OPS reicht in Haus 4 von 0,25 STE bis zu maximal 15 STE je Operation. Entsprechend können die verschiedenen Funktionsverläufe als Parallelen zu den Beispielsfunktionen dargestellt werden. Zusätzlich zu den drei prozessorientierten Funktionen ist die Kostenfunktion für Haus 4 gemäß des Ansatzes des Instituts für das Entgeltsystem im Krankenhaus (InEK), bei dem alle FM Kosten einheitlich in Abhängigkeit der Operationsgesamtzeit verrechnet werden, dargestellt (fKH4(InEK)(t)). Die InEK basierte Funktion schneidet die prozessorientierten Funktionen an verschiedenen Zeitabschnitten auf der Abszisse.

In Abbildung 54 ist die prozessorientierte FM Kostenfunktion fØ(t) basierend auf den Median-werten der Kostenkennwerte der Häuser der Stichprobe für die mittlere Anzahl STE je Eingriff in Höhe von 2,25 STE (Medianwert) und die InEK basierte Verrechnungsfunktion fØ(InEK)(t), die ebenfalls auf dem Medianwert der rein zeitbezogenen Kostenkennwerte der Stichprobe basiert, dargestellt.

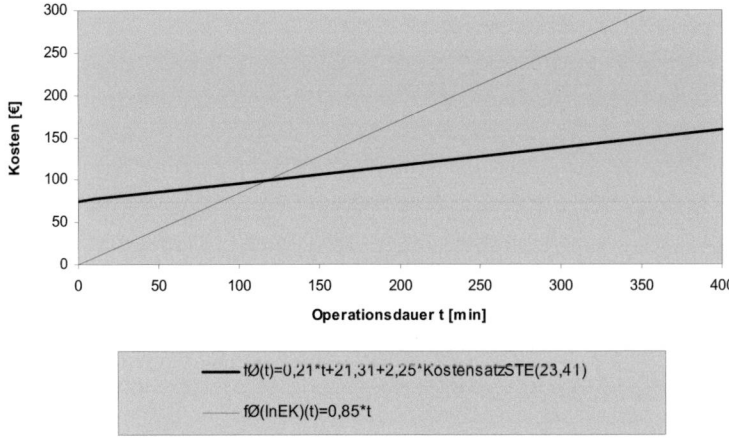

Abbildung 54: Vergleich prozessorientierter Ansatz und Verrechnungsansatz des InEK

Quelle: eigene Darstellung

Die beiden Funktionen schneiden sich bei einer Operationsdauer von 118 Minuten. Daraus kann abgeleitet werden, dass das bestehende Kostenverrechnungssystem des InEK tendenziell lange Operationen durch höhere Erlöse im Vergleich zu den tatsächlich entstehenden Kosten bevorzugt, während kurze Operationen benachteiligt werden. Wird die InEK Funktion einer wie in Abbildung 53 beschriebenen Reihe von Funktionen gegenüber-gestellt, schneiden sich die Funktionen jeweils bei unterschiedlichen Operationszeitpunkten. Die absolute Höhe der Kostenrisiken, die durch die Abweichung der Funktionen zu Gunsten langer Operationen entstehen, muss jeweils im Einzelfall überprüft werden, ebenso wie die individuelle Grenzdauer von Operationen, nach der sich die Kostennachteile bzw. Vorteile bemessen. Es wurde jedoch gezeigt, dass keine eindeutige Korrelation zwischen Operationsdauer und Anzahl Sterilguteinheiten je Operation besteht (vergleiche Kapitel 4.3.8.2), die die Verschiebung tendenziell ausgleichen würde. Daher verdeutlicht Abbildung 54 sehr gut die grundsätzliche Problematik des InEK Ansatzes, der durch seine zusammengefasste Betrachtung von FM Kosten die realen Verhältnisse nicht abbilden kann. Für eine verursachergerechte Zuordnung der FM Kosten ist es notwendig, realistische

Kostentreiber je FM Produkt zu identifizieren und zu dokumentieren. Im Gegensatz zur Kostenverrechnung allein über die Operationszeit können die FM Kosten und Leistungsmengen mit einem prozessorientierten Ansatz in direkter Abhängigkeit zu Kenndaten aus dem Primärprozessbereich dargestellt werden. Daraus ergibt sich die Möglichkeit, Auswirkungen von Veränderungen im Primärprozessportfolio auf das Facility Management im Krankenhaus abzubilden.

6 Fallstudie

In Anwendung des Modells dieser Arbeit für die Funktionsstelle OP-Bereich werden in diesem Kapitel die FM Kosten für ausgesuchte, weitgehend standardisierte Operationen für die vier Krankenhäuser der Stichprobe basierend auf den hausindividuellen FM Prozesskennzahlen und den Primärleistungsdaten in einer Fallstudie berechnet. Dabei wird ein Vergleich zwischen den durch das prozessorientierte Modell dieser Arbeit errechneten Kosten je Patient mit der Erlössituation durch das deutsche Fallpauschalensystem gezogen. Abschließend werden zukunftsorientierte Veränderungen der Primärprozessportfolios für die Krankenhäuser der Stichprobe auf Basis gesellschaftlicher Veränderungsprognosen entwickelt und die Auswirkungen auf die FM Kosten mit Hilfe des Modells simuliert. Aus der Simulation werden beispielhaft Konsequenzen für die strategische Planung des FM abgeleitet und diskutiert.

6.1 Kostenberechnung für ausgesuchte Operationen

Im Folgenden werden die FM Kosten in Anwendung des prozessorientierten Ansatzes dieser Arbeit unter Verwendung der hausindividuellen durchschnittlichen Operationsdauer für verschiedene Eingriffe berechnet. Die dargestellten Kosten umfassen die 5 dominanten FM Hauptprozesse im OP-Bereich und bilden zirka 85% der gesamten FM Kosten der Funktionsstelle OP-Bereich ab. In Kapitel 6.1.1 wird zunächst als Beispiel für einen stark standardisierten komplexen Eingriff bei mittlerer Operationsdauer mit hohem Sterilgutaufwand die Operation einer Hüftgelenksprothese durch Implantation einer Total-Endo-Prothese (Hüft-TEP) dargestellt. In Kapitel 6.1.2 wird als Beispiel für einen standardisierten einfachen Eingriff von kurzer Operationsdauer mit geringem Sterilgutaufwand eine Blinddarmentfernung (Appendektomie) beschrieben. In Kapitel 6.1.3 wird eine Resektion („Teilentfernung") des Dickdarmes als Beispiel für einen standardisierten Eingriff mit mittlerem Sterilgutaufwand und Operationszeiten zwischen 200 und 260 Minuten dargestellt. In Kapitel 6.1.3 wird als Beispiel für einen aufwendigen Eingriff mit Operationsdauern von über 300 Minuten die Operation einer Schilddrüsenentfernung (Thyreoidektomie) vorgestellt. Das letzte Beispiel in Kapitel 6.1.5 gibt die Berechnung der FM Kostenzusammensetzung für einen relativ kurzen Eingriff aus dem Bereich der Augenoperationen wieder: eine extrakapsuläre Extraktion der Linse.

6.1.1 Operation Hüft-TEP (Ersatz des Hüftgelenks)

Der Ersatz eines Hüftgelenks durch eine Total-Endo-Prothese wird in Deutschland als Standardoperation nach von Eiff ([Eiff, 2007_1] S. 40) durchschnittlich fast 280.000 Mal pro Jahr durchgeführt. Der Eingriff ist durch den Prozedurenkode 5-820 nach OPS-301 [DIMDI, 2003] bezeichnet. Für das Jahr 2006 steht dieser Eingriff mit 199.040 Fällen an 6. Stelle der Rangliste der 50 häufigsten in Deutschland stationär durchgeführten Operationen [Destatis, 2008]. Gleichzeitig ist dieser Eingriff als „aseptischer Eingriff mit erhöhtem Infektionsrisiko", für den z.b. Luftführungssysteme mit turbulenzarmer Verdrängungsströmung empfohlen werden, eingestuft ([RKI, 2000] S. 3). In Tabelle 28 sind die Kosten- und Leistungsdaten für den Eingriff für die vier Krankenhäuser der Stichprobe dargestellt. Die durchschnittlichen Operationsgesamtzeiten liegen in Krankenhaus 1 und 2 sehr einheitlich bei 156 bzw. 158 Minuten. In Haus 3 und 4 liegen sie um etwa 30% höher bei 207 bzw. 222 Minuten. Tabelle 28 gibt zudem einen Überblick über die simulierten FM Kosten einschließlich der Prozess-kostenfunktionen der vier Häuser, die in Kapitel 5.2 erläutert wurden. Für die Berechnung des Sterilgutkostenanteils wird die hausindividuell zugeordnete Anzahl von 5,5 STE in Krankenhaus 1 und 4 verwendet. Für die Krankenhäuser 2 und 3 wird der in Kapitel 4.3.8.4 ermittelte Medianwert der Stichprobe der an der Untersuchung beteiligten Krankenhäuser, der ebenfalls bei 5,5 STE je Eingriff liegt, verwendet. Darüber hinaus ist die prozentuale Einstufung der Patienten mit Hüft-TEP Operationen in die abgerechnete Fallpauschale einschließlich des FM Erlöses in Höhe von 85%, der nach Vorgabe durch das InEK [InEK, 2004/06] in der jeweiligen Fallpauschale für die Funktionsstelle Operation enthalten ist, dargestellt. Der Erlös errechnet sich kostenstellenbezogen als Durchschnitt aus den Kostendaten der Kalkulationskrankenhäuser wie in Kapitel 2.3.6 beschrieben und ist für die Krankenhäuser in Deutschland verbindlich. Die FM Kosten, die durch den prozess-orientierten Ansatz dieser Arbeit berechnet werden, können mit diesem Betrag verglichen werden. Entsprechend ist der durchschnittlich realisierte Gewinn bzw. Verlust je abgerechneter Fallpauschale für das Facility Management abgebildet. Die mit dem Eingriff einer Hüft-TEP operierten Patienten wurden in Haus 1 und 2 größtenteils in die Fallpauschale I48Z eingestuft, während in Haus 3 und 4 mehrheitlich die um 80,- Euro höher vergütete Fallpauschale I05Z abgerechnet wurde.

Tabelle 28: Kostenvergleich Operation Hüft-TEP unter Verwendung der Erlösdaten zum Fallpauschalenkatalog 2006 [InEK, 2004/06]

Krankenhaus	1	2	3	4
FM-Kostenfunktion	fKH1(t)=0,19*t +19,22 +5,5*18,75	fKH2(t)=0,23*t +12,84 +5,5*23,60	fKH3(t)=0,42*t +33,46 +5,5*60,99	fKH4(t)=0,18*t +23,39 +5,5*33,16
Mittlere OP-Gesamtzeit [min]	156	158	207	222
Anzahl durchgeführte Operationen	388	153	111	56
Kosten je Operation Hüft-TEP [€]	**151,50**	**179,13**	**455,21**	**244,96**
% Anteil Einstufung der Prozedur in DRG I48Z	73	67	16	5
InEK-Erlös I48Z (85%) OP-Bereich [€]	188,53	188,53	188,53	188,53
Gewinn/Verlust	+37,03	+9,40	-266,68	-56,43
% Anteil Einstufung der Prozedur in DRG I05Z	10	28	52	38
InEK-Erlös I05Z (85%) OP-Bereich [€]	249,14	249,14	249,14	249,14
Gewinn/Verlust	+97,63	+70,01	-206,07	+4,18

Die Kosten, die durch den prozessorientierten Ansatz dieser Arbeit für die Krankenhäuser berechnet wurden, zeigen eine starke Abweichung. Den durchschnittlich kürzeren OP-Zeiten entsprechend schneiden Haus 1 und 2 mit FM Kosten von 151,50 bzw. 179,13 Euro je Operation sehr günstig ab. Im Vergleich mit dem FM Erlös für den OP-Bereich der Fallpauschalen I48Z konnten für 73 bzw. 67% der Fälle Gewinne von durchschnittlich 37,03 bzw. 9,40 Euro realisiert werden. Für einen Anteil von 10 bzw. 28% der operierten Patienten konnten sogar 97,63 bzw. 70,01 Euro Gewinn realisiert werden. Dies ist insbesondere für Haus 1 mit 388 Hüft-TEP Eingriffen im Bezugsjahr von Bedeutung.

Krankenhaus 4 liegt mit seinen durchschnittlichen Kosten deutlich höher bei 244,96 Euro. Diese Kosten werden für 38% der Fälle, die in die Fallpauschale I05Z eingestuft wurden, relativ passend durch den InEK-Erlös gedeckt. Dabei ergab sich ein Gewinn von 4,18 Euro je Operation. Dem steht jedoch der durchschnittliche Verlust von 56,43 Euro für 5% der Fälle, die in die Fallpauschale I48Z eingestuft wurden, gegenüber. Die Bedeutung einer optimierten Sterilgutversorgung wird bei dem Operationsbeispiel Hüft-TEP sehr deutlich. Krankenhaus 4 sollte versuchen, in diesem Bereich Einsparungen zu realisieren. Es wird jedoch auch deutlich, dass die vergleichsweise langen durchschnittlichen OP-Zeiten insbesondere die Kosten für Reinigung in die Höhe treiben. Krankenhaus 4 sollte daher untersuchen, inwiefern die Abläufe im primären Prozessbereich optimiert werden können.

In Krankenhaus 3 ergibt sich für den Vergleich der realisierten FM Kosten mit den Erlösen je Fall eine alarmierende Situation. Sowohl die durch die Sterilgutversorgung bedingten Fixkosten je Operation als auch die variabeln Kosten, die durch die hohen Reinigungskosten geprägt sind, ergeben insgesamt FM Kosten, die mehr als 200,- Euro bzw. 260,- Euro über den FM Erlösen im OP-Bereich liegen. Dabei wird offensichtlich, dass eine Fehlplanung eines zentralen OP-Bereichs, die im Betrieb von nur 13 OP-Sälen der insgesamt 18 vorhandenen OP-Säle resultiert, schwerwiegende Folgen hinsichtlich der Effizienz des Facility Management hat. Längere Wege und zur realisierten Leistung überproportional große Flächen bedingen Ineffizienz. Eine Fehlplanung des OP-Bereichs setzt sich jedoch auch über die Grenzen des OP-Bereichs selbst fort, da z.b. die Kapazität der Sterilgut-versorgungsabteilung auf den OP-Bereich abgestimmt werden muss. Krankenhaus 3 sollte daher unbedingt versuchen, die Auslastung des OP-Bereichs zu erhöhen, so dass alle 18 OP-Säle in regulären Betrieb genommen werden können.

In Abbildung 55 sind die unterschiedlichen FM Kostenanteile der Krankenhäuser für den Eingriff Hüft-TEP grafisch dargestellt. In allen Häusern ist der fixe Kostenanteil für die Sterilgutversorgung, der zwischen 68% (Haus 1) und 74% (Haus 3 und 4) der verrechneten FM Kosten schwankt, dominanter Kostenblock.

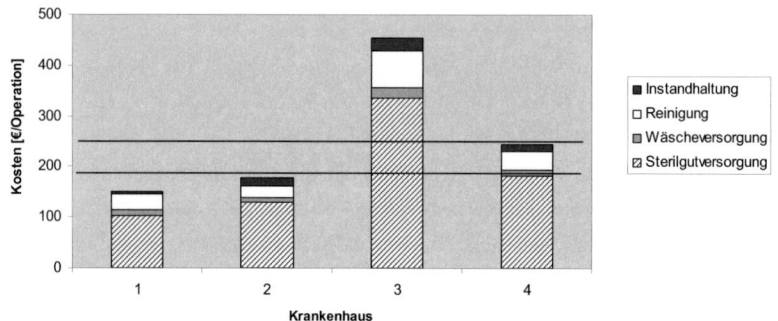

Abbildung 55: Kostenanteile FM für die Operation Hüft-TEP

Quelle: eigene Darstellung

6.1.2 Operation Appendektomie (Blinddarmentfernung)

Die Operation Appendektomie steht im Jahr 2006 mit 135.800 Fällen an 18. Stelle der Rangliste der 50 häufigsten in Deutschland stationär durchgeführten Operationen [Destatis, 2008]. Der Eingriff ist durch den Prozedurenkode 5-470 nach OPS-301 [DIMDI, 2003] bezeichnet. In Tabelle 29 sind die Kosten- und Leistungsdaten der Stichprobe für den Eingriff dargestellt. Die durchschnittlichen Operationsgesamtzeiten liegen bis auf den Wert von 84 Minuten in Krankenhaus 2 in den übrigen Krankenhäusern relativ dicht zwischen 103 und 111 Minuten beieinander. Die prozessorientierten FM Kostenfunktionen entsprechen den Kennwerten, die in Kapitel 5.2 erläutert wurden. Für die Berechnung des Sterilgutkosten-anteils wird die hausindividuell zugeordnete Anzahl von 2 STE in Krankenhaus 1 bzw. 1 STE in Krankenhaus 4 verwendet. Für die Krankenhäuser 2 und 3 wird der in Kapitel 4.3.8.4

ermittelte Medianwert der Stichprobe der an der Untersuchung beteiligten Krankenhäuser, der bei 1 STE je Eingriff liegt, verwendet.

Die Einstufung der operierten Patienten im Bezugsjahr 2005 erfolgte hauptsächlich in die Fallpauschalen G23Z und G22Z. Der FM Erlös in Höhe von 85% für den OP-Bereich, der durch das InEK [InEK, 2003/05] für die Vergütung der FM Leistungen in 2005 festgelegt wurde, wurde nach dem Verbraucherpreisindex [Destatis, 2006] auf das Bezugsjahr 2006 indiziert. Somit ergeben sich Erlöse in Höhe von 98,71 bzw. 120,04 Euro. Der FM Erlös (85%) gemäß den Vorgaben des InEK für das Bezugsjahr 2006 [InEK, 2004/06] für die Fallpauschale G23B, die für 25% der Operationen in Krankenhaus 3 bzw. 39% in Krankenhaus 4 abgerechnet wurde, liegt bei nur 86,19 Euro. Für die Fallpauschale G07Z, die für ebenfalls 25% der Operationen in Krankenhaus 3 bzw. 16% in Krankenhaus 4 abgerechnet wurde, liegt der Erlös deutlich höher bei 153,68 Euro. Diese Fallpauschale wird im Falle einer Appendektomie mit schweren bzw. äußerst schweren Komplikationen abgerechnet.

Tabelle 29: Kostenvergleich Operation Appendektomie unter Verwendung der Erlösdaten zum Fallpauschalenkatalog 2006 [InEK, 2004/06] und 2005 [InEK, 2003/05] (indiziert auf 2006)

Krankenhaus	1	2	3	4
FM-Kostenfunktion	fKH1(t)=0,19*t +19,22 +2*18,75	fKH2(t)=0,23*t +12,84 +1*23,60	fKH3(t)=0,42*t +33,46 +1*60,99	fKH4(t)=0,18*t +23,39 +1*33,16
Mittlere OP-Gesamtzeit [min]	103	84	109	111
Anzahl durchgeführte Operationen	206	198	89	77
Kosten je Operation Appendektomie [€]	**75,97**	**55,74**	**139,69**	**76,15**
% Anteil Einstufung der Prozedur in DRG G23Z	68	67	0	0
InEK-Erlös G23Z (85%) OP-Bereich [€]	98,71	98,71	98,71	98,71
% Anteil Einstufung der Prozedur in DRG G22Z	22	17	0	0
InEK-Erlös G22Z (85%) OP-Bereich [€]	120,04	120,04	120,04	120,04
% Anteil Einstufung der Prozedur in DRG G23B	0	0	25	39
InEK-Erlös G23B (85%) OP-Bereich [€]	86,19	86,19	86,19	86,19
% Anteil Einstufung der Prozedur in DRG G07Z	0	0	25	16
InEK-Erlös G07Z (85%) OP-Bereich [€]	153,68	153,68	153,68	153,68

Die prozessorientiert verrechneten durchschnittlichen Kosten je Operation liegen mit 75,97 Euro in Krankenhaus 1 und 76,15 Euro in Krankenhaus 4 dicht beieinander. Krankenhaus 1 konnte für 68% der Operationen einen FM Gewinn von 22,74 Euro je Operation und für 22% der Operationen einen Gewinn von 44,07 Euro je Operation für den OP-Bereich erwirtschaften. In Krankenhaus 4 lag der Gewinn für 39% der Operationen bei 10,04 Euro und für 16% sogar bei 77,53 Euro.

Krankenhaus 2 hatte insbesondere aufgrund der vergleichsweise kurzen durchschnittlichen Operationsdauer mit 55,74 Euro die niedrigsten Kosten je Operation, so dass für 67% der Operationen ein FM Gewinn in Höhe von 42,97 Euro bzw. für 17% ein Gewinn von 64,30 Euro realisiert werden konnte.

In Krankenhaus 3 lagen die prozessorientiert verrechneten FM Kosten je Blinddarment-fernung bei 139,69 Euro. Obwohl die Kosten deutlich höher als in den übrigen Häusern liegen, wurden für 25% der Operationen ein FM Gewinn in Höhe von 13,99 Euro je Operation realisiert. Für 25% der Operationen, die in die DRG G23B eingestuft wurden, entstanden allerdings Verluste in Höhe von 53,50 Euro je Operation. Im Vergleich zu den immensen Verlusten bei der Operation einer Hüft-TEP schneidet Krankenhaus 3 bei der Operation einer Appendektomie hinsichtlich der FM Kosten deutlich positiver ab. Dies liegt vor allem daran, dass der Aufwand für Sterilgut je Operation mit 1 STE deutlich geringer als bei der Hüft-TEP mit 5,5 STE ist.

In Abbildung 56 sind die unterschiedlichen FM Kostenanteile für die Krankenhäuser für den Eingriff Appendektomie grafisch dargestellt. Die Sterilgutversorgung hat bei diesem Eingriff in allen Häusern einen Kostenanteil von zirka 50%.

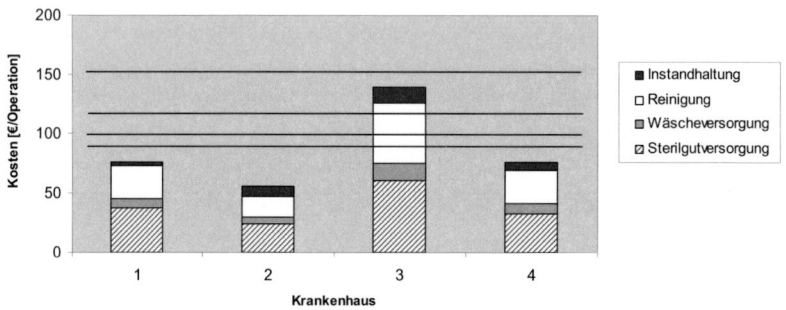

Abbildung 56: Kostenanteile FM für die Operation Appendektomie

Quelle: eigene Darstellung

6.1.3 Operation Partielle Resektion (Teilentfernung) des Dickdarms

Die Operation Partielle Resektion des Dickdarms steht im Jahr 2006 mit 96.387 Fällen an 35. Stelle der Rangliste der 50 häufigsten in Deutschland stationär durchgeführten Operationen [Destatis, 2008]. Der Eingriff ist durch den Prozedurenkode 5-455 nach OPS-301 [DIMDI, 2003] bezeichnet. In Tabelle 30 sind die Kosten- und Leistungsdaten der Stichprobe für den Eingriff dargestellt. Die durchschnittlichen Operationsgesamtzeiten liegen in den Kranken-häusern zwischen 198 (Haus 2) und 262 Minuten (Haus 3). Die prozessorientierten FM Kostenfunktionen entsprechen den Kennwerten, die in Kapitel 5.2 erläutert wurden. Für die Berechnung des Sterilgutkostenanteils wird die hausindividuell zugeordnete Anzahl von 3,5

STE in Krankenhaus 1 bzw. 2,5 STE in Krankenhaus 4 verwendet. Für die Krankenhäuser 2 und 3 wird der in Kapitel 4.3.8.4 ermittelte Medianwert der Stichprobe der an der Untersuchung beteiligten Krankenhäuser, der bei 2 STE je Eingriff liegt, verwendet. Die Einstufung der Patienten im Bezugsjahr 2005 erfolgte hauptsächlich in die Fallpauschalen G18B und G18A. Die Fallpauschale G02Z hatte sich im Jahr 2005 und 2006 nicht verändert. Der FM Erlös in Höhe von 85% für den OP-Bereich, der durch das InEK [InEK, 2003/05] für die Vergütung der FM Leistungen in 2005 festgelegt wurde, wurde nach dem Verbraucherpreisindex [Destatis, 2006] auf das Bezugsjahr 2006 indiziert. Somit ergeben sich Erlöse für die Fallpauschale G18B in Höhe von 280,15 Euro und für die G18A von 239,65 Euro. Der FM Erlös (85%) gemäß den Vorgaben des InEK für das Bezugsjahr 2006 [InEK, 2004/06] für die Fallpauschale G18Z, die für 63% der Operationen in Krankenhaus 3 bzw. 38% in Krankenhaus 4 abgerechnet wurde, lag bei 260,10 Euro. Für die Fallpauschale G02Z, die in allen vier Häusern der Stichprobe mit einem Operationsanteil zwischen 14 und 23% abgerechnet wurde, lag der Erlös bei 329,72 Euro am höchsten.

Tabelle 30: Kostenvergleich Operation Partielle Resektion des Dickdarms unter Verwendung der Erlösdaten zum Fallpauschalenkatalog 2006 [InEK, 2004/06] und 2005 [InEK, 2003/05] (indiziert auf 2006)

Krankenhaus	1	2	3	4
FM-Kostenfunktion	fKH1(t)=0,19*t +19,22 +3,5*18,75	fKH2(t)=0,23*t +12,84 +2*23,60	fKH3(t)=0,42*t +33,46 +2*60,99	fKH4(t)=0,18*t +23,39 +2,5*33,16
Mittlere OP-Gesamtzeit [min]	238	198	262	216
Anzahl durchgeführte Operationen	165	91	122	114
Kosten je Operation Dickdarm [€]	**129,33**	**105,76**	**264,67**	**144,42**
% Anteil Einstufung der Prozedur in DRG G18B	12	67	1	0
InEK-Erlös G18B OP-Bereich (85%) [€]	280,15	280,15	280,15	280,15
% Anteil Einstufung der Prozedur in DRG G18A	56	11	0	0
InEK-Erlös G18B OP-Bereich (85%) [€]	239,65	239,65	239,65	239,65
% Anteil Einstufung der Prozedur in DRG G02Z	15	23	22	14
InEK-Erlös G02Z OP-Bereich (85%) [€]	329,72	329,72	329,72	329,72
% Anteil Einstufung der Prozedur in DRG G18Z	0	0	63	38
InEK-Erlös G18Z OP-Bereich (85%) [€]	260,10	260,10	260,10	260,10

Die Kosten, die durch den prozessorientierten Ansatz dieser Arbeit für die Krankenhäuser berechnet wurden, liegen in Haus 1, 2 und 4 zwischen 106,- und 144,- Euro je Operation. Im Vergleich mit den FM Erlösen, die sich aus den Fallpauschalen ergeben, konnte Krankenhaus 1 bei FM Kosten von 129,33 Euro durch die Einstufung von 56% der Patienten in die Fallpauschale G18A einen FM Gewinn von 110,32 Euro je Operation realisieren. Der Gewinn je Operation lag für 12% der Operationen nach Einstufung in die Fallpauschale G18B bei 110,32 Euro, und für 15% nach Einstufung in die Fallpauschale G18Z sogar bei 200,39 Euro.

In Krankenhaus 2 liegen die FM Kosten je Operation mit 105,76 Euro am niedrigsten. Je nach Einstufung in die Fallpauschale konnten FM Gewinne zwischen 134,- und 224,- Euro je Operation realisiert werden.

Die prozessorientiert berechneten FM Kosten in Krankenhaus 4 liegen mit 144,42 Euro hauptsächlich aufgrund der Sterilgutversorgung höher als in den Häusern 1 und 2. Durch die Einstufung von 14% der Operationen in die Fallpauschale G02Z und von 38% der Operationen in die Fallpauschale G18Z konnte dennoch ein positives Ergebnis in Höhe von 185,30 Euro bzw. 115,68 Euro je Operation erzielt werden.

In Krankenhaus 3 lagen die FM Kosten je Operation mit 264,67 Euro am höchsten. Die Kosten werden einerseits durch die vergleichsweise lange Operationsdauer von 262 Minuten bedingt, die sich bei dem hohen FM Kostensatz von 42 Cent je Minute insbesondere in hohen Reinigungskosten niederschlägt. Andererseits wird der Betrag maßgeblich durch die hohen zeitunabhängigen Kosten für die Sterilgutversorgung beeinflusst. Je nach Einstufung in die Fallpauschalen G02Z und G18Z wurde jedoch für 22% der Operationen ein FM Gewinn von 65,04 Euro je Operation und für 63% ein relativ niedriger Verlust von 4,57 Euro je Operation realisiert.

In Abbildung 57 sind die unterschiedlichen FM Kostenanteile für die Krankenhäuser der Stichprobe für den Eingriff Partielle Resektion des Dickdarmes grafisch dargestellt. Die Sterilgutversorgung hat bei diesem Eingriff in den Häusern 1, 2 und 3 einen Anteil zwischen 45 und 51%; in Haus 4 liegt der Anteil bei 57%.

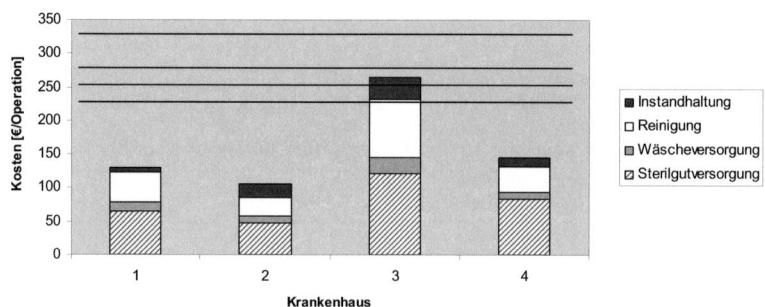

Abbildung 57: Kostenanteile FM für die Operation Partielle Resektion des Dickdarms

Quelle: eigene Darstellung

6.1.4 Operation Thyreoidektomie (Schilddrüsenentfernung)

Die Operation Thyreoidektomie ist ein Eingriff, der nicht zu den 50 häufigsten Eingriffen in Deutschland zählt, aber wegen seiner relativ langen Operationszeit dennoch als Beispiel für die prozessorientierte FM Kostenberechnung in dieser Arbeit herangezogen wird. Der Eingriff ist durch den Prozedurenkode 5-063 nach OPS-301 [DIMDI, 2003] bezeichnet. In Tabelle 31 sind die Kosten- und Leistungsdaten der Stichprobe für den Eingriff dargestellt. Die durchschnittlichen Operationsgesamtzeiten liegen in den Krankenhäusern zwischen 181 (Haus 1) und 383 Minuten (Haus 3).

Die prozessorientierten FM Kostenfunktionen entsprechen den Kennwerten, die in Kapitel 5.2 erläutert wurden. Für die Berechnung des Sterilgutkostenanteils wird die hausindividuell zugeordnete Anzahl von 2,5 STE in Krankenhaus 1 bzw. 1,5 STE in Krankenhaus 4 verwendet. Für die Krankenhäuser 2 und 3 wird der in Kapitel 4.3.8.4 ermittelte Medianwert der Stichprobe der an der Untersuchung beteiligten Krankenhäuser, der bei 1 STE je Eingriff liegt, verwendet.

Die Einstufung der Patienten erfolgte hauptsächlich in die Fallpauschalen K10Z, K11Z und K12Z. Der FM Erlös in Höhe von 85% für den OP-Bereich, der durch das InEK [InEK 2004/06] für die Vergütung der FM Leistungen in 2006 festgelegt wurde, lag für die Fallpauschale K10Z bei 286,96 Euro, für K11Z bei 210,63 Euro und für die Fallpauschale K12Z bei 169,49 Euro.

Tabelle 31: Kostenvergleich Operation Thyreoidektomie unter Verwendung der Erlösdaten zum Fallpauschalenkatalog 2006 [InEK, 2004/06]

Krankenhaus	1	2	3	4
FM-Kostenfunktion	fKH1(t)=0,19*t +19,22 +2,5*18,75	fKH2(t)=0,23*t +12,84 +1*23,60	fKH3(t)=0,42*t +33,46 +1*60,99	fKH4(t)=0,18*t +23,39 +1,5*33,16
Mittlere OP-Gesamtzeit [min]	181	221	383	322
Anzahl durchgeführte Operationen	153	3	9	33
Kosten je Operation Thyreoidektomie [€]	**99,92**	**87,47**	**254,13**	**129,97**
% Anteil Einstufung der Prozedur in DRG K10Z	7	33	33	15
InEK-Erlös K10Z OP-Bereich (85%) [€]	286,96	286,96	286,96	286,96
% Anteil Einstufung der Prozedur in DRG K11Z	8	0	22	48
InEK-Erlös K11Z OP-Bereich (85%) [€]	210,63	210,63	210,63	210,63
% Anteil Einstufung der Prozedur in DRG K12Z	91	67	33	27
InEK-Erlös K12Z OP-Bereich (85%) [€]	169,49	169,49	169,49	169,49

Die Kosten, die durch den prozessorientierten Ansatz dieser Arbeit für die Krankenhäuser berechnet wurden, liegen in einer Spanne zwischen 87,47 Euro (Haus 2) und 254,13 Euro (Haus 3).

In Krankenhaus 1 wurde die Prozedur Schilddrüsenentfernung 153 Mal mit der vergleichsweise kürzesten durchschnittlichen Operationsdauer von 181 Minuten am häufigsten operiert. Im Vergleich mit den FM Erlösen, die sich aus den Fallpauschalen ergeben, konnte Krankenhaus 1 bei FM Kosten von 99,92 Euro durch die Einstufung des Hauptteils (91%) der Patienten in die Fallpauschale K12Z einen FM Gewinn von 69,57 Euro je Operation realisieren. Der Gewinn je Operation lag für 8% der Operationen nach Einstufung in die Fallpauschale K11Z bei 110,71 Euro, und für 7% nach Einstufung in die Fallpauschale K10Z sogar bei 187,04 Euro.

Obwohl die Schilddrüsenentfernung in Krankenhaus 2 nur dreimal operiert wurde und dabei durchschnittlich 40 Minuten länger dauerte als in Krankenhaus 1, liegen die FM Kosten mit 87,47 Euro je Operation am niedrigsten. Dies liegt hauptsächlich daran, dass die Kosten für die Sterilgutversorgung mit nur 1 STE und dem relativ niedrigen hausindividuellen Kostensatz von 23,60 Euro je STE berechnet wurden. Für zwei der Operationen, die in die Fallpauschale K12Z eingestuft wurden, konnte daher ein FM Gewinn in Höhe von 82,02 Euro je Operation realisiert werden, für die dritte Operation lag der Gewinn durch die Einstufung in die Fallpauschale K10Z bei 199,49 Euro.

Die prozessorientiert berechneten FM Kosten in Krankenhaus 4 liegen mit 129,97 Euro hauptsächlich aufgrund der deutlich längeren durchschnittlichen Operationsdauer von 322 Minuten höher als in den Häusern 1 und 2. Rund die Hälfte der Operationen wurde in die Fallpauschale K11Z eingestuft. Für diese Operationen konnte ein Gewinn in Höhe von 80,66 Euro realisiert werden. Auch für die 27% der Operationen, die in die am niedrigsten vergütete Fallpauschale K12Z eingestuft wurden, konnte ein positives Ergebnis in Höhe von 39,52 Euro je Operation erzielt werden. Der höchste Gewinn in Höhe von 156,99 Euro je Operation wurde für 15% der operierten Patienten, für die die Fallpauschale K10Z abgerechnet wurde, erreicht.

In Krankenhaus 3 liegen die FM Kosten je Operation mit 254,13 Euro am höchsten. Die Kosten werden hauptsächlich durch die im Vergleich zu den übrigen Häusern der Stichprobe maximale Operationsdauer von 383 Minuten bedingt, die sich bei dem hohen FM Kostensatz von 42 Cent je Minute insbesondere in hohen Reinigungskosten niederschlägt. Auch die übrigen zeitabhängig verrechneten Kostenanteile für Instandhaltung und Wäscheversorgung sind dadurch 2 bis 3 Mal so hoch wie in den anderen Häusern. Die 33 Operationen wurden jeweils zu einem Drittel durch die Fallpauschalen K12Z und K10Z vergütet. Dabei steht dem Gewinn von 32,83 Euro ein Verlust von 84,64 Euro je Operation gegenüber. 22% der Operationen wurden in die Fallpauschale K11Z eingestuft, für die ein negatives Ergebnis in Höhe von 43,50 Euro je Operation realisiert wurde.

In Abbildung 58 sind die unterschiedlichen FM Kostenanteile für die Krankenhäuser für den Eingriff Thyreoidektomie grafisch dargestellt. Die Sterilgutversorgung hat bei diesem Eingriff in allen Häusern einen Kostenanteil unter 50%, in Haus 2 und 3 liegt der Anteil bei nur 27 bzw. 25%. Die Reinigungskosten als Hauptanteil der zeitabhängig verrechneten Kosten haben durch die vergleichsweise langen Operationszeiten ein deutliches Kostengewicht.

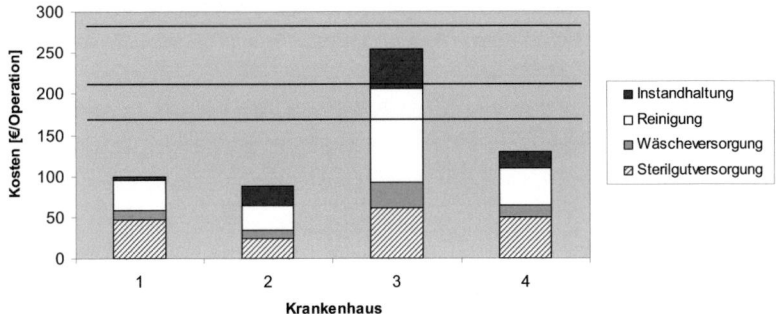

Abbildung 58: Kostenanteile FM für die Operation Thyreoidektomie

Quelle: eigene Darstellung

6.1.5 Operation Extrakapsuläre Extraktion der Linse (Augen-OP)

Die Augenoperation Extrakapsuläre Extraktion der Linse steht im Jahr 2006 mit 124.958 Fällen an 23. Stelle der Rangliste der 50 häufigsten in Deutschland stationär durchgeführten Operationen [Destatis, 2008]. Diese Operation kann jedoch auch ambulant durchgeführt werden. Der Eingriff ist durch den Prozedurenkode 5-144 nach OPS-301 [DIMDI, 2003] bezeichnet. In Tabelle 32 sind die Kosten- und Leistungsdaten der Stichprobe für den Eingriff dargestellt. In Haus 2 und 4 wurden keine Augenoperationen dieser Art im Referenzjahr durchgeführt. Die Auswertung beschränkt sich daher auf die Daten der Häuser 1 und 3. Dort wurde der Eingriff 263 bzw. 2.038 Mal vorgenommen. Die durchschnittlichen Operations-gesamtzeiten unterscheiden sich in den beiden Krankenhäusern deutlich, mit 70 Minuten wird in Haus 3 mehr als die doppelte Zeit benötigt. Die Schnitt-Nahtzeit liegt jedoch in Krankenhaus 3 mit durchschnittlich 16 Minuten je Operation sogar unter dem Wert von 18 Minuten in Krankenhaus 1. Offensichtlich besteht hinsichtlich der Rüstzeiten in Krankenhaus 3 für diese Operation ein deutliches Optimierungspotential.

Die prozessorientierten FM Kostenfunktionen entsprechen den Kennwerten, die in Kapitel 5.2 erläutert wurden. Für die Berechnung des Sterilgutkostenanteils wird die hausindividuell zugeordnete Anzahl von 0,75 STE in Krankenhaus 1 verwendet. Für Krankenhaus 3 wird der in Kapitel 4.3.8.4 ermittelte Medianwert der Stichprobe der an der Untersuchung beteiligten Krankenhäuser, der ebenfalls bei 0,75 STE je Eingriff liegt, verwendet.

Die Einstufung der Patienten erfolgte in beiden Häusern für über 90% der Operationen in die Fallpauschalen C07Z, nur ein unbedeutender Anteil wurde in die höherwertige Fallpauschale C08Z eingestuft. Der FM Erlös in Höhe von 85% für den OP-Bereich, der durch das InEK [InEK 2004/06] für die Vergütung der FM Leistungen in 2006 festgelegt wurde, lag für die Fallpauschale C07Z bei 131,41 Euro und für die Fallpauschale C08Z bei 60,61 Euro.

Tabelle 32: Kostenvergleich Operation Extraktion der Linse unter Verwendung der Erlösdaten zum Fallpauschalenkatalog 2006 [InEK, 2004/06]

Krankenhaus	1	2	3	4
FM-Kostenfunktion	fKH1(t)=0,19*t +19,22 +0,75*18,75		fKH3(t)=0,42*t +33,46 +0,75*60,99	
Mittlere OP-Gesamtzeit [min]	31		70	
Mittlere Schnitt-Nahtzeit [min]	18		16	
Anzahl durchgeführte Operationen	263	0	2038	0
Kosten je Operation Auge [€]	**39,08**		**108,39**	
% Anteil Einstufung der Prozedur in DRG C07Z	3	0	2	0
InEK-Erlös C07Z OP-Bereich (85%) [€]	131,41		131,41	
% Anteil Einstufung der Prozedur in DRG C08Z	92	0	90	0
InEK-Erlös C08Z OP-Bereich (85%) [€]	60,61		60,61	

Die Kosten, die durch den prozessorientierten Ansatz dieser Arbeit für die Krankenhäuser berechnet wurden, liegen in Krankenhaus 1 bei 39,08 Euro und in Krankenhaus 3 deutlich höher bei 108,39 Euro. Dies liegt daran, dass die fixen Kosten für die Sterilgutversorgung das 3,2 fache betragen, aber auch die zeitabhängig variablen Kosten sind deutlich höher. Die Kosten für Reinigung und Wäscheversorgung in Krankenhaus 3 betragen das 2,3 bzw. 2,1 fache der Kosten in Krankenhaus 1. Die Kosten der Instandhaltung liegen in Kranken-haus 1 sehr niedrig bei 85 Cent je Operation. In Krankenhaus 3 betragen die Kosten rund das 10 fache.

Krankenhaus 1 konnte durch die Einstufung des Hauptteils (92%) der Patienten in die Fallpauschale C07Z einen FM Gewinn von 21,53 Euro je Operation realisieren. Der Gewinn je Operation lag für 3% der Operationen nach Einstufung in die Fallpauschale C08Z sogar bei 115,60 Euro.

In Krankenhaus 3 musste – angesichts der insgesamt 2,8 Mal höheren FM Kosten je Operation wie in Krankenhaus 1 – für die 90% der in die Fallpauschale C07Z eingestuften Patienten jeweils im Vergleich zu den FM Erlösvorgaben des InEK ein Verlust in Höhe von 47,78 Euro verbucht werden. Bei 2.038 durchgeführten Operationen in 2006 belief sich der Gesamtverlust für die Prozedur 5-144 auf 87.638,- Euro. Der Gewinn in Höhe von 46,21 Euro je Operation für die 2% der Operationen, die durch die Fallpauschale C08Z abgerechnet wurden, kann die Gesamtbilanz für diese Art der Augenoperationen nur geringfügig beeinflussen.

In Abbildung 59 sind die unterschiedlichen FM Kostenanteile für die beiden Krankenhäuser für den Eingriff Extraktion der Linse grafisch dargestellt. Die Kosten der Sterilgutversorgung liegen bei diesem Eingriff in Krankenhaus 1 und 2 bei 36 bzw. 42%.

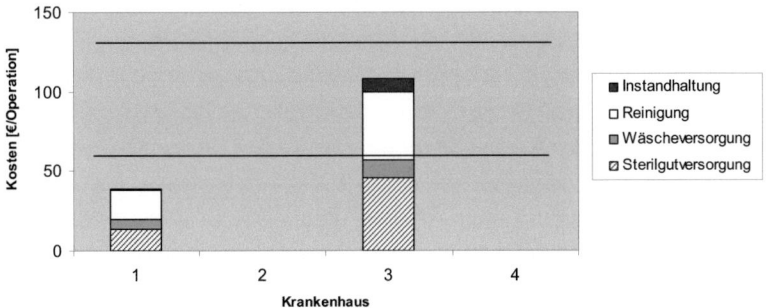

Abbildung 59: Kostenanteile FM für die Operation Extraktion der Linse

Quelle: eigene Darstellung

6.1.6 Zusammenfassung Kostenrisiken

Anhand des Vergleichs der prozessorientiert berechneten Kosten mit den Erlösvorgaben des InEK für ausgesuchte Operationen ist festzustellen, dass in den Krankenhäusern unterschiedliche Kostenrisiken herrschen. Während die Krankenhäuser 1, 2 und 4 bei allen Beispielsoperationen tendenziell eine positive Bilanz zwischen Kosten und Erlösen für die FM Leistungen im OP-Bereich ziehen konnten, erscheint die Lage für Krankenhaus 3 problematisch. Bei fast allen Operationen wurden Verluste realisiert. Dabei ist anzumerken, dass sich Krankenhaus 3 im Jahr 2006 wiederholt in einer schwierigen gesamtwirtschaftlichen Lage befand. Dies führte zwischenzeitlich zur Privatisierung und kompletten Umstrukturierung des Krankenhauses.

Grundsätzlich basieren die Erlösvorgaben des InEK für die Vergütung in 2006 wie in Kapitel 2.3.6 beschrieben auf der Auswertung der Kostendaten der DRG Kalkulationskrankenhäuser für das Jahr 2004. Zu dieser Zeit war es zulässig, bei mangelhafter innerbetrieblicher Leistungsverrechnung Kosten aus dem FM Bereich auf eine Basiskostenstelle zu buchen. Dadurch konnte es zu Verschiebungen in der Datenqualität innerhalb der Stichprobe kommen. Die kostenstellenbezogene Erlösvorgabe des InEK basiert auf den durchschnittlichen Kosten der Stichprobe der Kalkulationshäuser für die Behandlung eines Patienten im Rahmen seiner Fallpauschale. Operationszeiten je Eingriff oder detaillierte Angaben zu den

155

verwendeten Kostenfunktionen in den Kalkulationskrankenhäusern, auf deren Basis die Erlöse für die FM Kosten des OP-Bereichs im Fallpauschalensystem festsetzt werden, sind nicht verfügbar. Es werden keine Angaben zur Varianz der Kosten je Fallpauschale bzw. je Operation veröffentlicht. Die Möglichkeit, Aussagen über die Kostenanteile einzelner FM Prozesse je Operation zu treffen, ist auf Grund der pauschalen rein zeitbezogenen Verrechnungssystematik ausgeschlossen. Daher können die Gründe für die Abweichungen zwischen den InEK Erlösen und den prozessorientiert berechneten Kosten je Eingriff nicht im Detail untersucht werden. Es liegen keine Daten dazu vor, inwiefern die Häuser der Stichprobe der Kalkulationskrankenhäuser Leistungen effizient oder ineffizient erbringen. Bei einer isolierten Gewinn orientierten Betrachtung läge es im Interesse der Krankenhäuser in Deutschland, wenn möglichst viele ineffiziente Krankenhäuser an der DRG Kalkulation beteiligt wären, so dass die Erlös bestimmenden Durchschnittskosten je Fall möglichst hoch festgesetzt würden. Angesichts der realisierten Gewinne für die diskutierten Operations-beispiele können die Krankenhäuser 1, 2 und 4 hinsichtlich des FM im OP-Bereich als vergleichsweise effizient geführte Krankenhäuser eingestuft werden, bzw. als eindeutig effizienter als der Durchschnitt der Kalkulationskrankenhäuser.

Der Vergleich der prozessorientierten FM Funktion, bei der ein Fixkostenbetrag je Operation angesetzt wird, mit dem Ansatz des InEK, der alle Kosten über die Größe Zeit verrechnet, führt zu der Annahme, dass lange Operationen einer Eingriffsgruppe mit ähnlichem Sterilgutaufwand durch das bestehende Erlössystem zum Nachteil kürzerer Operationen überfinanziert werden (vergleiche Kapitel 5.2). Um diese Aussage im Rahmen der Datenver-fügbarkeit zu prüfen, werden die durchschnittlich realisierten Gewinne als Differenz der prozessorientiert berechneten Kosten und den InEK-Erlösvorgaben der Krankenhäuser für die in diesem Kapitel beschriebenen Prozeduren Augenoperation, Blinddarmentfernung, Schilddrüsenentfernung und Darmoperation im Bezug zur Operationszeit in Tabelle 33 verglichen. Die Operation Hüft-TEP wird aus der Betrachtung ausgenommen, da der Fixkostenanteil je Operation bei der prozessorientierten Betrachtung durch den hohen Aufwand für Sterilgut von durchschnittlich 72% die Gewinn- und Verlustrechnung zu stark beeinflusst.

Tabelle 33: Vergleich der FM Gewinne und Verluste je OP und durchschnittliche OP-Zeiten

Krankenhaus	1	2	3	4
Augenoperation (5-144)				
Ø FM Gewinn/Verlust je Operation [€]	21,53		-47,78	
Mittlere OP-Gesamtzeit [min]	31		70	
Blinddarmentfernung (5-470)				
Ø FM Gewinn/Verlust je Operation [€]	27,95	47,28	-19,75	29,68
Mittlere OP-Gesamtzeit [min]	103	84	109	111
Schilddrüsenentfernung (5-063)				
Ø FM Gewinn/Verlust je Operation [€]	80,43	120,78	-30,30	81,04
Mittlere OP-Gesamtzeit [min]	181	221	383	322
Darmoperation (5-455)				
Ø FM Gewinn/Verlust je Operation [€]	123,54	181,26	13,46	134,56
Mittlere OP-Gesamtzeit [min]	238	198	262	216

Die Übersicht zeigt, dass der durchschnittliche Gewinn, der in den Häusern unter Berücksichtigung der prozentualen Einstufung in die Fallpauschalen je Operation erzielt wurde, tendenziell mit steigender Operationsdauer zunimmt, bzw. die realisierten Verluste je Operation sinken. In Abbildung 60 ist dieser Zusammenhang grafisch dargestellt. Neben den durchschnittlichen Gewinn- und Verlustbeträgen in Bezug zur Operationszeit als Punktwerte ist für jedes Haus die Näherungsfunktion unter Annahme einer linearen Korrelation zwischen Gewinn und Operationszeit dargestellt.

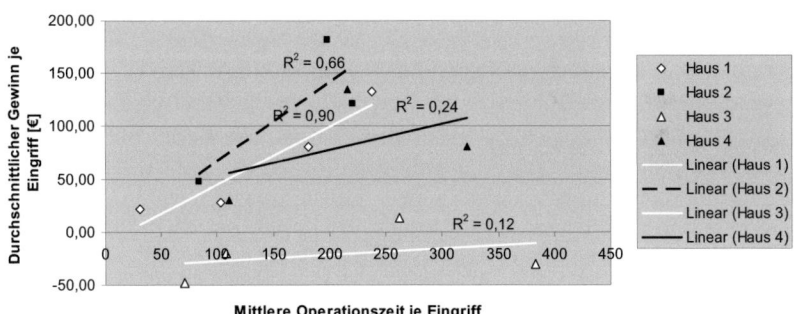

Abbildung 60: Zusammenhang zwischen durchschnittlichem Gewinn und Operationszeit für eine Auswahl von vier Eingriffen

Quelle: eigene Darstellung

Das Bestimmtheitsmaß R^2 für den linearen Zusammenhang zwischen Gewinn und Operationsdauer liegt in Krankenhaus 1 bei 0,90. Auch in Krankenhaus 2 korrelieren die beiden Merkmale mit einer Bestimmtheit von 0,66. Das Bestimmtheitsmaß in Krankenhaus 3 und 4 ist mit 0,12 und 0,24 so niedrig, dass ein eindeutiger Zusammenhang der Merkmale nicht ablesbar ist. Aus der positiven Steigung der Funktionen kann jedoch grob abgeleitet werden, dass tendenziell alle Häuser für die Operationsbeispiele in diesem Kapitel für längere Operationen auch höhere Gewinne erwarten können. Diese Verschiebungen können auf die mangelnde Berücksichtigung von Fixkosten im bestehenden Verrechnungssystem zurückgeführt werden. Auf einen weiteren Nachweis dieses Zusammenhangs wird im Rahmen dieser Arbeit verzichtet.

6.2 Simulation der FM Kosten und Optimierungsansatz für strategische Veränderungen des Primärprozessportfolios

Der Wettbewerb im Gesundheitswesen erfordert die strategische Planung des Primärprozessportfolios eines Krankenhauses, so dass die Auswirkungen zukünftiger Leistungsverschiebungen frühzeitig erkannt und in der Personal- und Gebäudestruktur eines Krankenhauses abgebildet werden können. Veränderungen des Leistungsspektrums lassen sich mit Hilfe von Prognosen zur zukünftigen Altersstruktur und Bevölkerungsdichte für ein Patienteneinzugsgebiet eines Krankenhauses vorhersagen ([BaWü, 2005], [Hessen, 2006]). Einer Studie im Auftrag des Landes Baden-Württemberg [BaWü, 2005] zur Folge wird es demografisch bedingt große Verschiebungen hinsichtlich der stationären Behandlungsfallzahlen im Jahr 2030 gegenüber dem Referenzjahr 2002 geben. Tabelle 34 gibt eine Übersicht über die für Baden-Württemberg prognostizierten Fallzahlen gegliedert nach Fachabteilung. Insbesondere in den Fachabteilungen der Augenheilkunde, der Herzchirurgie und der Inneren Medizin werden hohe Zuwachsraten von über 40% erwartet, während hingegen beispielsweise die Fachabteilung der Kinderchirurgie im selben Zeitraum mit sinkenden Fallzahlen rechnen muss.

Tabelle 34: Demografisch bedingte stationäre Behandlungsfälle in Baden-Württemberg bis 2030 nach Fachabteilungen ([BaWü, 2005] Anhangtabelle 3, S. 44)

Fachabteilung	2002	2010	2020	2030	Veränderung gegenüber 2002		
					2010	2020	2030
	Anzahl				%		
Augenheilkunde	48 671	56 669	64 967	72 145	+ 16,4	+ 33,5	+ 48,2
Chirurgie	441 790	486 501	525 170	553 454	+ 10,1	+ 18,9	+ 25,3
Frauenheilkunde und Geburtshilfe	244 438	245 472	249 037	238 921	+ 0,4	+ 1,9	− 2,3
Hals-, Nasen- und Ohrenheilkunde	79 498	81 511	82 557	80 892	+ 2,5	+ 3,8	+ 1,8
Haut- und Geschlechtskrankheiten	17 455	19 411	21 262	22 564	+ 11,2	+ 21,8	+ 29,3
Herzchirurgie	3 016	3 515	3 916	4 433	+ 16,5	+ 29,8	+ 47,0
Innere Medizin	600 616	692 811	786 056	862 010	+ 15,4	+ 30,9	+ 43,5
Kinderchirurgie	11 390	10 299	9 815	9 508	− 9,6	− 13,8	− 16,5
Kinderheilkunde	94 620	85 362	84 233	82 404	− 9,8	− 11,0	− 12,9
Kinder- und Jugendpsychiatrie, -psychotherapie	3 183	3 166	2 746	2 697	− 0,5	− 13,7	− 15,3
Mund-, Kiefer-, Gesichtschirurgie	11 106	11 953	12 425	12 543	+ 7,6	+ 11,9	+ 12,9
Neurochirurgie	16 936	18 570	19 651	20 242	+ 9,6	+ 16,0	+ 19,5
Neurologie	50 800	63 104	68 047	71 636	+ 11,1	+ 19,7	+ 26,0
Nuklearmedizin	5 956	6 640	7 156	7 668	+ 11,5	+ 20,2	+ 28,8
Orthopädie	60 545	65 912	70 555	73 435	+ 8,9	+ 16,5	+ 21,3
Plastische Chirurgie	7 156	7 539	7 752	7 635	+ 5,4	+ 8,3	+ 6,7
Psychiatrie und Psychotherapie	66 323	70 505	71 486	70 901	+ 6,3	+ 7,8	+ 6,9
Psychotherapeutische Medizin	4 453	4 771	4 791	4 524	+ 7,1	+ 7,6	+ 1,6
Strahlentherapie	10 814	12 214	13 656	14 749	+ 12,9	+ 26,3	+ 36,4
Urologie	73 245	83 632	93 145	102 025	+ 14,2	+ 27,2	+ 39,3
Sonstige Fachbereiche / Allgemeinmedizin bzw. Krankenhaus ohne abgegrenzte Fachabteilungen	21 005	23 450	25 626	27 024	+ 11,6	+ 22,0	+ 28,7
Unbekannt	1 008	1 083	1 141	1 177	+ 7,4	+ 13,2	+ 16,8
Zusammen	1.880.084	2.054.150	2.225.190	2.342.586	+ 9,3	+ 18,4	+ 24,6

Mit Hilfe des prozessorientierten Modells dieser Arbeit lassen sich die Auswirkungen veränderter Operationsszenarien auf die FM Kosten vorhersagen. In den folgenden Kapiteln werden für jedes Krankenhaus der Stichprobe drei Szenarien zu Verschiebungen hinsichtlich des Operationsspektrums vorgestellt, und die Auswirkungen auf die FM Kosten des OP-Bereichs mit Hilfe des Modells simuliert. Aus der Simulation werden beispielhaft Konsequenzen für die strategische Planung des FM abgeleitet. Abschließend wird beispielhaft ein linearer Optimierungsansatz [Neumann, 1987] hinsichtlich möglicher FM Gewinne diskutiert.

6.2.1 Beispielhafte Operationsportfolioverlagerung Haus 1

Das Operationsspektrum von Krankenhaus 1 enthielt aus dem Bereich der Geburtshilfe im Referenzjahr 358 Operationen, die auf 11 verschiedene Eingriffe verteilt waren. Bei einer mittleren Operationsgesamtzeit von 79 Minuten je Eingriff wurde der OP-Bereich insgesamt 28.282 Minuten (471,4 Stunden) durch Eingriffe der Geburtshilfe belegt. Gleichzeitig wurden im Referenzjahr 634 operative Eingriffe aus dem Bereich der Augenheilkunde durchgeführt. Andererseits wurden in Krankenhaus 1 auch 388 Operationen einer Hüftgelenksprothese durch Implantation einer Total-Endo-Prothese (Hüft-TEP) durchgeführt. Diese Zahl verdeutlicht, dass in Krankenhaus 1 bereits eine gewisse Spezialisierung im Bereich Hüft-Operationen vorliegt.

Demografisch bedingt ist ein Rückgang der Fallzahlen im Bereich Geburtshilfe um 2,3% zu erwarten [BaWü, 2005] (vergleiche Kapitel 6.2, Tabelle 34). Da gleichzeitig eine Steigerung der Fallzahlen im Bereich Augenheilkunde von 48,2% erwartet wird, soll in Szenario 1 eine Verlagerung des Operationszeitportfolios zu Gunsten von Eingriffen an den Augen simuliert werden. In einem zweiten Szenario sollen alternativ die Auswirkungen einer strategischen Entscheidung hinsichtlich einer weiter ausgebauten Spezialisierung auf Operationen einer Hüftgelenksprothese simuliert werden. Für diese Operationen werden demografisch bedingt insbesondere hohe Zuwachsraten erwartet, da eine Korrelation zwischen zunehmendem Alter, Osteoporose und erhöhtem Sturzrisiko als Faktoren, die zu einer stationären Behandlung führen, beobachtet wurde [RKI, 2006].

Bei der Simulation der FM Kosten für die Operationsszenarien wird davon ausgegangen, dass die gesamte Nutzungszeit des OP-Bereichs unverändert bleibt. Tabelle 35 gibt einen Überblick über die Prozesskennwerte des zur Diskussion gestellten Operationsspektrums in Haus 1, die für die prozessorientierte Berechnung der Facility Management Kosten relevant sind.

Tabelle 35: Verlagerung des Operationsspektrums Haus 1, Prozeduren nach OPS [DIMDI, 2007]

Szenario	Prozedur nach OPS	Anzahl Operationen	Σ OP-Gesamtzeit [min]	Ø OP-Gesamtzeit je Eingriff [min]	Σ Anzahl STE	Ø Anzahl STE je OP
Ist: Geburtshilfe	11 OPS	358	28.282	79	716	2
1: Augenheilkunde	5-144	912	28.282	31	684	0,75
2: Hüft-TEP	5-820	181	28.236	156	996	5,5

Der Maximalwert der Summe der OP-Gesamtzeit von 28.282 Minuten wird durch das Ist-Szenario vorgegeben. Da die durchschnittliche OP-Gesamtzeit je Eingriff in den beiden Alternativszenarien von der Ist-Situation abweicht, ergeben sich jeweils unterschiedliche Eingriffszahlen. In Szenario 1 steigt die Anzahl der Operationen auf etwa das 2,5 fache. Gleichzeitig verringert sich der Aufwand für Sterilgut von 2 auf 0,75 Sterilguteinheiten je

Eingriff. In Szenario 2 ergibt sich ein anderes Bild: die Anzahl Operationen bei gleicher Operationsgesamtdauer sinkt auf etwa die Hälfte, während der Aufwand für Sterilgut je Operation von 2 auf 5,5 STE steigt. Werden die Prozesskennwerte dieser Primärprozess-Szenarien in die prozessorientierte FM Kostenfunktion eingesetzt, ergeben sich unterschiedliche FM Kostenblöcke. Abbildung 61 zeigt die resultierenden FM Kostenblöcke für die drei Primärprozessvarianten. In dieser Analyse werden keine Kosten für die Instandhaltung der Medizintechnik berücksichtigt. Für die Kostenberechnung der Sterilgutaufbereitung wird der Kostensatz für Krankenhaus 1 für das Jahr 2006 von 15,51 Euro je STE verwendet. Dabei ist anzumerken, dass Preisverschiebungen je STE durch eine möglicherweise veränderte Auslastung der zentralen Sterilgutversorgungsabteilung nicht abgebildet werden. Die Wäscheversorgung wird mit einem Fixkostensatz von 3,60 Euro je Operation und einem Operationszeit abhängigen Kostensatz von 3 Cent je Minute berechnet. Der fixe Kostensatz je Operation für Reinigung liegt bei 12,30 Euro und wird durch einen variablen Kennwert von 10 Cent je Minute Operationsgesamtzeit ergänzt. Die Instandhaltung wird rein zeitbezogen über einen Betrag von 2 Cent je Minute Operationszeit verrechnet (vergleiche dazu Kapitel 5.2).

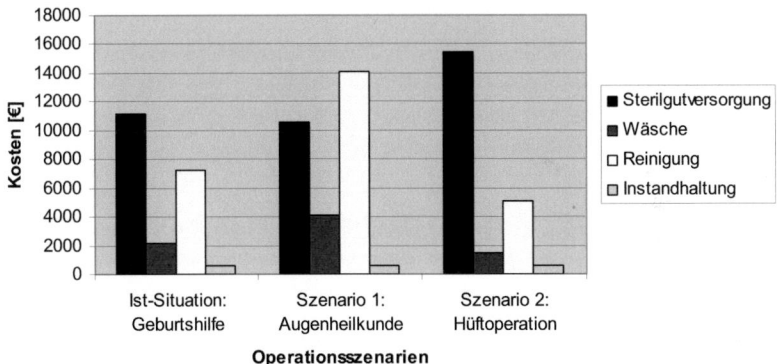

Abbildung 61: FM Kostensimulation für verschiedene Operationsszenarien bei konstanter Operationsgesamtzeit – Krankenhaus 1

Quelle: eigene Darstellung

Die Kosten für Instandhaltung bleiben in Abhängigkeit der Operationsgesamtzeit für alle drei Primärprozessvarianten unverändert. Hinsichtlich der Wäscheversorgung ergeben sich durch die sehr unterschiedlichen Eingriffszahlen deutliche Kostenunterschiede. Hinsichtlich der Kosten für die Aufbereitung des Sterilguts ergeben sich beim Vergleich der Ist-Situation mit

Szenario 1 kaum Unterschiede. Der deutlich geringere Aufwand je Operation im Bereich der Augenheilkunde wird durch die parallel einhergehende, große Anzahl kurzer Operationen ausgeglichen. Im Gegensatz dazu zeigt Szenario 2 ein anderes Bild. Der erhöhte durchschnittliche Aufwand von 5,5 STE je Hüftoperation schlägt sich bei einem konstanten Preis je STE in etwa 40% höheren Kosten für die Sterilgutversorgung nieder. Die veränderten Operationszahlen haben einen großen Einfluss auf die Kosten der Reinigung. Der Vergleich der Ist-Situation mit Szenario 1 ergibt ungefähr eine Verdoppelung der Kostensumme. Der geringeren Anzahl Operationen in Szenario 2 entsprechend sind die Reinigungskosten hier am niedrigsten.

6.2.2 Beispielhafte Operationsportfolioverlagerung Haus 2

Das Operationsspektrum von Krankenhaus 2 enthielt aus dem Bereich der Herzoperationen im Referenzjahr 70 Operationen, die auf 2 verschiedene Eingriffe verteilt waren. Bei einer mittleren Operationsgesamtzeit von 86 Minuten je Eingriff war der OP-Bereich dabei insgesamt 6.005 Minuten (100 Stunden) belegt.

Krankenhaus 2 ist ein Haus der Grundversorgung. Es wird im Weiteren davon ausgegangen, dass dieses Haus sich nicht im Bereich der Herzoperationen spezialisieren will, sondern vielmehr anstrebt, diese Operationen aus dem Portfolio zu streichen. Es werden daher die folgenden zwei Alternativ-Szenarien entwickelt. In Szenario 1 wird eine Verlagerung des Operationszeitportfolios zu Gunsten eines häufigen Standard-Eingriffs aus dem Bereich der Geburtshilfe, einem Kaiserschnitt simuliert. Obwohl die Prognose für die Fachabteilung Frauenheilkunde und Geburtshilfe für das Jahr 2030 für Baden-Württemberg mit -2,3% rückläufig ist [BaWü, 2005], erscheint es plausibel, dass Häuser der Grundversorgung die klassischen Leistungen der Geburtshilfe weiterhin anbieten werden. Angesichts der im Zeitraum von 1994 bis 2004 von 17 auf 27% gestiegenen Zahl der Entbindungen durch Kaiserschnitt [Destatis, 2006_1], werden die FM Kosten im OP für eine Verschiebung der Operationsportfolios hin zu diesem Eingriff (5-749 nach OPS [DIMDI, 2007]) simuliert (vergleiche Kapitel 6.2, Tabelle 34).

In einem zweiten Szenario sollen zum Vergleich die Auswirkungen einer strategischen Entscheidung hinsichtlich einer Spezialisierung auf Operationen einer Hüftgelenksprothese simuliert werden (vergleiche Kapitel 6.2.1). Es wird davon ausgegangen, dass die gesamte Nutzungszeit des OP-Bereichs unverändert bleibt. Tabelle 36 gibt einen Überblick über die für die prozessorientierte Berechnung der Facility Management Kosten relevanten Prozess-kennwerte des betrachteten Operationsspektrums in Haus 2.

Tabelle 36: Verlagerung des Operationsspektrums Haus 2, Prozeduren nach OPS [DIMDI, 2007]

Szenario	OPS	Anzahl Operationen	Σ OP-Gesamtzeit [min]	Ø OP-Gesamtzeit je Eingriff [min]	Σ Anzahl STE	Ø Anzahl STE je OP
Ist: Herzoperation	5-377 5-378	70	6.020	86	88	1
1: Kaiserschnitt	5-749	83	5.976	72	83	1
2: Hüftoperation	5-820	38	5.928	156	209	5,5

Der Maximalwert der Summe der OP-Gesamtzeit von 6.020 Minuten wird durch das Ist-Szenario vorgegeben. Die durchschnittliche OP-Gesamtzeit je Eingriff unterscheidet sich für eine Herzoperation und einen Kaiserschnitt in Krankenhaus 2 mit 86 bzw. 72 Minuten nur relativ wenig. Der Aufwand für Sterilgut ist mit 1 STE identisch. Eine Hüftoperation gemäß Szenario 2 dauert hingegen einerseits deutlich länger, so dass nur maximal 38 Operationen in der vorgegebenen Zeit durchgeführt werden können, andererseits ist auch der Aufwand für Sterilgut je Operation deutlich höher.

Werden die Prozesskennwerte dieser Primärprozess-Szenarien in die prozessorientierte FM Kostenfunktion eingesetzt, ergeben sich unterschiedliche FM Kostenblöcke. Abbildung 62 zeigt die resultierenden FM Kostenblöcke für die drei Primärprozessvarianten. In dieser Analyse werden keine Kosten für die Instandhaltung der Medizintechnik berücksichtigt. Für die Kostenberechnung der Sterilgutaufbereitung wird der Kostensatz für Krankenhaus 2 für das Jahr 2006 von 20,08 Euro je STE verwendet. Dabei ist anzumerken, dass Preisverschiebungen je STE durch eine möglicherweise veränderte Auslastung der zentralen Sterilgutversorgungsabteilung nicht abgebildet werden. Die Wäscheversorgung wird mit einem Fixkostensatz von 2,93 Euro je Operation und einem Operationszeit abhängigen Kostensatz von 3 Cent je Minute berechnet. Der fixe Kostensatz je Operation für Reinigung liegt bei 7,99 Euro und wird durch einen variablen Kennwert von 8 Cent je Minute Operationsgesamtzeit ergänzt. Die Instandhaltung wird rein zeitbezogen über einen Betrag von 9 Cent je Minute Operationszeit verrechnet (vergleiche dazu Kapitel 5.2).

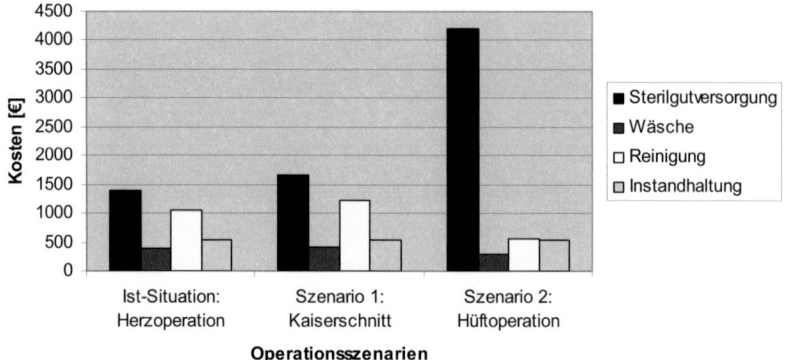

Abbildung 62: FM Kostensimulation für verschiedene Operationsszenarien bei konstanter Operationsgesamtzeit – Krankenhaus 2

Quelle: eigene Darstellung

Die Kosten für Instandhaltung bleiben in Abhängigkeit der Operationsgesamtzeit für alle drei Primärprozessvarianten annähernd unverändert. Die Kosten für die Aufbereitung des Sterilguts und der Reinigung liegen aufgrund der höheren Operationszahl für Szenario 1 im Vergleich zur Ist-Situation um etwa 20% höher, und für die Wäscheversorgung um etwa 10%. Im Gegensatz dazu zeigt Szenario 2 ein anderes Bild. Hinsichtlich der Wäsche-versorgung und der Reinigung ergeben sich in Abhängigkeit der geringeren Eingriffszahl deutlich niedrigere Kosten. Der erhöhte durchschnittliche Aufwand von 5,5 STE je Hüft-operation schlägt sich jedoch in etwa 3 bis 2,5 Mal so hohen Gesamtkosten für die Sterilgut-versorgung nieder.

6.2.3 Beispielhafte Operationsportfolioverlagerung Haus 3

Das Operationsspektrum von Krankenhaus 3 enthielt aus dem Bereich der Herzoperationen im Referenzjahr 256 Operationen, die auf 3 verschiedene Eingriffe verteilt waren. Bei einer mittleren Operationsgesamtzeit von 118 Minuten je Eingriff war der OP-Bereich dabei insgesamt 30.228 Minuten (504 Stunden) belegt. Gleichzeitig wurden im Referenzjahr 4.135 operative Eingriffe aus dem Bereich der Augenheilkunde durchgeführt, von denen 2.038 Eingriffe eine Extraktion der Linse (5-144) waren. Diese hohe Zahl verdeutlicht, dass in Krankenhaus 3 bereits eine Spezialisierung im Bereich Augenoperationen vorliegt.

Demografisch bedingt ist eine Steigerung der Fallzahlen im Bereich Augenheilkunde von 48,2% zu erwarten [BaWü, 2005]. In Szenario 1 soll daher eine Verlagerung des Operationszeitportfolios zu Gunsten von Eingriffen an den Augen simuliert werden. In einem zweiten Szenario sollen alternativ die Auswirkungen einer strategischen Entscheidung hinsichtlich einer weiter ausgebauten Spezialisierung auf Operationen einer Hüftgelenksprothese simuliert werden (vergleiche Kapitel 6.2.1 und Kapitel 6.2, Tabelle 34). Dabei wird davon ausgegangen, dass die gesamte Nutzungszeit des OP-Bereichs unverändert bleibt. Tabelle 37 gibt einen Überblick über die für die prozessorientierte Berechnung der Facility Management Kosten relevanten Prozesskennwerte des betrachteten Operationsspektrums in Haus 3.

Tabelle 37: Verlagerung des Operationsspektrums Haus 3, Prozeduren nach OPS [DIMDI, 2007]

Szenario	OPS	Anzahl Operationen	Σ OP-Gesamtzeit [min]	Ø OP-Gesamtzeit je Eingriff [min]	Σ Anzahl STE	Ø Anzahl STE je OP
Ist: Herzoperation	3 OPS	256	30.208	118	271	1
1: Augenheilkunde	5-144	431	30.170	70	323,25	0,75
2: Hüftoperation	5-820	145	30.015	207	797,5	5,5

Der Maximalwert der Summe der OP-Gesamtzeit von 30.208 Minuten wird durch das Ist-Szenario vorgegeben. Die durchschnittliche OP-Gesamtzeit je Eingriff unterscheidet sich für eine Herzoperation und die ausgewählte Augenoperation in Krankenhaus 3 um 48 Minuten, während der Aufwand für Sterilgut mit 1 bzw. 0,75 STE ähnlich ist. Entsprechend steigt die Operationszahl auf 431 Operationen in Szenario 1 an. Eine Hüftoperation dauert im Vergleich zu den beiden anderen Operationen deutlich länger, so dass nur maximal 145 Operationen in der vorgegebenen Zeit in Szenario 2 durchgeführt werden können. Dabei beträgt der Aufwand für Sterilgut das 5,5 bzw. 7,3 fache je Operation.

Werden die Prozesskennwerte dieser Primärprozess-Szenarien in die prozessorientierte FM Kostenfunktion eingesetzt, ergeben sich unterschiedliche FM Kostenblöcke. Abbildung 63 zeigt die resultierenden FM Kostenblöcke für die drei Primärprozessvarianten. In dieser Analyse werden keine Kosten für die Instandhaltung der Medizintechnik berücksichtigt. Für die Kostenberechnung der Sterilgutaufbereitung wird der Kostensatz für Krankenhaus 3 für das Jahr 2006 von 49,95 Euro je STE verwendet. Dabei ist anzumerken, dass Preisverschiebungen je STE durch eine möglicherweise veränderte Auslastung der zentralen Sterilgutversorgungsabteilung nicht abgebildet werden. Die Wäscheversorgung wird mit einem Fixkostensatz von 5,91 Euro je Operation und einem Operationszeit abhängigen Kostensatz von 5 Cent je Minute berechnet. Der fixe Kostensatz je Operation für Reinigung liegt bei 21,49 Euro und wird durch einen variablen Kennwert von 19 Cent je Minute Operationsgesamtzeit ergänzt. Die Instandhaltung wird rein zeitbezogen über einen Betrag von 10 Cent je Minute Operationszeit verrechnet (vergleiche dazu Kapitel 5.2).

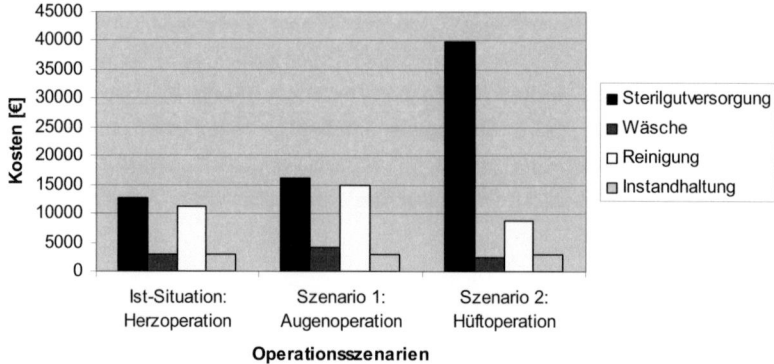

Abbildung 63: FM Kostensimulation für verschiedene Operationsszenarien bei konstanter Operationsgesamtzeit – Krankenhaus 3

Quelle: eigene Darstellung

Die Kosten für Instandhaltung bleiben in Abhängigkeit der Operationsgesamtzeit für alle drei Primärprozessvarianten annähernd unverändert. Die Kosten für die Wäscheversorgung und die Reinigung liegen aufgrund der höheren Operationszahl für Szenario 1 im Vergleich zur Ist-Situation um 33-34% höher. Die Kostensteigerung für die Sterilgutversorgung beträgt 26%. Im Gegensatz dazu zeigt Szenario 2 ein anderes Bild. Hinsichtlich der Wäscheversorgung und der Reinigung ergeben sich in Abhängigkeit der geringeren Eingriffszahl niedrigere Kosten. Der erhöhte durchschnittliche Aufwand von 5,5 STE je Hüftoperation schlägt sich jedoch in etwa 3 bis 2,5 Mal so hohen Gesamtkosten für die Sterilgutversorgung nieder.

6.2.4 Beispielhafte Operationsportfolioverlagerung Haus 4

Das Operationsspektrum von Krankenhaus 4 enthielt aus dem Bereich der Augenheilkunde im Referenzjahr 21 Operationen, die auf 9 verschiedene Eingriffe verteilt waren. Bei einer mittleren Operationsgesamtzeit von 219 Minuten je Eingriff wurde der OP-Bereich insgesamt 4.605 Minuten (77 Stunden) durch Eingriffe am Auge belegt. Die vergleichsweise lange durchschnittliche Operationsdauer zeigt, dass es sich dabei im Gegensatz zur Beispielsoperation 5-144 nach OPS [DIMDI, 2007] um deutlich komplexere Eingriffe handelt.

Krankenhaus 4 ist ein Haus der Maximalversorgung. Es wird im Weiteren davon ausgegangen, dass dieses Haus sich nicht im Bereich der Augenheilkunde spezialisieren will, sondern vielmehr anstrebt, diese Operationen aus dem Portfolio zu streichen. Es werden daher die folgenden zwei Alternativ-Szenarien entwickelt. In Szenario 1 wird eine Verlagerung des Operationszeitportfolios zu Gunsten von Eingriffen am Herzen simuliert. Für die Fachabteilung der Herzchirurgie werden ausgehend von den Fallzahlen im Jahr 2002 Zuwachsraten in Höhe von 47% für das Jahr 2030 vorhergesagt [BaWü, 2005] (vergleiche Kapitel 6.2, Tabelle 34). Zudem ist Krankenhaus 4 mit 1.615 Herzoperationen bereits auf dieses Operationsspektrum spezialisiert. Stellvertretend werden in Szenario 1 die FM Kosten für die Operation „Anlegen eines aortokoronaren Bypass" mit der Kodierung 5-361 nach OPS [DIMDI, 2007] dargestellt. In einem zweiten Szenario sollen alternativ die Auswirkungen einer strategischen Entscheidung hinsichtlich einer weiter ausgebauten Spezialisierung auf Operationen einer Hüftgelenksprothese simuliert werden (vergleiche Kapitel 6.2.1). Dabei wird davon ausgegangen, dass die gesamte Nutzungszeit des OP-Bereichs unverändert bleibt. Tabelle 38 gibt einen Überblick über die für die prozessorientierte Berechnung der Facility Management Kosten relevanten Prozesskennwerte des betrachteten Operationsspektrums in Haus 4.

Tabelle 38: Verlagerung des Operationsspektrums Haus 4, Prozeduren nach OPS [DIMDI, 2007]

Szenario	OPS	Anzahl Operationen	Σ OP-Gesamtzeit [min]	Ø OP-Gesamtzeit je Eingriff [min]	Σ Anzahl STE	Ø Anzahl STE je OP
Ist: Augenheilkunde	9 OPS	21	4.599	219	21	1
1: Herzoperation	5-361	15	4.320	288	45	3
2: Hüftoperation	5-820	20	4.420	221	110	5,5

Der Maximalwert der Summe der OP-Gesamtzeit von 4.599 Minuten wird durch das Ist-Szenario vorgegeben. Da die durchschnittliche OP-Gesamtzeit je Eingriff in Szenario 2 nur unmerklich von der Ist-Situation abweicht, ergibt sich fast dieselbe Fallzahl. In Szenario 1 verringert sich die Anzahl der Operationen durch die durchschnittlich 59 Minuten längere Operationsdauer der Herzoperationen um etwa ein Viertel der Ist-Situation. Der Aufwand für Sterilgut steigt ausgehend von der Ist-Situation mit 1 STE je Eingriff auf 3 Sterilguteinheiten je Eingriff in Szenario 1 bzw. auf 5,5 STE je Eingriff in Szenario 2. Werden die Prozesskennwerte dieser Primärprozess-Szenarien in die prozessorientierte FM Kostenfunktion eingesetzt, ergeben sich unterschiedliche FM Kostenblöcke. Abbildung 64 zeigt die resultierenden FM Kostenblöcke für die drei Primärprozessvarianten.

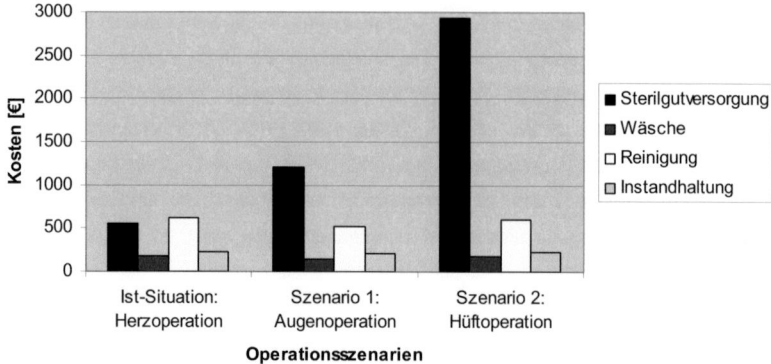

Abbildung 64: FM Kostensimulation für verschiedene Operationsszenarien bei konstanter Operationsgesamtzeit – Krankenhaus 4

Quelle: eigene Darstellung

Die Kosten für Instandhaltung bleiben in Abhängigkeit der Operationsgesamtzeit für alle drei Primärprozessvarianten annähernd unverändert. Die Kosten für die Wäscheversorgung und die Reinigung liegen aufgrund der kleineren Operationszahl für Szenario 1 im Vergleich zur Ist-Situation um 17% niedriger. Die Kosten für die Sterilgutversorgung steigen jedoch auf mehr als das Doppelte. Im Szenario 2 unterscheiden sich die Kosten der Wäscheversorgung und der Reinigung nur minimal von der Ist-Situation. Der erhöhte durchschnittliche Aufwand von 5,5 STE je Hüftoperation schlägt sich jedoch in mehr als 5 Mal so hohen Gesamtkosten für die Sterilgutversorgung nieder.

6.2.5 Optimierungsansatz hinsichtlich einer isolierten FM Gewinnbetrachtung für Krankenhaus 1

Ausgehend von den drei in Kapitel 6.2.1 vorgestellten, strategischen Planungsszenarien kann mit dem Ziel einer isolierten FM Gewinnmaximierung beispielhaft ein optimales Operations-portfolio für einen zur Verfügung stehenden Zeitraum für Krankenhaus 1 bestimmt werden. In Tabelle 39 ist eine Auswahl an Merkmalen der drei betrachteten Operationsalternativen zusammengefasst. Für den Bereich der Geburtshilfe wird stellvertretend die Operation Kaiserschnitt mit der Kodierung 5-749 nach OPS [DIMDI, 2007], die einen Anteil von 67% des Ist-Szenarios hatte, dargestellt. Der FM Gewinn für den OP-Bereich je Operation basiert auf der Differenz zwischen den prozessorientiert berechneten FM Kosten und dem Erlös aus der Fallpauschale, die in 2006 am häufigsten für die

Operation nach OPS abgerechnet wurde (vergleiche Kapitel 6.1.1 und 6.1.5). Die Operation Kaiserschnitt wurde in Kranken-haus 1 bei einer mittleren Operationszeit von 84 Minuten zu 45% hauptsächlich in die Fallpauschale O01C [InEK, 2004/06] eingestuft. Der FM Erlös (85%) je Fall lag für den OP-Bereich bei 92,40 Euro. Bei prozessorientiert berechneten FM Kosten in Höhe von 72,42 Euro konnte ein Gewinn von 19,98 Euro je Operation erwirtschaftet werden.

Es wird davon ausgegangen, dass durch parallele Abläufe, durch die ein Patient beispielsweise noch ausgeleitet wird, während der folgende Patient bereits eingeschleust ist, ein Abschlag in Höhe von 20% der Rüstzeit je Operation angesetzt werden kann. Daraus ergibt sich eine effektive durchschnittliche OP-Gesamtzeit von 28 Minuten für die Beispielsoperation der Augenheilkunde, von 140 Minuten für eine Hüftoperation und von 75 Minuten für eine Kaiserschnitt Operation. Wird der Gewinn je Operation auf die effektiv angesetzte OP-Gesamtzeit verrechnet, wird ein deutliches Gefälle unter den Operationen sichtbar. Für die Durchführung der dargestellten Augenoperation können in Krankenhaus 1 mit rund 77 Cent pro Minute die höchsten Gewinne realisiert werden. Aus der Perspektive des FM kann ein eindeutiges Interesse abgeleitet werden, dass möglichst viele Operationen dieser Art im OP-Bereich durchgeführt werden.

Tabelle 39: Merkmale der Beispielsoperationen in Haus 1, Prozeduren nach OPS [DIMDI, 2007]

Operation nach OPS	5-144 Augenoperation	5-820 Hüftoperation	5-749 Kaiserschnitt
Entscheidungsvariable	a_1	a_2	a_3
Ø OP-Gesamtzeit [min]	31	156	84
Ø OP-Rüstzeit [min]	13	82	47
Effektive Ø OP-Gesamtzeit [min]	28	140	75
Ø Anzahl STE	0,75	5,5	2
FM Gewinn je Operation [€]	21,53	37,03	19,98
Gewinn pro Minute OP-Gesamtzeit [Cent]	76,9	26,5	26,6

Im Beispiel soll das Operationsprogramm für einen Werktag für die 11 OP-Säle bei einer durchgehenden Verfügbarkeit von 7h (420 Minuten) je Saal so zusammengestellt werden, dass der FM Gewinn im OP-Bereich maximal sei. Das Optimierungsproblem besitzt dabei 3 Entscheidungsvariablen, die mit a_1, a_2 und a_3 bezeichnet werden.

Folgende Nebenbedingungen sollen in Krankenhaus 1 berücksichtigt werden:

- Der Bedarf an Augenoperationen sei durch eine maximale Nachfrage von 40 Operationen pro Tag begrenzt.
- Die zentrale Sterilgutversorgungsabteilung sei bei einer täglichen Liefermenge von 150 STE an den OP-Bereich optimal ausgelastet.
- Die Anzahl Operationen kann keinen negativen Wert annehmen.

Ausgehend von diesen Parametern kann folgende zu maximierende Zielfunktion formuliert werden:

$$
\begin{cases}
\text{Max.} & 21{,}53\,a_1 + 37{,}03\,a_2 + 19{,}98\,a_3 \\
\text{u.d.N.} & 28\,a_1 + 140\,a_2 + 75\,a_3 \ \leq 4620 \\
& 0{,}75\,a_1 + 5{,}5\,a_2 + 2\,a_3 \ \leq 150 \\
& a_1 \ \leq 40 \\
& a_1,\, a_2,\, a_3 \ \geq 0
\end{cases}
$$

Die Auflösung der Gleichung ergibt, dass unter Berücksichtigung der Nebenbedingungen ein maximaler FM Gewinn in Höhe von 1.776,29 Euro bei einer effektiven OP-Gesamtzeit von 4570 Minuten im OP-Bereich erzielt werden kann. Die Entscheidungsvariablen nehmen dabei folgende Werte an:

$$a_1 = 40$$
$$a_2 = 15$$
$$a_3 = 18$$

Bei der Durchführung von 40 Augenoperationen, 15 Hüftoperationen und 18 Kaiserschnittoperationen entsteht dann im OP-Bereich ein Bedarf in Höhe von 148,5 STE pro Tag.

Diese Betrachtung gibt einen Teilaspekt, die Gewinnsituation für das FM im OP-Bereich wieder. Im prozessorientierten Modell dieser Arbeit entspricht dies nur einem der 11 FM Geschäftsprozesse im Krankenhaus. Mit einem Kostenanteil von etwa 80% der Gesamtkosten im Krankenhaus spielt die Gewinnsituation auf Seiten der primären Geschäftsprozesse eine weitaus bedeutendere Rolle. Trotz der isolierten Sichtweise zeigt das Beispiel jedoch das Potential, das eine transparente, prozessorientierte Betrachtung des Systems Krankenhaus beinhaltet. Erst die ganzheitliche Betrachtung des Krankenhauses ermöglicht optimale Leistungen auf Ebene des Kerngeschäfts, unterstützt durch ein primärleistungsindividuell abgestimmtes Facility Management.

7 Zusammenfassung und Ausblick

Die Ergebnisse der Analyse der Zusammenhänge zwischen Primären und Facility Management Prozessen am Beispiel des OP-Bereichs zeigen, dass das theoretische Prozessmodell dieser Arbeit geeignet ist, eine transparente, verursachergerechte Zuordnung von Facility Management Kosten im Krankenhaus im Bezug zum Primärprozess durchzuführen. Das Modell unterstützt dabei unterschiedliche Anwendungen.

Die prozessorientierte Kalkulation der FM Kosten für eine Funktionsstelle erlaubt den Vergleich der Ist-Kosten im Krankenhaus mit den Erlösvorgaben des Fallpauschalensystems. In der Folge lassen sich Risiken und Gewinnpotentiale der gegenwärtigen Situation abschätzen und Optimierungspotentiale für einzelne FM Leistungen identifizieren. In einem System, in dem die Leistungen und Kosten des Durchschnitts verbindlich als Erlöse vorgegeben sind, wird es immer Krankenhäuser geben, die vom Durchschnitt abweichen und damit entweder Verluste oder Gewinne realisieren. Der resultierende Wettbewerb ist ein bewusst eingesetzter Faktor zur Steigerung der Effizienz der Gesundheitsversorgung. Dennoch ist es für die Glaubwürdigkeit eines Kostenverrechnungssystems wichtig, dass die Kosten verursachergerecht im Bezug zu tatsächlich erbrachten Leistungen stehen. Das Modell dieser Arbeit stellt einen Ansatz vor, der die verursachergerechte Abrechnung der Kosten der Facility Management Leistungen auf den Patienten ermöglicht. Am Beispiel der Funktionsstelle OP-Bereich wurde gezeigt, dass die transparente Abbildung von etwa 85% der FM Kosten über die Dokumentation von nur 5 FM Prozessen möglich ist. Würde das Kostenmodell für das gesamte Krankenhaus ausgearbeitet, könnten die FM Kosten in Höhe von 20% der Gesamtkosten im Krankenhaus in Zukunft transparent und verursachergerecht auf den Patienten verrechnet werden.

Die Transparenz der Facility Management Leistungen und Kosten in der Gesundheitsversorgung ist auch angesichts alternativer Krankenversorgungsmodelle von großer Bedeutung. Mit Hilfe des vorgestellten Modells kann die Nutzung spezifischer Funktionsflächen und FM Services losgelöst vom Erbringer der jeweiligen Gesundheitsleistungen kalkuliert werden. Beispielsweise im Rahmen des ambulanten Operierens kann die verursachergerechte Kalkulation der Miet- bzw. Infrastrukturkosten im Krankenhaus allein über ein Primärprozessportfolio erstellt werden. Gleichzeitig bietet der prozessorientierte Ansatz auch die Möglichkeit, einzelne FM Leistungen separat zu betrachten und in Vereinbarungen mit Primärleistungserbringern zu quantifizieren und zu verhandeln.

Über die Anwendung in der Gegenwart hinaus eröffnet das Modell die Möglichkeit einer zukunftsorientierten Nutzung. Die Simulation unterschiedlicher Primärprozessszenarien am Beispiel des OP-Bereichs zeigt, dass für die Höhe der Facility Management Kosten für diese Funktionsstelle nicht allein die Betriebszeit bzw. Nutzungszeit ausschlaggebend ist. Vielmehr ergeben sich je nach Operationsspektrum unterschiedliche Facility Management Kosten-blöcke. Das Wissen um diese Kostenblöcke ist nicht nur im Rahmen des Controlling, der Budgetierung und der Quantifizierung zukünftiger Kostenrisiken von großem Interesse. Je nach strategischer Ausrichtung des Krankenhauses ergeben sich auch unterschiedliche Prioritäten für Optimierungsansätze hinsichtlich des Facility Managements für die Zukunft. Ein Krankenhaus, dessen Operationsspektrum zum großen Anteil sterilgutintensive Eingriffe enthält, wird beispielsweise der Optimierung und Abstimmung der Teilprozesse des Produktes Sterilgutversorgung mehr Beachtung schenken als ein Haus mit anderem Schwerpunkt. Der Facility Manager erhält durch das Modell zuverlässige Hinweise, welche Leistungen in seinem Verantwortungsbereich für die Erbringung des Kerngeschäfts im Krankenhaus von höchster Relevanz sind.

Die Verknüpfung der Facility Management Prozesse mit den Primärprozessen im Kranken-haus bildet weiterhin die Grundlage für eine zukunftsorientierte strategische Gebäude-planung. Das Land Hessen beispielsweise setzt eine strategische Planung des primären Leistungsportfolios eines Krankenhauses für die Bemessung von Fördermitteln für Investitionen im Rahmen der Landeskrankenhausplanung für eine fundierte Planung und eine verantwortungsvolle Verwendung von Steuergeldern derzeit bereits voraus [Hessen, 2006]. Das vorgestellte Modell lässt sich zu diesem Zweck für die Erstellung und Prüfung zukunftsorientierter Raumprogrammen nutzen. In Abhängigkeit verschiedener Primär-leistungsszenarien lassen sich Auslastungszeiten der verschiedenen Funktionsstellen im Krankenhaus vorhersagen. Diese können mit vorhandenen oder geplanten Raumszenarien abgeglichen werden. Die Notwendigkeit für räumliche Erweiterungen oder eine Umnutzung vorhandener oder geplanter Flächen lassen sich entsprechend der Primärleistungs-prognosen vorhersagen. Entsprechend können die Flächen für spezifische Bereiche so geplant werden, dass eine Umnutzung einfach realisierbar ist. Durch die Anpassungs-fähigkeit der Flächen und Gebäude an sich verändernde Prozesse des Kerngeschäfts können erhebliche Kosteneinsparpotentiale geschaffen werden.

Das prozessorientierte Modell wurde bisher für nur eine, jedoch sehr kostenintensive Funktionsstelle des Krankenhauses, den OP-Bereich, ausgearbeitet. Eine ganzheitliche Ausarbeitung für alle Funktionsstellen des Krankenhauses würde die Möglichkeit eröffnen, den Bedarf von Funktionsflächen hinsichtlich der Auslastung, aber auch hinsichtlich der Lage im Verhältnis zu andere Funktionsflächen, entsprechend dem erwarteten Primärprozess-portfolio zu optimieren. Hinsichtlich der Ausarbeitung der übrigen Funktionsstellen im Krankenhaus besteht weiterer Forschungsbedarf.

Die vorgestellte Verrechnungssystematik bildet einen ersten Baustein für die Verknüpfung der Facility Management Prozesse an die Primärprozesse im Krankenhaus. Die Ausar-beitung für den OP-Bereich in einer explorativen Studie anhand der Daten von vier

Krankenhäusern bildet die Grundlage für erste Aussagen zu den vorhandenen Zusammenhängen und Abhängigkeiten auf qualitativer und quantitativer Ebene. Zur Verbesserung der allgemeingültigen Aussagekraft der Erkenntnisse auf quantitativer Ebene wäre die Vergrößerung der Stichprobe von vier Krankenhäusern auf eine für Deutschland repräsentative Menge an Krankenhäusern erstrebenswert. Dies würde die Basis für allgemeingültige Aussagen zu den Leistungszusammenhängen im Krankenhaus ermöglichen, so dass eine Clusterung zu erwartender FM Leistungsanteile – aber auch Funktionsflächenportfolios in Abhängigkeit zur medizinischen Ausrichtung eines Krankenhauses – abgeleitet werden könnten. Es ist anzunehmen, dass die fortschreitende Verbesserung der Dokumentationsmöglichkeiten, aber auch der weiterhin bestehende Wettbewerb auf dem Krankenhausmarkt die Voraussetzung für eine solche Vertiefung schaffen wird. Angesichts der derzeitigen Situation im Gesundheitswesen leistet diese Arbeit einen wichtigen Baustein dazu, die Beteiligten für das Thema Facility Management als wirtschaftliches Potential für die optimale Unterstützung des Kerngeschäfts zu sensibilisieren, und eine verursachergerechten Zuordnung der Facility Management Kosten in Abhängigkeit zur Primärleistung im Krankenhaus in der Zukunft umsetzen zu können.

Anhang 1

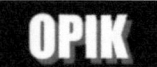

Rahmendaten

Universität Karlsruhe (TH)
Forschungsuniversität · gegründet 1825
Facility Management (TMB)
Prof. Dr.-Ing. Kunibert Lennerts

	Berichtsjahr
Name	Institutionskennzeichen
Trägerschaft	Versorgungsstufe
Anzahl Betten[8]	Anzahl Fachabteilungen[1]
Anzahl Mitarbeiter[2]	Anzahl Mitarbeiter (vollzeit)[2]
Anzahl Operationssäle[3]	Gesamtetat in Euro

Leistungsdaten

Anzahl stationäre Patienten[1]	Anzahl ambulante Patienten[1]	
Anzahl durchgeführte Operationen	ambulant	stationär
Anzahl Belegtage	Case-Mix-Index	

Produktmengen im FM

Fläche gesamt	BGF	NF 1-6
	NGF	VF
	NF 7	TF

Nur klinikbezogene Flächen	BGF	NF 1-6
	NGF	VF
	NF 7	TF

Medienverbrauch	**Mengenbezug der weiteren Angaben**		
	Wärmeverbrauch	Kälteverbrauch[7]	kWh
	Stromverbrauch	Wasserverbrauch	m³

[8] Gemäß Qualitätsbericht   [2] Stichtag 31.12. des Berichtsjahres
[3] Alle OP-Säle, sowohl ambulant als auch stationär
[4] Gesamt angefallene Menge unabhängig vom Beseitigungs- bzw. Verwertungsverfahren
[5] Hygienische Untersuchungen zur Verhütung von Infektionen und anderen
   Gesundheitsbeeinträchtigungen gemäß RKI-Richtlinie
[6] Anzahl der durch medizinisches oder nicht medizinisches Personal begleiteten
   Patientenbewegungen
7 bitte angeben, ob dieser Verbrauch bereits im Wärme- oder Stromverbrauch enthalten ist

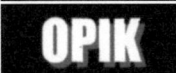

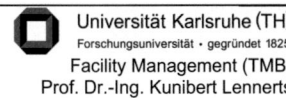

Universität Karlsruhe (TH)
Forschungsuniversität · gegründet 1825
Facility Management (TMB)
Prof. Dr.-Ing. Kunibert Lennerts

Technische Installationen

Anzahl PC's	Anzahl TV Geräte
Anzahl Telefonanschlüsse bzw. Nebenstellen	Wiederbeschaffungswert Medizintechnik
Wiederbeschaffungswert Gebäude	Wiederbeschaffungswert Technische Anlagen

Wäscheleistung	Tonnen	Anzahl Sterilguteinheiten
Gesamtmenge Abfall[4]	Tonnen	Anzahl aufbereitete Betten
Anzahl Essen Patienten:		Anzahl Hygieneuntersuchungen[5]
Frühstück		Anzahl Patiententransporte:[6]
Mittagessen		Durch medizinisches Personal
		Nicht medizinisches Personal
Abendessen		Anzahl Fahrzeuge im Fuhrpark
Anzahl Essen Mitarbeiter:		
Anzahl Essen sonstige:		

Anhang 2

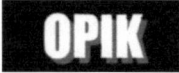

Kostendaten

☐ Universität Karlsruhe (TH)
Forschungsuniversität · gegründet 1825
Facility Management (TMB)
Prof. Dr.-Ing. Kunibert Lennerts

Im Projekt OPIK wurden den einzelnen Kostengruppen bereits Leistungen bzw. Produkte zugeordnet. Aus diesem Grund benötigen wir teilweise die Daten für jedes einzelne Konto und teilweise nur eine Gesamtsumme für die Kontengruppe.
Für die Sachkosten

65	**Lebensmittel und bezogene Leistungen**	mit Kostendaten für alle Unterkonten
67	**Wasser, Energie, Brennstoffe**	mit Kostendaten für alle Unterkonten
68	**Wirtschaftsbedarf**	mit Kostendaten für alle Unterkonten
69	**Verwaltungsbedarf**	mit Kostendaten für alle Unterkonten
72	**Instandhaltung**	mit Kostendaten für alle Unterkonten
73	**Steuern, Abgaben, Versicherungen**	mit Kostendaten für alle Unterkonten
74	**Zinsen und ähnliche Aufwendungen**	Gesamtsumme für die Kontengruppe
75	**Auflösung von Ausgleichsposten und Zuführung der Fördermittel nach KHG zu Sonderposten oder Verbindlichkeiten**	Gesamtsumme für die Kontengruppe
76	**Abschreibungen**	mit Kostendaten für alle Unterkonten bzw. Beträge für Gebäude, Technische Anlagen und Medizintechnik
77	**Aufwendungen für die Nutzung von Anlagegütern nach § 9 Abs. 2 Nr. 1 KHG**	Gesamtsumme für die Kontengruppe
78	**Sonstige ordentliche Aufwendungen**	Gesamtsumme für die Kontengruppe
79	**Übrige Aufwendungen**	Gesamtsumme für die Kontengruppe

Für die Personalkosten (Gruppen 60-64):

..03	**Funktionsdienst**	Krankentransportdienst und Zentralsterilisation
..04	**Klinisches Hauspersonal**	Wenn möglich nach den Berufsgruppen aufgeteilt, die in Anlage 4 KHBV (Zuordnungsvorschriften) aufgeführt sind. Sonst Gesamtsumme für die Kontengruppe
..05	**Wirtschafts- und Versorgungsdienst**	Wenn möglich nach den Berufsgruppen aufgeteilt, die in Anlage 4 KHBV (Zuordnungsvorschriften) aufgeführt sind. Sonst Gesamtsumme für die Kontengruppe
..06	**Technischer Dienst**	Wenn möglich nach den Berufsgruppen aufgeteilt, die in Anlage 4 KHBV (Zuordnungsvorschriften) aufgeführt sind. Sonst Gesamtsumme für die Kontengruppe
..07	**Verwaltungsdienst**	Wenn möglich nach den Berufsgruppen aufgeteilt, die in Anlage 4 KHBV (Zuordnungsvorschriften) aufgeführt sind. Sonst Gesamtsumme für die Kontengruppe

Die Personalkosten werden auf die Produkte mittels der Exceldatei Personalkosten.xls prozentual aufgeteilt. Innerhalb dieser Datei existiert für jede Personalgruppe (Funktionsdienste, Klinisches Hauspersonal, etc.) ein Blatt, auf dem die Prozentwerte eingegeben werden müssen.

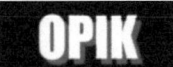

Universität Karlsruhe (TH)
Forschungsuniversität · gegründet 1825
Facility Management (TMB)
Prof. Dr.-Ing. Kunibert Lennerts

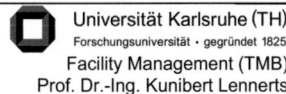

Krankenhaus: _____

Produkte   Anteil in % der Personalkosten für

Abfallentsorgung	◄――――― 0,00% ―――――
Außenanlagen	◄――――― 0,00% ―――――
Betreiben	◄――――― 0,00% ―――――
Bettenaufbereitung	◄――――― 0,00% ―――――
Büromaterial	◄――――― 0,00% ―――――
DV-Dienste	◄――――― 0,00% ―――――
Fuhrpark	◄――――― 0,00% ―――――
Technische Serviceleistungen	◄――――― 0,00% ―――――
Hygieneberatung	◄――――― 0,00% ―――――
IH Gebäude	◄――――― 0,00% ―――――
IH Medizintechnik	◄――――― 0,00% ―――――
IH Technische Anlagen	◄――――― 0,00% ―――――
Kälteversorgung	◄――――― 0,00% ―――――
Kaltmiete	◄――――― 0,00% ―――――
Kopier- und Druckereidienste	◄――――― 0,00% ―――――
Post- und Logistikdienste	◄――――― 0,00% ―――――
Reinigung	◄――――― 0,00% ―――――
Rundfunk und Fernsehn	◄――――― 0,00% ―――――
Schädlingsbekämpfung	◄――――― 0,00% ―――――
Sicherheitsdienste	◄――――― 0,00% ―――――
Speisenversorgung	◄――――― 0,00% ―――――
Sterilgutversorgung	◄――――― 0,00% ―――――
Stromversorgung	◄――――― 0,00% ―――――
Telefondienste	◄――――― 0,00% ―――――
Patiententransportdienste	◄――――― 0,00% ―――――
Umzugsdienste	◄――――― 0,00% ―――――
Wärmeversorgung	◄――――― 0,00% ―――――
Wäscheversorgung	◄――――― 0,00% ―――――
Wasserversorgung	◄――――― 0,00% ―――――
Verwaltung, Controlling, Sonstiges	◄――――― 0,00% ―――――

Technischer Dienst

Literaturverzeichnis

[Abel, 2008]   Abel, J.: Ein Produktorientiertes Verrechnungssystem für Leistungen
                    des Facility Management im Krankenhaus, Karlsruher Reihe
                    Bauwirtschaft, Immobilien und Facility Management, Band 1,
                    Universität Karlsruhe (TH), Institut für Technologie und Management
                    im Baubetrieb, Prof. Dr.-Ing. Dipl.-Wi.-Ing. Kunibert Lennerts,
                    Dissertation, Universitätsverlag Karlsruhe, 2008

[Abel, 2005]   Abel, J., Lennerts, K.: Cost allocation for FM services in hospitals; in:
                    Facility Management, Lennerts, Kunibert (Hrsg.), VDE Verlag GmbH,
                    Frankfurt, 2005, pp. 531-541

[Anna, 1986]   Anna, O., Hartung, C. (Hrsg.): Service und Technik im Krankenhaus,
                    Tagungsband der HospiTech '86, 14. Kongress und Ausstellung für
                    Krankenhaustechnik, 11.-13. September 1986, Medizinischen
                    Hochschule Hannover, Wissenschaftliche Gesellschaft für
                    Krankenhaustechnik e.V. (WGKT), 1986

[Anna, 1984]   Anna, O., Hartung, C. (Hrsg.): Betriebstechnik und Bautechnik im
                    Krankenhaus, Tagungsband der Fachtagung Krankenhaustechnik, 22.-
                    24. März 1984, Medizinischen Hochschule Hannover,
                    Wissenschaftliche Gesellschaft für Krankenhaustechnik e.V. (WGKT),
                    1984

[AOK, 2006]   Übersicht über die für 2006 gültigen Landesbasisfallwerte in den
                    einzelnen Bundesländern; Datenstand 30.11.2006, AOK-
                    Bundesverband, Kortrijker Straße 1, 53177 Bonn;
                    Internetpräsentation: http://www.aok-
                    gesundheitspartner.de/bw/krankenhaus/budgetverhandlung/landesbasi
                    sfallwert/2006/

[Arnold, 2003]   Arnold, M., Klaube, J., Schellschmidt, H. (Hrsg.): Krankenhaus-Report
                    2002, Schwerpunkt: Krankenhaus im Wettbewerb, Schattauer GmbH,
                    Stuttgart, 2003

[Bahr, 2008]   Bahr, C.: Realdatenanalyse zum Instandhaltungsaufwand öffentlicher
                    Hochbauten, Ein Beitrag zur Budgetierung, Karlsruher Reihe
                    Bauwirtschaft, Immobilien und Facility Management, Band 2,
                    Universität Karlsruhe (TH), Institut für Technologie und Management
                    im Baubetrieb, Prof. Dr.-Ing. Dipl.-Wi.-Ing. Kunibert Lennerts,
                    Dissertation, Universitätsverlag Karlsruhe, 2008

[Bauer, 2006]   Bauer, H.: „Arbeitsplatz OP: Realität und Anspruch", Deutsches
                    Ärzteblatt, Jahrgang 103, Heft 47, 24. November 2006, S. 2773-2774

[BaWü, 2005]   Einfluss der demografischen Entwicklung auf die Pflege- und
                    Krankenhausversorgung, Trends und Fakten 2004, Statistisches
                    Landesamt Baden-Württemberg, Stuttgart 2005, Artikel-Nr. 1114
                    04001, ISSN 1614-4880

[Bethge, 2004]   Bethge, J.: Benchmarking im OP – Zahlen, Daten, Fakten; in: OP-
                    Management: Praxisberichte, Busse, Thomas (Hrsg.), Economica
                    Verlag, Heidelberg, 2004, S.105-119

[Bol, 2004]   Bol, G.: Deskriptive Statistik : Lehr- und Arbeitsbuch, 6., überarbeitete
                Auflage, Oldenbourg Verlag, München, Wien, 2004

[Busse, 2004]   Busse, T.: OP-Management : Praxisberichte, Busse, Thomas (Hrsg.),
                Economica Verlag, Heidelberg, 2004

[Busse, 2005]   Busse, T.: OP-Management, Grundlagen, 3., neu bearbeitete und
                erweiterte Auflage, Economica, MedizinRecht.de Verlag, Heidelberg,
                2005

[Chai, 2000]   Chai, Choul-Gyun: Entwicklung von betrieblichen und baulichen
                Konzeptionen für die Funktionsstelle Operation in allgemeinen
                Krankenhäusern unter besonderer Berücksichtigung der ambulanten
                Operationen; Edition Wissenschaft, Reihe Bauingenieurswesen, Band
                4; Tectum Verlag, Marburg, 2000

[Clausdorff, 2004] Clausdorff, L.: Auswirkungen neuer OP-Konzepte auf die
                Bedarfsermittlung der Funktionsstelle Operation, in: Tagungsband der
                TK 2004 Hannover, Technik im Krankenhaus, Das
                Dienstleistungsportfolio der Krankenhaustechnik, 4.-6. Oktober 2004,
                Herausgeber und wissenschaftliche Leitung: C. Hartung, Fachverlag
                Krankenhaustechnik, Hannover, 2004

[Destatis, 2006] Preise: Preise und Preisindizes für gewerbliche Produkte
                (Erzeugerpreise); Statistisches Bundesamt Deutschland,
                Artikelnummer: 2170200061114, erschienen am 19.12.2006,
                Wiesbaden, 2006

[Destatis, 2006_1] Immer mehr Entbindungen durch Kaiserschnitt in Deutschland;
                Statistisches Bundesamt Deutschland, Pressemitteilung Nr. 15,
                erschienen am 11.04.2006, Wiesbaden, 2006

[Destatis, 2007] Gesundheitswesen, Grunddaten der Krankenhäuser; Statistisches
                Bundesamt Deutschland, Pressemitteilung Nr. 458, erschienen am
                14.11.2007, Wiesbaden, 2007

[Destatis, 2007_1] 2006: Krankenhauskosten liegen bei 58 Milliarden Euro; Statistisches
                Bundesamt Deutschland, Fachserie 12 Reihe 6.1.1, erschienen am 17.
                Oktober 2007, Wiesbaden, 2007

[Destatis, 2008] Fallpauschalenbezogene Krankenhausstatistik (DRG-Statistik),
                Diagnosen und Prozeduren der vollstationären Patientinnen und
                Patienten in Krankenhäusern, Statistisches Bundesamt, Zweigstelle
                Bonn, unter www.gbe-bund.de am 05.06.2008 veröffentlicht

[Diez, 2007]   Diez, K., Abel, J., Lennerts, K. : Wäscheversorgung im Krankenhaus –
                Optimierungspotentiale in einem komplexen Gefüge, Tagungsband
                Facility Management Messe und Kongress, Frankfurt am Main, 24.-26.
                April 2007, S.85-92, VDE Verlag GmbH, Berlin, 2007

[Diez, 2007_1] Diez, K., Abel, J., Lennerts, K.: Performance based facility
                management cost risk assessment for OR units in hospitals within a
                dignosis related grouping system, Proceedings of the 6th EuroFM
                Research Symposium, 26.-27. June 2007, Zurich, Switzerland, Edited
                by H. Schalcher, Swiss Federal Institute of Technology and T.

Wehrmüller, University of Applied Sciences Waedenswil, Zurich, S.77-88

[Diez, 2007_2]   Diez, K., Lennerts, K.: Lebenszykluskostenanalyse des Operations-Bereichs im Krankenhaus – Spannungsfeld zwischen Fixkosten und Betriebskosten bei Leistungsvergütung durch ein Fallpauschalensystem, Tagungsband der 2. Europäischen Konferenz über Krankenhaustechnik, 5.-7. September 2007, Wien, Österreich, S.73-76

[DIMDI, 2003]   OPS-301, Systematisches Verzeichnis, Version 2004: Operationen- und Prozedurenschlüssel nach § 301 SGB V; internationale Klassifikation der Prozeduren in der Medizin (OPS-301); einschließlich Erweiterungskatalog, Deutsches Institut für Medizinische Dokumentation und Information, DIMDI (Hrsg.) Stand: 15. August 2003, Kohlhammer Verlag, Stuttgart, 2003

[DIMDI, 2007]   OPS, Systematisches Verzeichnis, Version 2008: Operationen- und Prozedurenschlüssel; Internationale Klassifikation der Prozeduren in der Medizin (OPS); Band 1: Systematisches Verzeichnis, Deutsches Institut für Medizinische Dokumentation und Information, DIMDI (Hrsg.) Stand: 25. Oktober 2007,

[DKG, 2002]   Kalkulation von Fallkosten, Handbuch zur Anwendung in Krankenhäusern, Version 2.0, 31.Januar 2002; Deutsche Krankenhausgesellschaft (DKG), Spitzenverbände der Krankenkassen (GKV), Verband der privaten Krankenversicherung (PKV)

[DKG, 2007]   Kalkulation von Fallkosten, Handbuch zur Anwendung in Krankenhäusern, Version 3.0, 10.Juli 2007; Deutsche Krankenhausgesellschaft (DKG), Spitzenverbände der Krankenkassen (GKV), Verband der privaten Krankenversicherung (PKV)

[DKI, 2006]   Blum, K., Offermanns, N., Schilz, P.: Krankenhaus Barometer, Umfrage 2006, Deutsches Krankenhausinstitut e.V., Hansaallee 201, 40549 Düsseldorf September 2006, verfügbar unter www.dkgev.de

[DRG, 2007]   „Neue Fassung des Kalkulationshandbuches", Kommentar vom 11.07.2007, zitiert auf www.g-drg.de

[DRG, 2008]   „Krankenhäuser mit einer Vereinbarung zur Teilnahme an der Kalkulation 2008", nach Bundesländern differenzierte Aufstellung der Krankenhäuser mit Kalkulationsvereinbarung, Veröffentlichung des Instituts für das Entgeltsystem im Krankenhaus, 18.02.2008, verfügbar unter www.g-drg.de

[Eichhorn, 1999]   Eichhorn, S., Schmidt-Rettig, B.: Profitcenter und Prozessorientierung: Optimierung von Budget, Arbeitsprozessen und Qualität, Eichhorn/Schmidt-Rettig (Hrsg.), Kohlhammer Verlag, Stuttgart, 1999

[Eiff, 2006]   Gausmann, Peter: Risikomanagement und geplante Behandlungspfade; in: Risikomanagement: Kosten-/Nutzen-basierte Entscheidungen im Krankenhaus, Schriftenreihe: Gesundheitswirtschaft, Band 2, Wilfried von Eiff (Hrsg.), WIKOM Verlag, Wegscheid, 2006

[Eiff, 2007]   von Eiff, W., Meyer, N.: Schöppe, S.: OP-Abdeckungen und OP-
                    Bekleidungssysteme: die DIN EN 13795, Sonderdruck aus:
                    Risikomanagement: Kosten-/Nutzen-basierte Entscheidungen im
                    Krankenhaus, 2. Auflage, WIKOM Verlag, 2007

[Eiff, 2007_1]   von Eiff, W., Meyer, N.: Rationalisierungsreserven im
                    Beschaffungsmanagement, Einweg vs. Mehrweg, Eine vergleichende
                    Studie im Bereich von OP-Abdeckungen und –Mänteln, 1. Auflage,
                    WIKOM Verlag, 2007

[Fandel, 2004]   Fandel, G., Fey, A., Heuft, B., Pitz, T.: Kostenrechnung, 2., neu
                    bearbeitete Auflage, Springer Verlag, Heidelberg, 2004

[Fischer, 1999]   Fischer, P.: Daten- und Prozeßmodell - Anforderungskatalog für den
                    Geschäftsbereich OP-Planung, OP-Dokumentation: mit Projektplan
                    und Projektbericht Einführung zum Information Engineering; Paul
                    Fischer, Thomas Krämer (Hrsg.) [Ministerium für Wissenschaft,
                    Forschung und Kunst Baden-Württemberg], Gesi Deutscher Ärzte
                    Verlag, Mannheim, 1999

[Fleßa, 2007]   Fleßa, S.: Grundzüge der Krankenhausbetriebslehre, Oldenbourg
                    Wissenschaftsverlag GmbH, München, 2007

[Fleßa, 2008]   Fleßa, S.: Grundzüge der Krankenhaussteuerung, Oldenbourg
                    Wissenschaftsverlag GmbH, München, 2008

[Gabler, 2000]   Gabler. Wirtschaftslexikon. 15., vollständig überarbeitete Auflage ed.
                    Wiesbaden: Verlag Dr. Th. Gabler GmbH; 2000

[Gaitanides, 1994] Gaitanides, M., Scholz, R., Vrohlings, A., Raster, M.:
                    Prozessmanagement, Konzepte, Umsetzungen und Erfahrungen des
                    Reengineering, Hanser Verlag, München, 1994

[Greiling, 2004_1] Mormann, J.: Prozessoptimierung in „Pfade durch das Klinische
                    Prozessmanagement", Methodik und aktuelle Diskussionen,
                    Herausgeber: Michael Greiling, Verlag W. Kohlhammer, Stuttgart,
                    2004, S. 102-125

[Greiling, 2004_2] Hessel, M.: Standardprozessmodell für Klinische Pfade in „Pfade durch
                    das Klinische Prozessmanagement", Methodik und aktuelle
                    Diskussionen, Herausgeber: Michael Greiling, Verlag W. Kohlhammer,
                    Stuttgart, 2004, S.27-41

[Greiling, 2004_3] Buddendick, H., Hessel, M., Thomas, F.: Auswertung und
                    Datenanalyse in „Pfade durch das Klinische Prozessmanagement",
                    Methodik und aktuelle Diskussionen, Herausgeber: Michael Greiling,
                    Verlag W. Kohlhammer, Stuttgart, 2004, S.157-165

[Hartung, 2003]   Hartung, C. (Hrsg.): Weiterentwicklung der Arbeitsprozesse in der
                    Krankenhaustechnik, Strategien, Administration, Kooperation,
                    Tagungsband der TK 2003 Hannover, Technik im Krankenhaus, 22.-
                    24. September 2003, Medizinischen Hochschule Hannover,
                    Wissenschaftliche Gesellschaft für Krankenhaustechnik e.V. (WGKT),
                    2003

[Hartung, 2004]   Hartung, C. (Hrsg.): Das Dienstleistungsportfolio der Krankenhaustechnik, Tagungsband der TK 2004 Hannover, Technik im Krankenhaus, 04.-06. Oktober 2004, Medizinischen Hochschule Hannover, Wissenschaftliche Gesellschaft für Krankenhaustechnik e.V. (WGKT), 2004

[Hessen, 2006]   ANDREE CONSULT: Strategische Zielplanung – Leitfaden für Krankenhäuser, Hessisches Sozialministerium (Auftraggeber), Juni, 2006

[Horváth, 2006]   Horváth, P.: Controlling, 10., vollständig überarbeitete Auflage, Verlag Franz Vahlen, München, 2006

[InEK, 2003]   Institut für das Entgeltsystem im Krankenhaus GmbH, InEK Abschlussbericht, Weiterentwicklung des G-DRG-Systems für das Jahr 2004, Klassifikation, Katalog und Bewertungsrelationen, Band I: Projektbericht, Siegburg, 2003

[InEK, 2003/05]   Institut für das Entgeltsystem im Krankenhaus GmbH , G-DRG V2003/2005 Report-Browser; Datenbasis 2003; http://www.g-drg.de

[InEK, 2004/06]   Institut für das Entgeltsystem im Krankenhaus GmbH, G-DRG V2004/2006 Report-Browser, Datenbasis 2004, http://www.g-drg.de

[InEK, 2005_1]   Institut für das Entgeltsystem im Krankenhaus GmbH, G-DRG Version 2005, Fallpauschalenkatalog; Datenbasis 2003; Endfassung vom 15.09.2004; http://www.g-drg.de

[InEK, 2005]   Institut für das Entgeltsystem im Krankenhaus GmbH, InEK G-DRG, German Diagnosis Related Groups, Version 2006, Definitionshandbuch, Kompaktversion, Band 1; Siegburg, 2005

[InEK, 2006]   Institut für das Entgeltsystem im Krankenhaus GmbH, InEK Abschlussbericht, Weiterentwicklung des G-DRG-Systems für das Jahr 2007, Klassifikation, Katalog und Bewertungsrelationen, Teil I: Projektbericht, Siegburg, 2006

[InEK, 2006_1]   Institut für das Entgeltsystem im Krankenhaus GmbH, G-DRG Version 2006, Fallpauschalenkatalog; Datenbasis 2004; Endfassung vom 29.09.2005; http://www.g-drg.de

[Keun, 2006]   Keun, F., Prott, R.: Einführung in die Krankenhaus-Kostenrechnung: Anpassung an neue Rahmenbedingungen, 63. überarbeitete Auflage, Wiesbaden, Gabler Verlag, 2006

[Kristof, 2004]   Kristof, Rita: Ein hierarchisches Verfahren zur Terminplanung elektiver Operationen und Mehrressourcenbelegung in zentralen Operationsbereichen, IPA-IAO Forschung und Praxis, Band Nr. 395; Engelbert Westkämper, Hans-Jörg Bullinger (Hrsg.), Jost Jetter Verlag, Heimsheim, 2004

[Lennerts, 2004]   Lennerts, K., Abel, J., Pfründer, U.: Forschungsprojekt „Optimierung und Analyse von Prozessen in Krankenhäusern", Abschlussbericht OPIK 2004, Herausgeber: Universität Karlsruhe (TH), Institut für Technologie und Management im Baubetrieb, Facility Management

[Lennerts, 2005]   Lennerts, K.: FM-Benchmarking im Krankenhaus: Erfahrungsbericht über das Benchmarking von 13 Krankenhäusern, in: Patient Krankenhaus – Technische Lösungen, 1. Fachtagung, Düsseldorf, 15.-16. Februar 2005, VDI-Bericht Nr. 1870, VDI-Verlag GmbH, Düsseldorf, S. 49-59, 2005

[Lennerts, 2007]   Lennerts, K., Abel, J., Diez, K.: Prozesskostenrechnung am Beispiel der Fallkostenpauschalen in: Handbuch Facility Management, Zehrer, H, Sasse, E. (Hersg.), Band 2, ecomed Verlag, 14. Erg.-Lfg. 9/07, 2007

[Lavy, 2007]   Lavy, S., Shohet, I.: On the effect of service life conditions on the maintenance costs of healthcare facilities; Construction Management and Economics (October 2007) 25, 1087–1098

[Luce, 2006]   Luce-Wunderle, G., Debrand-Passard, A.: Klinikleitfaden OP-Pflege, Luce-Wunderle, G., Debrand-Passard, A. (Hrsg.), 4. Auflage, Urban & Fischer Verlag, München, 2006

[Lutz, 2000]   Lutz, W., Steinberger, R.: Fachbuch Gebäudereinigung, Verlag R.Lutz, Dettingen, 2000

[Müller, 1998]   Müller, Armin: Gemeinkosten-Management: Vorteile der Prozesskostenrechnung, 2., vollst. überarb. und erw. Aufl., Gabler Verlag, Wiesbaden, 1998

[Neufert, 2002]   Neufert P. und C, Neff, L., Franken, C.: Bauentwurfslehre, 37., erweiterte und überarbeitete Auflage August 2002, Vieweg & Sohn Verlag (BertelsmannSpringer), Wiesbaden, 2002

[Neumann, 1987]   Neumann, K.: Einführung in das Operations Research I, Technical report, WIOR-275, Institut für Wirtschaftstheorie und Operations Research, Universität Karlsruhe, Dezember 1987

[Nickl, 2007]   Nickl-Weller, C. (Hrsg.): Health Care der Zukunft, Medizinisch Wissenschaftliche Verlagsgesellschaft, Berlin, 2007

[OPIK, 2006]   Abel, J., Lennerts, K.: Richtlinie OPIK FM im Gesundheitswesen, Universität Karlsruhe (TH)

[Reibnitz, 1999]   Reibnitz, C. von: Strategische Planung im Krankenhaus: eine neue Herausforderung für das Management, ibidem, Suttgart, 1999

[Reibnitz, 2004]   Reibnitz, C. von: Die Zukunft des ambulanten Operierens nach dem GMG 2004; in: OP-Management: Praxisberichte, Busse, Thomas (Hrsg.), Economica Verlag, Heidelberg, 2004, S. 269-290

[Reusch, 2007]   Reusch, D.: Die ökonomische Bedeutung von Rüstzeiten, Konsequenzen für Planung und Bau, in: Tagungsband der 7. Fachkonferenz OP der Zukunft im Krankenhaus der Zukunft, 26.-27. Oktober 2007, emtec.eV., Berlin, 2007

[RKI, 2006]   Osteoporose Kapitel 1.2.5.2: Robert Koch-Institut (Hrsg) 2006. Gesundheit in Deutschland. Gesundheitsberichterstattung des Bundes. Robert Koch-Institut, Berlin, 2006

[RKI, 2000]   „Anforderungen der Hygiene bei Operationen und anderen invasiven
                     Eingriffen", Empfehlungen, Mitteilung der Kommission für
                     Krankenhaushygiene und Infektionsprävention am Robert Koch-
                     Institut, Erscheinungsdatum: 1.8.2000

[Sänger, 2007]   Sänger, V.: OP-Management geht (fast) alle an, in: Management &
                     Krankenhaus, Zeitung für Führungskräfte im Gesundheitswesen,
                     Ausgabe 09/2007, 26. Jahrgang, GIT Verlag, S.11

[Schulze, 1998]   Schulze, P.: Beschreibende Statistik, 3., erweiterte und überarbeitete
                     Auflage, Oldenbourg Verlag, München, 1998

[Steinel, 2000]   Steinel, M., Knappe, A., Schade, A.: Outsourcing / Insourcing – Sind
                     Fremde immer besser? Qualitätsmanagement in Großhaushalten
                     (Band 8), Ergebnis eines Pilotprojektes „Leonardo da Vinci" im Auftrag
                     der Europäischen Kommission, Hochschule Anhalt (FH), Bernburg,
                     2000

[Strobel, 2004]   Strobel, U.: Clinical Pathways – Integration und Bedeutung für das OP-
                     Management; in: OP-Management: Praxisberichte, Busse, Thomas
                     (Hrsg.), Economica Verlag, Heidelberg, 2004, S. 237-268

[Vetter, 2005]   Vetter, U., Hoffmann, L. (Hrsg.): Leistungsmanagement im
                     Krankenhaus: G-DRGs, Schritt für Schritt erfolgreich: Planen –
                     Gestalten – Steuern; Springer Medizin Verlag, Heidelberg, 2005

[VDI, 2005]   Patient Krankenhaus – Technische Lösungen, 1. Fachtagung,
                     Düsseldorf, 15.-16. Februar 2005, VDI-Bericht Nr. 1870, VDI-Verlag
                     GmbH, Düsseldorf, 2005

[VDI, 2006]   Winkelmann, J.: Anforderungen an die Speisenversorgung im
                     Krankenhaus, in: Patient Krankenhaus – Technische Lösungen,
                     Tagung Frankenthal, 28.-29. November 2006, VDI-Bericht Nr. 1983,
                     VDI-Verlag GmbH, Düsseldorf, 2006

[Wöhe, 2002]   Wöhe, G., Döring, U.: Einführung in die Allgemeine
                     Betriebswirtschaftslehre, 21., neubearbeitete Auflage, Verlag Franz
                     Vahlen, München, 2002

Gesetze und Verordnungen

[AbgrV, 2006] Verordnung über die Abgrenzung der im Pflegesatz nicht zu berücksichtigenden Investitionskosten von den pflegesatzfähigen Kosten der Krankenhäuser (Abgrenzungsverordnung - AbgrV); vom 12. Dezember 1985 (BGBl. I S. 2255), zuletzt geändert durch Artikel 31 des Gesetzes vom 14. August 2006 (BGBl. I S. 1869)

[BPflV, 2000] Verordnung zur Regelung der Krankenhauspflegesätze (Bundespflegesatzverordnung – BPflV); vom 26. September 1994 (BGBl. I S.2750), zuletzt geändert durch das Gesetz zur Reform der gesetzlichen Krankenversicherung ab dem Jahr 2000 vom 22.12.1999 (GKV-Gesundheitsreformgesetz 2000) (BGBl. I Nr.59 S. 2626)

[DKR, 2006] Deutsche Kodierrichtlinien, Allgemeine und Spezielle Kodierrichtlinien für die Verschlüsselung von Krankheiten und Prozeduren, Version 2006; Deutsche Krankenhausgesellschaft (DKG), Spitzenverbände der Krankenkassen (GKV), Verband der privaten Krankenversicherung (PKV), Institut für das Entgeltsystem im Krankenhaus (InEK gGmbH)

[DIN 277-1, 2005] Grundflächen und Rauminhalte von Bauwerken im Hochbau, Teil 1: Begriffe, Ermittlungsgrundlagen, Februar 2005, DIN Deutsches Institut für Normung e.V.; Ref.Nr. DIN 277-1:2005-02

[DIN 277-2, 2005] DIN 13080 – Grundflächen und Rauminhalte von Bauwerken im Hochbau, Teil 2: Gliederung der Netto-Grundfläche (Nutzflächen, Technische Funktionsflächen und Verkehrsflächen), Februar 2005, DIN Deutsches Institut für Normung e.V.; Ref.Nr. DIN 277-2:2005-02

[DIN 277-3, 2005] DIN 13080 – Grundflächen und Rauminhalte von Bauwerken im Hochbau, Teil 3: Mengen und Bezugseinheiten, April 2005, DIN Deutsches Institut für Normung e.V.; Ref.Nr. DIN 277-3:2005-04

[DIN 13080, 2003] DIN 13080 – Gliederung des Krankenhauses in Funktionsbereich und Funktionsstellen, Juli 2003, DIN Deutsches Institut für Normung e.V.; Ref.Nr. DIN 13080:2003-07

[DIN 13080-1, 2003] Beiblatt zu DIN 13080 – Gliederung des Krankenhauses in Funktionsbereich und Funktionsstellen, Hinweise zur Anwendung für Allgemeine Krankenhäuser, DIN Deutsches Institut für Normung e.V.; Ref.Nr. DIN 13080 Bbl 1:2003-07

[DIN 18960, 1999] DIN 18960 – Nutzungskosten im Hochbau, August 1999, DIN Deutsches Institut für Normung e.V.; Ref.Nr. DIN 18960:1999-08

[DIN 31051, 2003] DIN 31051 - Grundlagen der Instandhaltung, Juni 2003, DIN Deutsches Institut für Normung e.V.; Ref.Nr. DIN 31051:2003-06

[DIN 32736, 2000] DIN 32736 – Gebäudemanagement, Begriffe und Leistungen, August 2000, DIN Deutsches Institut für Normung e.V.; Ref.Nr. DIN 32736:2000-08

[DIN 58953-1, 1987] DIN 58953 Teil 1 - Sterilisation, Sterilgutversorgung, Begriffe, Januar
1987, DIN Deutsches Institut für Normung e.V.; Ref.Nr. DIN 58953-
1:1987-1

[DIN 58953-3, 1987] DIN 58953 Teil 1 - Sterilisation, Sterilgutversorgung, Teil 3: Packmittel
für Sterilisiergut; Sterilisiersiebschalen aus Metall, Januar 1987, DIN
Deutsches Institut für Normung e.V.; Ref.Nr. DIN 58953-3:1987-1

[DIN 58953-8, 2003] DIN 58953-8 - Sterilisation, Sterilgutversorgung, Teil 8: Logistik von
sterilen Medizinprodukten, Oktober 2003, DIN Deutsches Institut für
Normung e.V.; Ref.Nr. DIN 58953-8:2003-10

[DIN 58953-9, 2002] DIN 58953-9 - Sterilisation, Sterilgutversorgung, Teil 9:
Anwendungstechnik von Sterilisierbehältern, Oktober 2002, DIN
Deutsches Institut für Normung e.V.; Ref.Nr. DIN 58953-9:2002-10

[DIN EN 13795-1, 2003]   DIN EN 13795-1 - Operationsabdecktücher, -mäntel und Rein-
Luft-Kleidung zur Verwendung als Medizinprodukte, für Patienten,
Klinikpersonal und Geräte - Teil 1: Allgemeine Anforderungen für
Hersteller, Aufbereiter und Produkte; Deutsche Fassung EN 13795-
1:2002, Februar 2003, DIN Deutsches Institut für Normung e.V. ;
Ref.Nr. DIN EN 13795-1:2003-02

[DIN EN 15221-1, 2007]   DIN EN 15221-1 – Facility Management - Teil 1: Begriffe;
Deutsche Fassung EN 15221-1:2006, Januar 2007, DIN Deutsches
Institut für Normung e.V. ; Ref.Nr. DIN EN 15221-1:2007-01

[DIN EN ISO 9000, 2005]   DIN EN ISO 9000: 2005: Qualitätsmanagementsysteme –
Grundlagen und Begriffe (ISO 9000:2005); Dreisprachige Fassung EN
ISO 9000:2005, Dezember 2005, DIN Deutsches Institut für Normung
e.V. ; Ref.Nr. DIN EN ISO 9000:2005-12

[FPV, 2006]   Vereinbarung zum Fallpauschalensystem für Krankenhäuser für das
Jahr 2006 (Fallpauschalenvereinbarung 2006 – FPV 2006); vom 13.
September 2005 zwischen den Verbänden der gesetzlichen
Krankenversicherungen und dem Verband der Privaten
Krankenversicherung sowie der Deutschen Krankenhausgesellschaft

[GEFMA 100-1, 2004] GEFMA Richtlinie 100-1, Facility Management – Grundlagen, Bonn:
Deutscher Verband für Facility Management e.V., 2004

[GEFMA 100-2, 2004] GEFMA Richtlinie 100-2, Facility Management – Begriffe, Bonn:
Deutscher Verband für Facility Management e.V., 2004

[GEFMA 812, 2007] GEFMA Richtlinie 812, Gliederungsstruktur für FM Kosten im
Gesundheitswesen, Bonn: Deutscher Verband für Facility
Management e.V., 2007

[KFPV, 2002]   Verordnung zum Fallpauschalensystem für Krankenhäuser für das
Jahr 2004 (Fallpauschalenverordnung 2004 – KFPV 2004), KFPV:
2002 (BGBl. I S. 1995)

[KHBV, 1978]   Verordnung über die Rechnungs- und Buchführungspflichten
von Krankenhäusern (Krankenhaus-Buchführungsverordnung KHBV);
vom 10. April 1978 (BGBl. I S. 473)

[KHEntgG, 2005]   Gesetz über die Entgelte für voll- und teilstationäre
Krankenhausleistungen (Krankenhausentgeltgesetz); vom 23. April
2002 (BGBl. I S. 1412, 1422), zuletzt geändert durch das Vierzehnte
Gesetz zur Änderung des Arzneimittelgesetztes vom 29. August 2005
(BGBl. I S. 2600)

[KHG, 1999]   Gesetz zur wirtschaftlichen Sicherung der Krankenhäuser und zur
Regelung der Krankenhauspflegesätze
(Krankenhausfinanzierungsgesetz - KHG); vom 10. April 1991 (BGBl. I
S. 886), zuletzt geändert durch das Gesetz zur Reform der
Gesetzlichen Krankenversicherung ab dem Jahr 2000 vom 22.
Dezember 1999 (BGBl. I S.2626)

[MPG, 1998]   Gesetz über Medizinprodukte (Medizinproduktegesetz – MPG); vom 2.
August 1994 (BGBl. I 1994, 1963), geändert durch das Erste Gesetz
zur Änderung des Medizinproduktegesetzes (1. MPG-ÄndG) vom 6.
August 1998 (BGBl. I S. 2005)

[MPBetreibV, 1998]   Verordnung über das Errichten, Betreiben und Anwenden von
Medizinprodukten (Medizinprodukte-Betreiberverordnung -
MPBetreibV -); vom 29. Juni 1998 (BGBl. I S. 1762)

Bisherige Veröffentlichungen des Instituts für Technologie und Management im Baubetrieb

Innerhalb der Karlsruher Reihe Bauwirtschaft, Immobilien und Facility Management, Universitätsverlag Karlsruhe, ISSN 1867-5867

Die Bände sind unter www.uvka.de als PDF frei verfügbar oder als Druckausgabe bestellbar.

Ab Heft 63 erscheint die Reihe F im Universitätsverlag Karlsruhe, ISSN 1868-5951

Die Bände sind unter www.uvka.de als PDF frei verfügbar oder als Druckausgabe bestellbar.

Sonderhefte, Reihe F – Forschung, institutsintern verlegt

Heft 1	Vorträge anläßlich der Tagung "Forschung für den Baubetrieb" am 15. und 16. Juni 1972	1972
Heft 2	Vorträge anläßlich der Tagung "Forschung für den Baubetrieb" am 11. und 12. Juni 1974	1974
Heft 3	Vorträge anläßlich der Tagung "Forschung für den Baubetrieb" am 12. und 13. Juni 1979	1979
Heft 4	Vorträge anläßlich der Tagung "Forschung für die Praxis" am 15. und 16. Juni 1983	1983
Heft 5	Vorträge anläßlich der Tagung "Baumaschinen für die Praxis" am 04. und 05. Juni 1987	1987
Heft 6	Vorträge anläßlich der Tagung "Forschung und Entwicklung für die maschinelle Bauausführung" am 26. Juni 1992 **- vergriffen -**	1992
Heft 7	Abschlusssymposium 2007 Graduiertenkolleg „Naturkatastrophen" Verständnis, Vorsorge und Bewältigung von Naturkatastrophen Stefan Senitz Universitätsverlag Karlsruhe ISBN: 978-3-86644-145-3	2007

Wird künftig fortgesetzt in Reihe F.

REIHE L - LEHRE UND ALLGEMEINES, institutsintern verlegt

Heft 1	Günter KÜHN "Baubetrieb in Karlsruhe" - vergriffen -	1972
Heft 2	Dieter KARLE "Afrika-Exkursion Gabun - Kamerun" - vergriffen -	1971
Heft 3	Gabriele und Uwe GRIESBACH "Studenten berichten: 52.00 km Afrika - Asien"	1975
Heft 4	Günter KÜHN "Letzte Fragen und ihre Antworten - auch für das Leben auf der Baustelle" - vergriffen -	1976
Heft 5	Festschrift 1967 - 1977 zum 10jährigen Bestehen des Instituts für Maschinenwesen im Baubetrieb	1977
Heft 6	Günter KÜHN "Baumaschinenforschung in Karlsruhe - Rückblick auf eine zehnjährige Institutstätigkeit"	1978
Heft 7	Günter KÜHN "Baubetriebsausbildung in Karlsruhe"	1979
Heft 8	Bertold KETTERER/Hans-Josef KRÄMER "Studenten-Exkursionen Saudi-Arabien 1978/1979"	1980
Heft 9	Hans-Josef KRÄMER "Baubetrieb - Studium und Berufserfahrung - Referate bei Semi- naren für Bauingenieurstudenten"	1980
Heft 10	Christian BENOIT "Studenten-Exkursion Brasilien 1980"	1980
Heft 11	Christian BENOIT "Studenten-Exkursion Holland 1981"	1982
Heft 12	Günter KÜHN "Bauen mit Maschinen"	1983
Heft 13	Günter KÜHN "Aus dem Leben eines Bauleiters" - vergriffen -	1984
Heft 14	Günter KÜHN "Was ist die Systemtechnik, und was nutzt sie dem Bauingen- ieur?"	1984
Heft 15	Günter KÜHN "Baumaschinenforschung am IMB 1967 - 1987"	1987
Heft 16	Franz FURGER "Ethik und Management"	1987

Wird künftig fortgesetzt in Reihe V.

REIHE U – UNTERSUCHUNGEN, institutsintern verlegt

Heft 1   Günter KÜHN
              "Monoblock- oder Verstellausleger?"   1973
              - vergriffen -

Heft 2   Roland HERR
              "Untersuchungen der Ladeleistung von Hydraulikbaggern im
              Feldeinsatz"   1974

Heft 3   Thomas TRÜMPER
              "Einsatzstudie hydraulischer Schaufelradbagger SH 400"   1975

Wird künftig fortgesetzt in Reihe F.

REIHE V - *VORLESUNGEN UND MITTEILUNGEN, institutsintern verlegt*

Heft 1	Heinrich MÜLLER "Management im Baubetrieb"	1974
Heft 2	Erwin RICKEN "Baubetriebswirtschaft B" **- vergriffen -**	1974
Heft 3	Thomas TRÜMPER "Elektrotechnik" **- vergriffen -**	1975
Heft 4	Albrecht GÖHRING "Zusammenfassung des Seminars Anorganische Chemie"	1975
Heft 5	Joachim HORNUNG "Netzplantechnik" **- vergriffen -**	1975
Heft 6	Günter KÜHN "Baubetriebstechnik I" Teil A: Baubetrieb Teil B: Hochbautechnik **- vergriffen -**	1988
Heft 7	Günter KÜHN "Baubetriebstechnik II" Teil A: Tiefbau Teil B: Erdbau	1985
Heft 8	Bernhard WÜST "Maschinentechnik I"	1982
Heft 9	Norbert WARDECKI "Maschinentechnik II"	1983
Heft 10	Fritz HEINEMANN "Einführung in die Baubetriebswirtschaftslehre" **- vergriffen -**	1991
Heft 11	Fritz GEHBAUER "Wer soll die Zukunft gestalten, wenn nicht wir?"	1989
Heft 12	Die Studenten "Studenten-Exkursion 1989 Chile - Argentinien - Brasilien"	1989
Heft 13	"Mitgliederverzeichnis - Gesellschaft der Freunde des Instituts"	1996
Heft 14	"Das Institut"	1996
Heft 15	Die Studenten "Studenten-Exkursion 1990 Deutschland - Dänemark - Norwegen - Belgien"	1990
Heft 16	Fritz GEHBAUER "Baubetriebstechnik I" Teil A: Baubetrieb Teil B: Hochbau	1994